Daniel D. Chamberlain, MD
James B. Yu, MD, MHS
Roy H. Decker, MD, PhD

肿瘤放射治疗袖珍指南 （第2版）

Pocket Guide to Radiation Oncology
Second Edition

U0339892

丹尼尔·D.张伯伦
主　编　〔美〕詹姆斯·B.于
　　　　　罗伊·H.戴科

主　译　曲宝林
副主译　蔡博宁

天津出版传媒集团
天津科技翻译出版有限公司

著作权合同登记号：图字：02-2021-052

图书在版编目（CIP）数据

肿瘤放射治疗袖珍指南 / (美) 丹尼尔·D.张伯伦
(Daniel D. Chamberlain), (美) 詹姆斯·B.于
(James B. Yu), (美) 罗伊·H.戴科 (Roy H. Decker)
主编；曲宝林主译. — 天津：天津科技翻译出版有限
公司, 2024.4
　　书名原文：Pocket Guide to Radiation Oncology
　　ISBN 978-7-5433-4442-6

　　Ⅰ.①肿…　Ⅱ.①丹…　②詹…　③罗…　④曲…　Ⅲ.
①肿瘤—放射治疗学—指南　Ⅳ.①R730.55-62

中国国家版本馆CIP数据核字(2024)第050101号

The original English language work:
Pocket Guide to Radiation Oncology, second edition
9780826155139
by: Daniel Chamberlain MD, James B. Yu MD, MHS, and Roy H. Decker MD, PhD
Springer Publishing Company
New York, NY, USA
Copyright © 2021. All rights reserved.

授权单位：Springer Publishing Company
出　　　版：天津科技翻译出版有限公司
出 版 人：刘子媛
地　　　址：天津市南开区白堤路244号
邮政编码：300192
电　　　话：(022)87894896
传　　　真：(022)87893237
网　　　址：www.tsttpc.com
印　　　刷：天津海顺印业包装有限公司
发　　　行：全国新华书店
版本记录：890mm×1240mm　32开本　14印张　450千字
　　　　　　2024年4月第1版　2024年4月第1次印刷
　　　　　　定价：88.00元

(如发行印装问题，可与出版社调换)

译者名单

主　译　曲宝林

副主译　蔡博宁

译　者　（按姓氏笔画排列）

王倩倩　白敬民　曲宝林　刘小亮　刘彦立

杨　微　陈　静　范文骏　孟玲玲　赵志飞

黄　祥　蔡博宁

编者名单

Sahaja Acharya, MD
Assistant Member
Department of Radiation Oncology
St. Jude Children's Research Hospital
Memphis, Tennessee

Yi An, MD
Assistant Professor
Department of Radiation Oncology
Yale School of Medicine
New Haven, Connecticut

Andrew J. Bishop, MD
Assistant Professor
Department of Radiation Oncology
The University of Texas MD Anderson Cancer Center
Houston, Texas

Daniel D. Chamberlain, MD
Division Chief
Radiation Oncology
West Michigan Cancer Center
Kalamazoo, Michigan

Joseph N. Contessa, MD, PhD
Professor and Vice Chair
Department of Therapeutic Radiology
Yale University School of Medicine
New Haven, Connecticut

Shari Damast, MD
Associate Professor
Department of Therapeutic Radiology
Yale University School of Medicine
New Haven, Connecticut

Cristina M. DeCesaris, MD
Resident Physician
Department of Radiation Oncology
University of Maryland Medical Center
Baltimore, Maryland

Roy H. Decker, MD, PhD
Professor
Residency Training Program Director
Department of Therapeutic Radiology
Yale University School of Medicine
New Haven, Connecticut

B. Ashleigh Guadagnolo, MD, MPH
Professor
Department of Radiation Oncology
The University of Texas MD Anderson Cancer Center
Houston, Texas

Jenna Jatczak, MS, CMD
Dosimetrist
Maryland Proton Treatment Center
Baltimore, Maryland

Kimberly L. Johung, MD, PhD
Associate Professor
Department of Therapeutic Radiology
Yale School of Medicine
New Haven, Connecticut

Christin A. Knowlton, MD
Assistant Professor of Clinical Therapeutic Radiology
Department of Therapeutic Radiology
Yale School of Medicine
New Haven, Connecticut

James Laird, MD
Resident
Department of Therapeutic Radiology
Yale University School of Medicine
New Haven, Connecticut

Anna Likhacheva, MD, MPH
Radiation Oncologist
Department of Radiation Oncology
Sutter Medical Center
Sacramento, California

Brandon R. Mancini, MD, MBA
Radiation Oncologist
Department of Radiation Oncology
West Michigan Cancer Center
Kalamazoo, Michigan

Mark V. Mishra, MD
Associate Professor
Director, Clinical Research
Department of Radiation Oncology
University of Maryland School of Medicine
Baltimore, Maryland

Meena S. Moran, MD
Professor of Therapeutic Radiology
Director, Yale Breast Radiotherapy Program
Yale School of Medicine
New Haven, Connecticut

Sina Mossahebi, PhD
Assistant Professor
Division of Physics
Department of Radiation Oncology
University of Maryland School of Medicine
Baltimore, Maryland

Rahul R. Parikh, MD
Associate Professor
Department of Radiation Oncology
Rutgers Cancer Institute of New Jersey
New Brunswick, New Jersey

Henry S. Park, MD, MPH
Assistant Professor
Department of Therapeutic Radiology
Yale School of Medicine
New Haven, Connecticut

Stephanie M. Perkins, MD
Associate Professor
Department of Radiation Oncology
Washington University
Saint Louis, Missouri

Patricia R. Peter, MD
Assistant Professor
Section of Endocrinology
Department of Medicine
Yale School of Medicine
New Haven, Connecticut

Gabrielle W. Peters, MD
Medical Resident
Department of Therapeutic Radiology
Yale School of Medicine
New Haven, Connecticut

Amit Roy, MD
Resident
Department of Radiation Oncology
Washington University
Saint Louis, Missouri

Charles E. Rutter, MD
Attending Radiation Oncologist
Department of Radiation Oncology
Hartford Hospital
Hartford, Connecticut

Wesley Talcott, MD, MBA
Medical Resident
Department of Therapeutic Radiology
Yale School of Medicine
New Haven, Connecticut

Joan R. Tymon-Rosario, MD
Gynecologic Oncology Fellow
Section of Gynecologic Oncology
Department of Obstetrics, Gynecology and Reproductive Sciences
Yale School of Medicine
New Haven, Connecticut

David G. Wallington, MD, MS
Resident
Western Michigan University School of Medicine
Kalamazoo, Michigan

Shang-Jui Wang, MD, PhD
Assistant Professor
Department of Radiation Oncology
The Ohio State University Comprehensive Cancer Center—James
Hospital and Solove Research Institute
Columbus, Ohio

Melissa R. Young, MD, PhD
Assistant Professor
Department of Therapeutic Radiology
Yale University School of Medicine
New Haven, Connecticut

James B. Yu, MD, MHS
Professor of Therapeutic Radiology;
Medical Director
Smilow Radiation Oncology;
Director
Prostate and Genitourinary Cancer Radiotherapy Program
Yale University School of Medicine
New Haven, Connecticut

中文版前言

　　虽然网络日益发达，我们可以通过手机、电脑等查阅肿瘤治疗指南、专家共识及相关文献，但是专业书仍然是我们在日常工作、教学中积累和补充知识的首选。我们翻译此书，正是期望能够为从事放射治疗工作及相关专业的人员提供一本方便、实用的工具书。

　　本书介绍了各系统肿瘤的放射治疗原则、计划及方案，而且每章附有经典临床研究的论文摘要，部分章节表格中"→"表示治疗的先后顺序。原版书的编者均是美国各大医院相关专业的放射治疗专家，他们的放射治疗方案和限制剂量等非常值得我们参考。

　　本书是第2版，也是最新版本的《肿瘤放射治疗袖珍指南》。希望本书成为放射治疗工作者及相关从业人员日常工作的实用工具书！

曲宝林

前　言

我们很荣幸出版第2版《肿瘤放射治疗袖珍指南》。自4年前第1版问世以来，其在全球放射肿瘤学领域受到热烈欢迎，这让我们感到非常欣慰。作为专业的放射肿瘤学专家，我们自己也时常翻阅这本书，以找到相关临床问题的正确答案。与第1版相同，这本袖珍指南便于翻阅，以便快速查找想要参考的内容。

第2版更新了现有的诊疗标准和相关参考文献。增加了一些新章节，包括寡转移性疾病和良性疾病等。

希望第2版将继续为相关专业人员提供参考。再次感谢本书的编者，感谢他们为读者提供了最新的临床相关信息。

Daniel D. Chamberlain

James B. Yu

Roy H. Decker

目　录

共同交流探讨
提升专业能力

▪■ 智能阅读向导为您严选以下专属服务 ■▪

 加入【读者社群】　　与书友分享阅读心得，交流探讨专业知识与经验。

 领取【推荐书单】　　推荐专业好书，助您精进专业知识。

操作步骤指南

微信扫码直接使用资源，无需额外下载任何软件。如需重复使用可再扫，或将需要多次使用的资源、工具、服务等添加到微信"收藏"功能。

扫码添加
智能阅读向导

第 1 部分

中枢神经系统肿瘤

第1章　脑转移癌

Yi An

检查

所有病例

■ 病史和体格检查(年龄、体力状态评分、神经功能缺损、肿瘤史)。

■ 颅脑MRI平扫和(或)增强扫描。

注意事项

■ 对于单发病变[如怀疑原发性中枢神经系统(CNS)肿瘤],考虑活体组织检查(活检)或手术。

■ 如没有已知的恶性肿瘤或先前没有转移性疾病,则考虑活检或手术。

■ 无论最初选择立体定向放射外科(SRS)还是全脑放射治疗(WBRT),都必须评估神经认知功能下降的发病率和治疗后坚持随访的可能性。

■ 考虑组织学因素,例如,对于黑色素瘤,SRS可能优于WBRT;对于小细胞肺癌,WBRT可能优于SRS。

■ 考虑全身治疗方案,以及CNS浸润时全身治疗的可能性。

■ 疾病特异性分级用于评估预后。[Sper-duto et al., *J Clin Oncol.* 2012; 30(4): 419-425. doi:10.1200/JCO. 2011.38.0527]

治疗建议

单发转移，可切除，体积较小（直径<3cm）	手术→瘤腔行单次或多次SRS 或单次或多次SRS 或手术→特定人群WBRT
单发转移，可切除，体积较大（直径>4cm）	手术→瘤腔单次或多次SRS±WBRT 或手术→WBRT（有占位效应时，优先考虑）
脑转移瘤数量有限，不可切除	单次或多次SRS（首选） 或WBRT 或WBRT+SRS
脑转移瘤数量多，无占位效应	WBRT→SRS 或单独WBRT 或单独SRS（如果可以安全实施）
多发性转移，转移瘤引起的占位效应明显，预后>3个月甚至6个月	WBRT→SRS 或单独WBRT 或单独SRS（如果可以安全实施）
不良预后或身体状态较差	仅WBRT 或最好的支持/姑息治疗

考虑海马保护性WBRT和（或）接受WBRT时给予盐酸美金刚。

技术要点

模拟定位

采用热塑膜固定头部。可采用更稳固的体位固定和（或）图像引导，以提高SRS治疗的精度。实施SRS计划需应用薄层MRI扫描（≤1mm）。考虑使用类固醇和抗癫痫药物配合SRS治疗。

处方剂量

■ WBRT：30Gy/10fx；35～37.5Gy/14～15fx；20Gy/5fx（预后极差）。

■ SRS：参考 RTOG 9005 研究。

　　转移灶直径≤2cm：20～24Gy；

　　直径 2～3cm：18Gy；

　　直径 3～4cm：15Gy。

γ 刀处方剂量通常选择 50% 等剂量线；基于直线加速器（Linac）的 SRS 处方剂量通常选择 80% 等剂量线。

■ 如果超过危及器官（OAR）剂量（包括视神经结构、脑干），可能需要减少剂量或分次进行。

靶区勾画

■ 全脑：通常向前、向上和向后外扩 1.5～2cm；下缘：C1 或 C2。如有可能，应遮挡眼球，并使咽部剂量最小。

■ SRS：病变或切除腔周围外扩 0～2mm。

治疗计划

■ 全脑：对穿照射。

■ 海马保护性 WBRT 使用调强适形放射治疗（IMRT）[*]。

[*]参考 Gondi et al., *IJROBP* 2010；78：1244－52（doi：10.1016/j.ijrobp.2010.11.001）。

随访检查

1 年内每 2～3 个月进行 1 次脑部 MRI 检查，之后每 4～6 个月检查 1 次。

参考研究

单纯全脑照射

Patchell Ⅱ（Patchell, *JAMA* 1998; doi:10.1001/jama.280.17.1485）

该研究纳入95例经MRI证实病灶被完全切除的患者，术后随机被分为WBRT组和观察组。WBRT组剂量为50.4Gy/5.5周。WBRT组术后局部复发率（10%对46%）、区域复发率（18%对70%）和神经系统相关死亡率（14%对44%）均降低。两组总生存期（OS）或患者自主生活时间无差异。

局限性脑转移灶1~3个

WBRT 对比 WBRT+SRS

RTOG 9508 [Andrews, *Lancet* 2004; doi:10.1016/S0140-6736(04)16250-8]

该研究纳入331例患者，1~3个转移瘤，直径<4cm，递归分区分析（RPA）Ⅰ级26%、Ⅱ级74%。随机分为WBRT（37.5Gy/15fx）组和WBRT+SRS组。SRS治疗的剂量为18~24Gy（根据肿瘤直径确定）。两组OS无差异（5.7个月对6.5个月），但对于RPAⅠ级孤立转移灶，WBRT+SRS组的OS相对较高（4.9个月对6.5个月）。WBRT+SRS组1年局部控制（LC）较高（71%对82%），放射治疗（简称"放疗"）后6个月的卡氏评分（KPS）较高，并且类固醇的用量减少。

单独SRS对比SRS+WBRT

JROSG 99-1（Aoyama, *JAMA* 2006; doi:10.1001/jama.295.21.2483）

该研究纳入132例患者，1~4个转移瘤，直径<3cm，85%为RPAⅡ级。随机分为单独SRS（18~25Gy）组与WBRT（30Gy/10fx）+ SRS

（剂量减少30%）组。观察终点为OS。两组OS（8个月对7.5个月）、神经系统相关死亡率（19%对23%）和简易智能精神状态检查量表评分均无差异。WBRT+SRS组的LC（73%对89%）、脑部控制率（36%对58%）均提高,并且挽救性治疗的需求降低。

MD Anderson［Chang, *Lancet Oncol* 2009; doi:10.1016/S1470-2045（09）70263-3］

该研究纳入58例患者,1～3个转移瘤（单瘤者占57%）,83%为RPA Ⅱ级。随机分为单独SRS组（15～24Gy）和SRS+WBRT（30Gy/12fx）组。观察终点:4个月后使用霍普金斯词语学习测试修订版评估神经认知功能。放疗后4个月评估结果显示,SRS+WBRT组学习和记忆神经认知下降（24%对52%）,LC（100%对67%）和远处转移控制率（73%对27%）提高,挽救性治疗减少（11%对90%）,但单独SRS组的OS延长（15.2个月对5.7个月）。

EORTC 22952-26001（Kocher, *J Clin Oncol* 2011; doi:10.1200/JCO.2010.30.1655 and Soffietti, *J Clin Oncol* 2013; doi: 10.1200/JCO.2011.41.0639）

该研究纳入359例患者,1～3个转移瘤,直径<3.5cm;手术/SRS治疗后,随机分为WBRT（30Gy/10fx）组和观察组。观察终点:WHO体力状态评分>2的时间。观察组WHO体力状态评分>2的中位时间为10个月,而WBRT组为9.5个月。两组OS无差异（10.9个月对10.7个月）。增加WBRT组局部复发率（手术:59%～27%;SRS:31%～19%）、远处复发率（手术:42%～23%;SRS:48%～33%）、挽救性治疗和神经系统相关死亡（44%对28%）均降低。观察组患者的健康相关生命质量优于WBRT组。

Alliance N0574（Brown, *JAMA* 2016; doi: 10.1001 / jama. 2016. 9839）

该研究纳入213例患者,1~3个转移瘤,直径<3cm;随机分为SRS组和SRS+WBRT组。观察终点:认知退化定义为在3个月内任意6次认知测试中,与基线相比下降>1 SD。SRS+WBRT组1年LC改善(51%对85%),但认知退化加重(63.5%对91.7%)。SRS组患者生命质量改善。两组OS无差异(10.1个月对7.5个月)。

颅内多发转移

单纯SRS

JLGK 0901 [Yamamoto, *Lancet Oncol* 2014; doi:10.1016/S1470-2045(14)70061-0]

该研究纳入1194例患者,进行SRS治疗的前瞻性观察研究。单独SRS(20~22Gy),1~10个转移瘤,直径<3cm(最大病变体积<10mL,累计体积≤15mL)。观察终点:OS。其中非劣效性界限用于比较2~4个脑转移瘤患者与5~10个脑转移瘤患者的预后,风险比(HR)设为1.3。5~10个转移瘤与2~4个转移瘤患者的OS相同(10.8个月),HR为1.18。

术后处理

术后WBRT与SRS

Alliance N107C [Brown, *Lancet Oncol* 2017; doi:10.1016/S1470-2045(17)30441-2]

该研究纳入194例接受1次脑转移瘤切除术的患者,瘤腔<5cm,随机分为WBRT组和单次SRS组。单次SRS组认知退化较轻(6个月时,85%对52%),但LC较低(61%对81%)。两组OS无差异。

术后SRS与观察

MD Anderson [**Mahajan,** *Lancet Oncol* **2017; doi:10.1016/S1470-2045(17)30414-X**]

该研究纳入132例患者，完全切除1~3个转移瘤，直径<4cm，随机分为SRS组和观察组。SRS组1年LC改善（72%对43%）。

（刘小亮　译）

第2章　胶质母细胞瘤和高级别胶质瘤

Yi An

检查

所有病例

- 病史和体格检查(年龄、体力状态评分和包括癫痫的神经症状)。
- 头部CT及MRI(T1平扫+增强,T2 FLAIR)。

治疗建议

胶质母细胞瘤

- MGMT甲基化状态:O^6-甲基鸟嘌呤–DNA甲基转移酶(MGMT)逆转DNA烷基化。MGMT的甲基化和沉默增加了对替莫唑胺(TMZ)的敏感性。
- IDH1/2:继发于低级别星形细胞瘤的相关突变,对生存期预测有帮助。

高级别胶质瘤

- IDH1/2和1p/19q状态:确诊星形细胞瘤(IDH1/2突变,1p/19q完整)或少突胶质瘤(IDH1/2突变,1p/19q共缺失)。
- 星形细胞瘤相关的ARTX缺失。

对于所有胶质母细胞瘤/高级别胶质瘤病例,应最大限度地实现安全切除——如有可能,应完全切除。如无法手术,则行肿瘤病理活检。

胶质母细胞瘤的辅助治疗

年龄<70岁,KPS≥60	标准分割放疗+TMZ→辅助TMZ
年龄<70岁,KPS<60	标准分割放疗或大分割放疗
	或疗程为1周的超大分割放疗
	或单纯TMZ(MGMT甲基化)
	或姑息/最佳支持治疗
年龄>70岁,KPS≥60	标准分割放疗+TMZ→辅助TMZ
	或大分割放疗±TMZ→辅助TMZ
	或单纯TMZ(MGMT甲基化)
年龄>70岁,KPS<60	大分割放疗±TMZ
	或疗程为1周的超大分割放疗
	或单纯TMZ(MGMT甲基化)
	或姑息/最佳支持治疗

高级别胶质瘤的辅助治疗

IDH1/2突变,1p/19q非共缺失(间变性星形细胞瘤)	标准分割放疗+同步TMZ→辅助TMZ
	或标准分割放疗→辅助TMZ
	或标准分割放疗→PCV
	或PCV→标准分割放疗
IDH1/2突变,1p/19q共缺失(间变性少突胶质瘤)	标准分割放疗→PCV
	或PCV→标准分割放疗
	或标准分割放疗+同步TMZ→辅助TMZ
	或标准分割放疗→辅助TMZ
IDH野生型	建议按照胶质母细胞瘤治疗
KPS<60	大分割放疗
间变性胶质瘤	或标准分割放疗
	或单纯TMZ
	或姑息/最佳支持治疗

PCV,丙卡巴肼、洛莫司汀、长春新碱联合治疗。

化学治疗/附加疗法

- 放疗期间同步TMZ:75mg/$(m^2 \cdot d) \times 7$天/周。
- 辅助TMZ:$[150 \sim 200mg/(m^2 \cdot d)] \times 5$天,或每周期28天$\times$(6~12)个周期。
- 对于胶质母细胞瘤,放疗后可行交替电场治疗。
- PCV:对WHO Ⅲ级胶质瘤予丙卡巴肼、洛莫司丁、长春新碱治疗。
  - 放疗后予PCV化学治疗(简称"化疗")每6周1次,共6个周期。
  - 或PCV化疗每6周1次,共4个周期后予放疗。

技术要点

模拟定位

定位和治疗时采用热塑膜。将手术前、后T1增强和T2 FLAIR序列MRI图像与CT定位图像融合。

4级胶质瘤(胶质母细胞瘤)

处方剂量

- 标准分割:采用2Gy/fx给予显微病灶照射剂量46Gy(PTV_{46}),随后推量至60Gy。
- 大分割放疗:40Gy/15fx。
- 大分割放疗:34Gy/10fx。
- 超大分割放疗:25Gy/5fx。

靶区勾画

初始范围

- GTV_{46}=T1增强+T2 FLAIR异常信号区+瘤床。

■ 临床靶区（CTV）$_{46}$=GTV$_{46}$ +2 ~ 2.5cm，对于硬脑膜、脑室、大脑镰及小脑幕等天然屏障物处予以回缩。

■ 计划靶区（PTV）$_{46}$=CTV$_{46}$ +0.3 ~ 0.5cm（图像引导）。

缩野

■ GTV$_{60}$=T1增强区+瘤床。

■ CTV$_{60}$=GTV$_{60}$ +2 ~ 2.5cm[*]。

■ PTV$_{60}$=CTV$_{60}$ +0.3 ~ 0.5cm。

[*] CTV扩展<2cm已被提倡和建议。

大分割放疗靶区勾画

■ GTV$_{40}$=T1增强区+瘤床。

■ CTV$_{40}$=GTV$_{40}$ +2cm。

■ PTV$_{40}$=CTV$_{40}$ +0.3 ~ 0.5cm。

3级胶质瘤

处方剂量

■ 标准分割：59.4Gy/33fx或60Gy/30fx。

■ 大分割放疗：40Gy/15fx。

靶区勾画

治疗初始PTV$_{50.4}$（或PTV$_{46}$），随后缩野推量至PTV$_{59.4}$（或PTV$_{60}$）。

初始范围

■ GTV$_{45 ~ 50.4}$=T1增强区+T2 FLAIR异常信号区+瘤床。

■ CTV$_{45 ~ 50.4}$=GTV$_{50.4}$ +1 ~ 2cm，对于硬脑膜、脑室、大脑镰及小脑

幕等天然屏障物处予以回缩。

- $PTV_{45 \sim 50.4} = CTV_{50.4} + 0.3 \sim 0.5cm$（图像引导）。

缩野

- $GTV_{59.4} = T1$ 增强区+瘤床。
- $CTV_{59.4} = GTV_{59.4} + 1 \sim 2cm$。
- $PTV_{59.4} = CTV_{59.4} + 0.3 \sim 0.5cm$。

大分割放疗靶区勾画

- $GTV_{40} = T1$ 增强区+瘤床。
- $CTV_{40} = GTV_{40} + 2cm$。
- $PTV_{40} = CTV_{40} + 0.3 \sim 0.5cm$。
- 如果是神经胶质瘤病或外扩至脑干/脊髓，可能需要减少剂量（$54 \sim 55.8Gy$）。

治疗计划

- 采用6MV 光子IMRT。
- 多射束或拉弧照射，建议非共平面射束或拉弧照射。

随访检查

- 放疗后2~6周行颅脑MRI，然后每2~4个月复查，持续3年，随后每3~6个月无限期复查。
- 假性进展：20%~30%的患者出现假性进展；在MGMT甲基化的患者中更常见；很难与肿瘤进展区分。
- RANO 标准（Wen et al., *J Clin Oncol* 2010; doi: 10.1200/

JCO.2009.26.3541)

- 同步放化疗后12周以内：新的增强区域必须在高剂量放疗范围外（80%等剂量线），或必须有复发的组织学证据。
- 同步放化疗后12周以后：放疗范围外的新的增强区域，直径增加≥25%或出现临床恶化。

建议行MR波谱或灌注成像，特别是放疗结束3个月内。

参考研究

4级胶质瘤（胶质母细胞瘤）

EORTC 26981/22981/NCIC（Stupp, *NEJM* 2005; doi: 10.1056/NEJMoa043330）

该研究纳入573例患者（84%为术后患者），随机分为60Gy放疗组与放疗+同步TMZ+辅助TMZ组（简称"放疗+TMZ组"）。与放疗组（12.1个月）相比，放疗+TMZ组（14.6个月）中位OS有所改善。在MGMT甲基化患者中，与单纯放疗组（15.3个月）相比，放疗+TMZ组（21.7个月）中位OS有所改善。长期数据更新［*Lancet Oncology* 2009；doi：10.1016/S1470-2045（09）70172-X］显示，5年总生存率同步放疗+TMZ组（9.8%）较放疗组（1.9%）改善。MGMT甲基化状态是单纯放疗组和放疗+TMZ组共同的最佳预测生存期的因素。

Roa Study（Roa, *J Clin Oncol* 2004; doi: 10.1200/JCO.2004.06.028）

该研究纳入年龄≥60岁的100例术后患者，随机分为标准放疗组（60Gy/30fx）和大分割放疗组（40Gy/15fx）。标准放疗组（5.1个月）和大分割放疗组（5.6个月）的中位OS相近。更多的标准组患者在放疗后需要增加类固醇的剂量（49%对23%）。

**Nordic Trial〔Malmstrom, Lancet Oncol/ 2012;doi:10.1016/S127
0-2045(12)70265-6〕**

该研究纳入年龄>60岁的342例患者,随机分为标准放疗组
(60Gy/30fx)、大分割放疗组(34Gy/10fx)和TMZ组〔200mg/(m²·d),共
6周期〕。

TMZ组(8.4个月)和大分割放疗组(7.4个月)的中位OS差别不
大。对于年龄>70岁的患者,与标准放疗组相比,TMZ组(HR 0.35)和
大分割放疗组(HR 0.59)的中位生存率有所改善。

IAEA Study(Roa, *J Clin Oncol* 2015;doi: 10.3892/mco. 2015.515)

该研究纳入98例年龄≥65岁和(或)体弱患者(KPS 50~70),随
机分为大分割放疗组(40Gy/15fx)和短程放疗组(25Gy/5fx)。中位OS
(7.9个月对6.9个月)、无进展生存期(PFS)(4.2个月对4.2个月)及生
活质量,两组间无显著差异。

**EORTC 26062(Perry, *NEJM* 2017; doi: 10.1056 / NEJMoa 16119
77)**

该研究纳入562例年龄≥65岁的患者,随机分为单纯大分割放疗
组(40Gy/15fx)和放疗+同步TMZ+辅助TMZ组。放疗+同步TMZ+辅
助TMZ组患者的中位OS(9.3个月对7.6个月)及中位PFS(5.3个月
对3.9个月)有所改善;其中MGMT甲基化亚组的OS改善明显(13.5
个月对7.7个月)。

**NOA-09 Study〔Herrlinger, *Lancet* 2019; doi: 10.1016 / S0140-
6736(18)31791-4〕**

该研究纳入141例年龄<70岁的MGMT甲基化患者,随机分为:
MGMT甲基化胶质母细胞瘤标准放疗+同步TMZ组和辅助TMZ±辅助
洛莫司汀组。结果表明,洛莫司汀改善了中位OS(31个月对48个月)。

EF-14 NovoTTF Study（Stupp, _JAMA_ 2017; doi: 10.1001/jama. 2017.18718）

该研究将同步放化疗后的 695 例患者随机分为肿瘤电场治疗+TMZ 组和单纯 TMZ 组。电场治疗改善了中位 PFS（6.7 个月对 4.0 个月）和中位 OS（20.9 个月对 16.0 个月）。将 4 个连接在便携式医疗设备上的传感器置于头皮，可持续进行电场治疗（18h/d）。

3 级胶质瘤

RTOG 9402（Cairncross, _J Clin Oncol_ 2006; doi: 10.1200/JCO. 2005.04.3414）

该研究将 289 例（88% 已行手术治疗）间变性少突–星形细胞瘤和间变性少突胶质细胞瘤患者，随机分为单纯 59.4Gy 放疗组和 4 周期 PCV+59.4Gy 放疗组。PCV 改善 PFS（2.6 年对 1.7 年），但是没有改善 3 年 OS。1p19q 共缺失的患者生存期更长（>7 年对 2.8 年）。长期数据更新（Cairncross 2013）显示，对比单纯放疗，1p19q 共缺失的亚组患者接受放疗+PCV 后，其 OS 明显改善（14.7 年对 7.3 年）。对于1p19q 非共缺失的患者群，PCV 治疗没有明显受益。

RTOG 9402 Subgroup Analysis（Cairncross, _J Clin Oncol_ 2014; doi:10.1200/JCO.2013.49.3726）

对 RTOG 9402 研究的患者人群进行回顾性分析，以评估在 PCV 治疗背景下 IDH 突变的潜在生存优势。对比单纯放疗，存在 IDH 突变的患者接受 PCV+放疗后，其 OS 有所改善（1p19q 共缺失时：14.7 年对 6.8 年，1p19q 非共缺失时：5.5 年对 3.3 年）。

EORTC 26951（Van Den Bent, _J Clin Oncol_ 2013; doi:10.1200/ JCO. 2012.43.2229）

该研究将 368 例间变性少突胶质细胞瘤患者随机分为 59.4Gy 单

纯放疗组和59.4Gy放疗+6周期PCV组。与放疗组（30.6个月）相比，PCV组（42.3个月）中位OS有所改善。对于1p19q共缺失的患者，PCV组比放疗组获益更大（PFS：150个月对50个月；OS：未达到对112个月）。

NOA-04 Trial（Wick, *J Clin Oncol* 2009;doi:10.1200/JCO. 2009. 23.6497）

将318例（8%已行手术治疗）间变性少突胶质细胞瘤、间变性少突-星形细胞瘤和间变性星形细胞瘤患者，随机分为60Gy放疗组和化疗（PCV或TMZ）组。当患者出现不可接受的不良反应或疾病进展时，则交换试验组。无论是先放疗还是先化疗，两组间治疗失败时间、PFS和OS都没有明显的区别。

CATNON［van den Bent, *Lancet* 2017; doi:10.1016/ S0140-6736 (17)31442-3］

对非共缺失的间变性胶质瘤患者进行随机2×2研究，即放疗组对放疗+同步TMZ组；辅助TMZ组和不辅助TMZ组。中期结果显示，辅助TMZ提高了患者的5年总生存率（55.9%对44.1%）。值得注意的是，这项中期分析并未报道有关同步TMZ的影响。

（白敬民　译）

第3章 低级别胶质瘤

Wesley Talcott, Joseph N. Contessa

检查

所有病例

■ 病史和体格检查(年龄、体力状态评分和神经功能障碍、癫痫)。

■ 头部CT及颅脑平扫+增强。

■ 全血细胞计数(CBC)和综合代谢检查(CMP)。

■ 妊娠患者有保胎意愿,暂不放疗。

■ 根据病理诊断进行神经外科手术评估。

■ 注意临床风险因素:年龄>40岁,直径>6cm,肿瘤跨中线,术前神经功能缺失。

■ 推荐质子治疗。

治疗建议

分子病理学要求

■ 荧光原位杂交(FISH)检测1p19q共缺失。

■ IDH1突变状态:免疫组织化学检测IDH的R132H突变;然而,高达15%的IDH突变并不相同,无法通过免疫组织化学检测出;因此,所有低级别胶质瘤患者也应进行IDH1/2测序。

按分子病理亚型推荐的术后治疗

IDH突变(有或无1p19q共缺失)	全切除且年龄<40岁的2级胶质瘤患者,建议观察
	年龄>40岁的2级胶质瘤或次全切除患者,术后行放化疗
	3级胶质瘤患者,术后行放化疗
IDH野生型	同步放化疗+辅助TMZ治疗

化疗方案

■ 辅助静脉化疗：丙卡巴肼、洛莫司丁、长春新碱；每6周方案，共4~6个周期。

■ 放疗同步+辅助口服TMZ。

■ 由于潜在的劣效性，序贯放疗+TMZ仅适用于某些特定病例。

技术要点

模拟定位

定位和治疗时采用热塑膜。包括术后的T1增强和T2 FLAIR序列MRI图像。MRI定位或将MRI图像与CT定位图像融合。

靶区勾画

■ GTV=T1增强区（如有）+T2 FLAIR异常信号区+瘤床。

■ CTV=GTV+1~1.5cm，对硬脑膜、脑室、大脑镰及小脑幕等天然屏障物予以回缩。

■ PTV=CTV+0.3~0.5cm。

处方剂量

■ 2级：IDH突变，50.4~54Gy，1.8Gy/fx。

■ 3级：IDH突变，54~59.4Gy，1.8Gy/fx。

■ 2/3级：IDH野生型，54~59.4Gy，1.8Gy/fx或60Gy，2Gy/fx治疗同胶质母细胞瘤。

治疗计划

■ 采用6MV光子IMRT或容积弧形调强放射治疗（VMAT）。

- 避免射线通过口腔及晶状体。
- 多射束或拉弧照射,建议非共平面射束或拉弧照射。
- 建议保护海马。

随访检查

如无症状:放疗后1个月行颅脑MRI及病史与体格检查,然后5年内每3~6个月复查,随后每年复查。

参考研究

Intergroup NCCTG/RTOG/ECOG [(Shaw, J Clin Oncol 2002; doi:10.1200/JCO.2002.09.126)(*J Clin Oncol* 2002; doi: 10.1200/JCO.2002.09.126)]

该研究纳入203例患者(32%星形细胞瘤/68%少突胶质瘤+混合少突胶质瘤),术后(14%全切除,35%次全切除,51%活检)随机分为50.4Gy组和64.8Gy组。5年总生存率无明显区别(低剂量组72%对高剂量组64%)。3~5级放疗神经毒性的2年发生率(低剂量组2.5%对高剂量组5%)。有利的预后因素:年龄<40岁,肿瘤直径<5cm,少突胶质瘤和肿瘤全切除。

EORTC 22033-26033 Temozolomide Chemotherapy Versus RT in High-Risk Low-Grade Glioma [Baumert, *Lancet Oncol* 2016; doi: 10.1016/S1470-2045(16)30313-8]

该研究纳入477例至少有1个高危因素(年龄>40岁,疾病进展,直径>5cm,跨中线或神经症状)的WHO II级胶质瘤患者,随机分为放疗组和TMZ组。两组的PFS无显著差异(放疗组46个月,TMZ组39个月,P=0.22)。在对分子亚组(1p/19q共缺失、MGMT甲基化状态、

IDH1+2突变)的探索性分析中,IDH突变/非共缺失的患者,放疗组比TMZ组有更长的PFS。

RTOG 9802 Randomized Trial of RT Plus Procarbazine, Lomustine, and Vincristine Chemotherapy（Shaw, *J Clin Oncol* 2012; doi: 10.1200/JCO.2011.35.8598）

该研究纳入251例次全切除/活检或术后年龄>40岁的WHO Ⅱ级低级别胶质瘤患者,随机分为单纯放疗组与放疗+PCV化疗组。最初2年的OS和PFS曲线相似。然而,2年后,OS和PFS曲线出现分离。对于存活2年的患者,额外5年的生存率有差异:单纯放疗组为59%,放疗+PCV化疗组为74%（P=0.02）。

RTOG 9402（Cairncross, *J Clin Oncol* 2013; doi: 10.1200/ JCO. 2012.43.2674）

该研究纳入298例间变性少突胶质瘤或间变性少突星形细胞瘤患者,随机分为PCV+放疗组和单纯放疗组。两组放疗剂量均为59.4Gy/33fx。整个队列的中位生存率无差异（4.6年对4.7年）。对1p/19q共缺失肿瘤患者的计划外分析显示,1p/19q共缺失对两组患者的中位生存率改善均有所帮助（PCV+放疗组:14.7年对2.6年;单纯放疗组:7.3年对2.7年）。在1p/19q共缺失肿瘤患者中,PCV+放疗组的中位生存期是单纯放疗组的两倍（14.7年对7.3年;P=0.03）。

EORTC 26951（van den Bent, *J Clin Oncol* 2013; doi: 10.1200/ JCO.2012.43.2229）

该研究纳入368例间变性少突胶质瘤患者,随机分为放疗+6周期PCV组和单纯放疗组。两组放疗剂量均为59.4Gy。中位随访140个月。放疗+6周期PCV组的OS有所改善（42.3个月对30.6个月）。1p/19q共缺失肿瘤辅助PCV治疗有更大获益的趋势,中位OS得以改善(未达到140个月对112个月)。IDH突变状态亦为预后因素。

Interim Results From the CATNON Trial (EORTC Study 26053-22054)[van den Bent, *Lancet* 2017; doi: 10.1016/ S0140-6736(17)31442-3]

该研究纳入745例非共缺失间变性胶质瘤患者,随机入组2×2析因设计试验。分为单纯放疗组、放疗+辅助TMZ组、放疗+同步TMZ组、放疗+同步TMZ+辅助TMZ组。5年总生存率:辅助TMZ组为55.9%,无辅助TMZ组为44.1%。

CODEL RT Versus RT+TMZ Versus TMZ for 1p/19q-Co-Deleted Anaplastic Oligodenrogliomas (Jaeckle, *Neurology* 2016; https://n.neurology.org/content/86/16_Supplement/PL02.005)

(仅摘要)该研究纳入36例1p/19q共缺失的Ⅲ级胶质瘤患者,随机分为单纯放疗组(5940cGy)、放疗+TMZ组对单纯TMZ组。出现3级以上不良反应的发生率分别为25%、42%和33%。中位随访时间3.5年。患者肿瘤进展率:单纯放疗组为12.5%,单纯TMZ组为58%。中位PFS:单纯TMZ组为2.5年,而单纯放疗组未达到。单纯TMZ组的患者OS更短。单纯TMZ组已经被关闭,重开放疗+辅助PCV组对放疗+同步TMZ+辅助TMZ组的试验。

NOA-4(Wick, *Neuro Oncol* 2016; doi:10.1093/ neuonc/now133)

该研究纳入318例患者,随机分为放疗进展后序贯化疗组和化疗进展后序贯放疗组。化疗随机分为TMZ组和PCV组。随访9.5年。放疗进展后序贯化疗组与化疗进展后序贯放疗组的患者之间无显著的统计学差异。分子学研究[CpG岛甲基化(CIMP)及1p19q共缺失状态]比组织学(少突胶质瘤及星形细胞瘤)提供更多的预后信息。PCV组CIMP肿瘤患者比TMZ组有更长远的PFS。

（Suzuki, Nat Genet 2015; doi:10.1038/ng.3273）

该研究为Ⅱ～Ⅲ级胶质瘤的分子病理综述。

（白敬民　译）

第4章　脑膜瘤

Gabrielle W. Peters，Joseph N. Contessa

检查

- 许多病例无症状，为影像学检查偶然发现。
- 病史和体格检查(头痛、癫痫、视力变化、听力下降、精神状态变化、四肢无力等)，包括全面的神经系统检查。注意辐射史及多发脑膜瘤史。
- 增强MRI用于诊断和治疗计划。
- 神经外科咨询。
- 建议对直接或间接影响视觉结构的肿瘤患者进行视野检查。

治疗建议

脑膜瘤亚型

WHO Ⅰ级(良性)	• 核分裂象<4个/10个高倍视野(HPF)
WHO Ⅱ级(非典型性)	• 核分裂象≥4个/10HPF
	• 或≥3个并有以下表现:
	－片状结构(螺旋状或束状结构消失)
	－细胞数量增多
	－核仁明显
	－小细胞伴高核质比
	－自发性坏死
	• 或脑部侵犯
	• 组织学上为透明细胞或脉络丛组织
WHO Ⅲ级(间变性/恶性)	• 核分裂象≥20个/10HPF
	• 或局灶性或弥漫性脑膜上皮分化缺失，类似肉瘤、癌或黑色素瘤
	• 组织学上为乳头样或横纹肌样

手术切除分级

肿瘤全切除	辛普森Ⅰ级	肿瘤完全切除,包括切除被侵犯的硬脑膜和颅骨
	辛普森Ⅱ级	肿瘤完全切除,包括电凝被侵犯的硬脑膜
	辛普森Ⅲ级	肿瘤完全切除,不包括切除或电凝被侵犯的硬脑膜
次全切除	辛普森Ⅳ级	次全切除
活检	辛普森Ⅴ级	仅减压或活检

根据亚型分类的治疗建议

WHO Ⅰ级 较小的(<3cm),偶然发现且无症状的脑膜瘤	可以进行动态影像学观察;如肿瘤进展,可以进行保守治疗
WHO Ⅰ级	如果情况允许,最好手术切除 或影像学记录显示肿瘤稳定、无其他侵袭性特征、无相关性脑水肿的较小肿瘤,可行 SRS 治疗 或分次放疗
复发的 WHO Ⅰ级	按 WHO Ⅱ级原则治疗
WHO Ⅱ级	手术切除 如进行全切除: ● 通常推荐术后放疗(NRG BN-003 试验持续评估) ● 可以考虑对高龄、体力状态评分差或担心放疗引起的神经系统后遗症的患者进行监测
WHO Ⅱ级	如进行次全切除:存在术后放疗指征,则推荐分次放疗
WHO Ⅲ级	所有患者术后均应行辅助放疗

技术要点

模拟定位

■ 仰卧位;头部和颈部处于中立位。采用坚固、无创、立体定向装置以防移动。

■ 行薄层增强定位CT扫描,并与MRI图像融合以便进行治疗计划。

处方剂量

■ 未活检

  ● 视神经鞘:45~50.4Gy/25~28fx。

  ● 颅底/海绵窦:50.4~54Gy/28~30fx。

  ● SRS:如果正常组织能耐受,则剂量≥15Gy。

■ WHO Ⅰ级(复发)

  ● 复发早:54~59.4Gy/30~33fx,建议肿瘤推量。

  ● 复发晚:54~59.4Gy/30~33fx,证实为良性肿瘤,可行SRS。

■ WHO Ⅱ级

  ● 全切除:59.4Gy/33fx。

  ● 次全切除:59.4Gy/33fx或建议肿瘤同步推量至66Gy/33fx。

■ WHO Ⅲ级

  ● 60Gy/30fx;建议肿瘤推量至6~10Gy。

■ 放疗后复发脑膜瘤

  ● 大多数放疗后复发的肿瘤是无法治愈的,但再程放疗可以延长复发的时间间隔。

Per RTOG 0539

- 低风险：全切除（辛普森Ⅰ～Ⅲ级）或次全切除（辛普森Ⅳ～Ⅴ级）后的WHOⅠ级脑膜瘤→观察。

- 中风险：全切除后的WHOⅡ级或不考虑切除程度的复发WHOⅠ级脑膜瘤→放疗，剂量为54Gy/30fx。

- 高风险：WHOⅢ级全切除；复发的WHOⅡ级或WHOⅡ级次全切除→放疗，剂量为60Gy/30fx。

靶区勾画

- GTV
  - 确诊病例：MRI T1增强上的强化肿物。
  - 查看骨质侵犯情况。
  - 术后病例：瘤床和术后MRI上残余的强化结节。
  - 脑膜尾征不包括在GTV中，除非出现强化结节。
- CTV
  - WHOⅠ、Ⅱ级：CTV=GTV。
  - WHOⅢ级：CTV=GTV+0.5～1cm。
- PTV
  - CTV+0.3～0.5cm，具体取决于定位方法和可重复性。

治疗计划和剂量传递

- IMRT或VMAT。
- CT、MRI融合。
- ≥6MV光子。
- 图像引导放疗（IGRT）。

■ 对Ⅰ级良性肿瘤建议行单次SRS。

■ 临床试验之外不应采用大分割治疗(2～5fx)。

随访检查

■ WHO Ⅰ级:放疗后6个月和12个月复查颅脑MRI,随后每年1次,持续5年,建议每1～2年复查1次。放疗后3个月时的MRI常表现出肿瘤轻微的扩大,不应被视为肿瘤进展。

■ WHO Ⅱ～Ⅲ级:3、9和15个月复查颅脑MRI,评估高剂量区T2序列正常脑组织的变化。随后每年复查1次MRI。短时间间隔的进展不太可能发生。例如,RTOG 0539显示WHO Ⅱ级全切除后脑膜瘤的3年内进展率<10%。大多数复发都发生在3年后。建议对治疗后的WHO Ⅲ级脑膜瘤进行更加频繁的影像学监测。

■ 视野测试(如需要)。

■ 评估垂体内分泌功能(如需要)。

参考研究

RTOG 0539:(Rogers, *J Neurosurg* 2018; doi: 19.3171 / 2016.11. JNS16117)&(Rogers, *Int J Radiat Oncol Biol Phys* 2020; doi: 10. 1016/j.ijrobp.2019.11.028)

该研究是关于中风险脑膜瘤的初期试验结果,一项2期试验共入组56例行54Gy/28fx放疗,Ⅰ级复发脑膜瘤或全切除Ⅱ级脑膜瘤的患者,3年PFS为93%(PMID: 28984517)。

该研究关于高风险脑膜瘤的初期试验结果,一项2期试验共入组57例非全切除Ⅱ级脑膜瘤或任意Ⅲ级脑膜瘤患者,行60Gy放疗,3年PFS为58%(PMID: 31786276)。

EORTC 22042-26042(Weber, *Radiother Oncol* **2008; doi: 10.1016/ j.radonc.2018.06.018)**

该研究是关于不典型和恶性脑膜瘤的术后辅助高剂量放疗。纳入78例全切除后60Gy或次全切除后70Gy的2级脑膜瘤患者,为一项2期平行非随机观察研究,研究结果显示3年PFS为88%(PMID: 29960684)。

Postoperative Irradiation for Subtotally Resected Meningiomas (Goldsmith, *J Neurosurg* **1994; doi:10.3171/jns.1994.80.2.0195)**

该研究回顾性分析了1967—1990年在加州大学旧金山分校接受次全切除术后辅助放疗的140例患者。良性脑膜瘤患者接受放疗剂量>52Gy的PFS为93%,而放疗剂量≤52Gy的PFS为65%。

Radiosurgery Tumor Control Rates for Small to Medium Meningiomas[Pollock, *Int J Radiat Oncol Biol Phys* **2003; doi:10.1016/S0360-3016(02)04356-0]**

该研究回顾性分析198例经手术切除(n=136)和放射外科治疗(n=62)的患者。所有患者的良性脑膜瘤直径均<35mm。平均边缘剂量为17.7Gy。经放射外科治疗的患者,其3年和7年PFS分别为100%和95%。经辛普森Ⅰ级切除和放射外科治疗患者的PFS无明显区别。与辛普森Ⅱ级或Ⅲ~Ⅳ级切除术相比,放射外科患者的PFS更高。经放射外科治疗的患者中有10%出现并发症,而接受手术切除的患者仅有22%出现并发症(P=0.06)。

Gamma Knife Radiosurgery of Imaging-Diagnosed Intracranial Meningioma[Flickinger, *Int J Radiat Oncol Biol Phys* 2003;doi: 10. 1016/s0360-3016(03)00126-3]

该研究回顾性分析219例经影像学诊断为脑膜瘤并行放射外科治疗的患者,中位边缘肿瘤剂量为14Gy。5年和10年肿瘤精控率为93%。1991—2000年接受治疗患者的任意并发症发生率为5%。

分次分割放疗的限制剂量[*]

危及器官(OAR)	并发症	剂量限值
晶状体	白内障	8Gy(D_{max})
	失明	<45Gy(D_{max})
视神经	视神经疾病	54～55.8Gy(D_{max})
视交叉	视神经疾病	54～55.8Gy(D_{max})
耳蜗	听力丧失	<30Gy(平均)
		<40Gy(D_{max})
泪腺	干眼症	<26Gy(平均)
海马	失忆	尽可能低
		D40≤7.3Gy

[*]假设剂量为1.8～2.0Gy/fx。

（白敬民　蔡博宁　译）

第5章　前庭神经鞘瘤

Daniel D. Chamberlain

检查

- 病史和体格检查(神经检查,包括Weber试验和Rinne试验)。
- 听力检查。
- 增强MRI(如无法行MRI检查,则行高分辨率增强CT检查)。
- 建议行面神经肌电图检查。
- 如果病变为双侧,则需行颅脑及脊柱影像学检查以排除神经纤维瘤病。

Koos评分量表

Ⅰ级	只累及内听道
Ⅱ级	肿瘤延伸到桥小脑角,未侵及脑干
Ⅲ级	肿瘤延伸到桥小脑角,侵及脑干,但未导致中线移位
Ⅳ级	肿瘤延伸到桥小脑角,侵及脑干,导致中线移位

治疗建议

肿瘤直径<3cm	手术 或放射外科 或分割立体定向放射治疗(FSRT)
肿瘤直径>3cm和(或)邻近OAR	手术 或FSRT
老年患者的无症状小肿瘤,存在并发症	观察(规律进行听力检查和影像学检查)。如果出现症状或肿瘤生长速度每年>2mm,则进行治疗

技术要点

模拟定位

采用坚固的热塑膜(某些γ刀和直线加速器采用框架)将头部固定于中立位。

处方剂量

■ SRS的GTV边缘剂量为12Gy(剂量>13Gy可能增加听力损伤的风险,并损伤三叉神经及面神经)。

■ 对基于直线加速器的SRS治疗,通常给予80%等剂量线,γ刀则给予50%等剂量线。

■ 大分割SRS治疗:25Gy/5fx。

■ 分次SRS治疗:50.4Gy/28fx(治疗方案可选择:45Gy/25fx或50Gy/25fx或57.6Gy/32fx)。

靶区勾画

■ 融合近期的MRI T1增强图像。

■ SRS靶区=GTV。

■ FSRT靶区=GTV+3mm(PTV)。

治疗计划

■ 6MV光子。

■ 计划使用直线加速器并采用非共面或拉弧照射来达到对靶区剂量的高适形度。

- 计划使用γ刀并采取多射束以获得高适形度治疗。
- 在分次治疗中,计划使用IMRT/VMAT可以减少靶区周围OAR受量。
- 建议使用锥形束CT(CBCT)和分次治疗内移动监测系统进行治疗验证。

随访检查

分别于治疗后6个月和12个月复查颅脑MRI,随后每年复查。定期行听力检查。

参考研究

Long-Term Outcome After Highly Advanced Single-Dose or Fractionated Radiotherapy (Coombs, Radiother and Oncol 2015; doi: 10.1016/j.radonc.2015.01.011)

该研究纳入449例患者,采用中位剂量57.6Gy FSRT或13Gy SRS治疗。36个月的LC为97%,60个月为95%,120个月为94%。14%的患者行FSRT,16%行SRS治疗,失去有效听力。当SRS剂量<13Gy时,失去有效听力患者的比例降至13%。

Long-Term Safety and Efficacy of Stereotactic Radiosurgery With Gamma Knife for Vestibular Schwannomas [Hasegawa, *J Neurosurg* 2013(1998); doi: 10.3171/2012.10.JNS12523]

该研究纳入440例经γ刀治疗的前庭神经鞘瘤患者。中位肿瘤体积为2.8mL。中位边缘剂量为12.8Gy。5年PFS为93%。10年PFS为92%。当剂量>13Gy时,面神经功能的10年保存率为97%,<13Gy时为100%。2.3%的患者后期出现囊性变。1例出现恶变。

Microsurgery Versus Stereotactic Radiation for Small Vestibular Schwannomas:Meta-Analysis(Maniakas,*Otol Neurotol* 2012; doi: 10.1097/MAO. 0b013e31826dbd02)

对16项以显微手术或放疗作为唯一治疗的研究进行Meta分析，随访至少5年。与手术相比，SRS治疗显示出更好的听力保护，且长期肿瘤控制无明显差异。

LINAC-Based Single-Dose Radiosurgery Versus Fractionated Stereotactic Radiotherapy for Patients With Vestibular Schwannomas (Coombs, *Int J Radiat Oncol Biol Phys* 2010; doi: 10.1016/j. ijrobp.2009.01.064)

该研究纳入202例经FSRT(n=172)或SRS(n=30)治疗的前庭神经鞘瘤患者。5年的LC为96%，两组间无差异。FSRT和剂量≤13Gy的SRS治疗对听力保护相似，但当SRS剂量>13Gy时，听力保护的效果会变差。

Stereotactic Radiosurgery and Fractionated Stereotactic Radiotherapy Single Institution Report of 125 Cases [Andrews *Int J Radiat Oncol Biol Phys* 2001; doi; 10.1016/s0360-30169(01)01559-0]

该研究纳入应用γ刀治疗的69例患者，剂量为12Gy至50%等剂量线；以直线加速器治疗56例患者，剂量为50Gy/25fx。中位随访2年。两组肿瘤控制率都很高(97%)。FSRT组的功能性听力保留率为对照组的2.5倍(81%对33%)。两组的其他脑神经损伤均较低。

（白敬民　译）

第6章 垂体瘤

Yi An

检查

- 病史和体格检查(包括详细的脑神经检查,神经系统症状——头痛、视野缺陷,以及提示内分泌疾病的症状)。
- 视野检查。
- 内分泌检查。
- MRI平扫和增强;层厚1mm的冠状位扫描最为理想。
- 微腺瘤直径<1cm;大腺瘤直径≥1cm。
- 家族史(包括MEN1综合征)。

治疗建议

无功能性腺瘤	• 对无症状的微腺瘤建议观察
	• 对有症状或直径≥1cm的肿瘤行手术切除(例如,经蝶入路);体积很大的肿瘤可能需要开颅手术
	• 次全切除、肿瘤进展或无法手术时,建议行SRS或外照射放射治疗(EBRT)
	• 药物治疗尚无确定性的作用
泌乳素瘤	• 一线治疗为多巴胺受体激动剂(例如,溴隐亭和卡麦角林)等药物治疗而非手术
	• 对于不能耐受药物治疗或有明显视觉症状的患者,建议行手术治疗
	• 对药物和手术治疗失败的患者建议放疗

(待续)

（续表）

生长激素（肢端肥大症）	• 手术为一线治疗 • 药物治疗用于手术失败或不能手术的患者。包括生长抑素类似物（如奥曲肽和兰曲肽）作为一线药物，然后是生长激素受体拮抗剂 • 对放疗的作用有争议；通常用于手术和药物治疗失败的患者
促肾上腺皮质激素（库欣病）	• 手术为一线治疗 • 对于术后激素水平无改善和不能手术的患者，可行放疗 • 对于手术和（或）放疗效果差的患者，可行药物治疗 • 对于激素水平无改善或复发的患者，挽救性双侧肾上腺切除术是最后的选择

技术要点

模拟定位

■ 仰卧位，采用无创、立体定向装置将患者头颈部固定于中立位。

■ 行薄层（<2mm）增强CT定位，并与MRI影像融合以便进行治疗计划。

处方剂量

■ SRS

● 无功能性：14～16Gy（γ刀50%等剂量线）。

● 功能性：16～35Gy（γ刀50%等剂量线）；在控制视交叉限量的情况下，尽可能给予更高的剂量。

■ EBRT

　◉ 无功能性,无残留病变:45~50.4Gy/25~28fx。

　◉ 功能性:50.4~54Gy/28~30fx。

　◉ 残留病变:54Gy/30fx。

靶区勾画

■ GTV=T1 增强序列的高信号或等信号肿块。

■ CTV=GTV。

■ PTV=CTV+3~5mm;PTV(SRS)=CTV+0~1mm。

治疗计划

■ 因药物治疗能阻断细胞周期,如患者能耐受,建议放疗前进行几周的药物治疗。

■ SRS 治疗优于 EBRT,因其可以短时间内达到激素水平正常化。对于视通路为 3~5mm、广泛海绵窦受累或肿瘤直径 ≥4cm 的肿瘤,建议使用 EBRT。

■ EBRT。

■ IMRT 或 VMAT。

■ ≥6MV 光子。

■ IGRT。

随访检查

■ 1 年内每 6 个月复查颅脑 MRI,然后每年复查。

■ 内分泌功能检查,以排除垂体功能减退的可能。

■ 视野检查。

参考研究

Meta-Analysis of SRS and EBRT for Pituitary Tumors（Sheehan, *J Neurosurg* **2005; doi: 10.3171/jns.2007.106.6.980）**

该研究回顾性分析了 35 项研究，共纳入 1621 例患者。SRS 组的 LC 约为 90%。SRS 组垂体功能减退、放射性肿瘤形成和脑血管病的风险低于 EBRT 组。

SRS for Pituitary Adenomas（Sheehan, *J Neurosurg* **2011; doi: 10. 3171/2010. 5. JNS091635）**

该研究回顾性分析了 418 例于 1989—2006 年在单中心接受 SRS 治疗的持续功能性腺瘤或在影像学上有进展的无功能性腺瘤患者的资料。中位剂量 24Gy（9~30Gy）。LC 为 90%，内分泌缓解时间为 49 个月。24% 的患者出现新的垂体功能减退。肿瘤边缘剂量与缓解时间呈负相关。腺瘤体积大、激素抑制治疗，以及既往开颅手术与新的垂体功能减退有关。

SRS After Resection（Grant, *World Neurosurg* **2014; doi: 10.1016/ j.wneu.2013.01.127）**

该研究回顾性分析 31 例术后持续接受辅助性 SRS 治疗（35Gy，50%）的功能性垂体腺瘤患者资料。与 20 ~ 24Gy 的历史对照组相比，高剂量（35Gy）与更快的内分泌缓解时间（中位 18 个月对 24 ~ 144 个月）和更高的内分泌缓解率（70% 对 50%）相关。

EBRT or SRS for Nonfunctional Pituitary Adenomas（Sheehan, *J Neurosurg* **2013; doi: 10.3171/2013.3. JNS12766）**

该研究回顾性分析了 512 例接受 SRS 治疗的无功能性垂体腺瘤患者资料。SRS 治疗前，94% 接受手术，7% 接受 EBRT。最后随访肿瘤控制率为93%。SRS后有21%伴有新的或恶化的垂体功能减退。9%的患者出现新的或进展性的脑神经损伤。7%的患者出现新的或恶化的视神经功能障碍。

Fractionated RT for Pituitary Adenomas（Kim, *Int J Radiat Oncol Biol Phys* **2013; doi: 10.1016/J.ijrobp.2013.06.2057）**

该研究回顾性分析了76例经分次放疗的垂体腺瘤患者。其中，71%无垂体功能，29%有垂体功能。96%的患者曾行手术治疗。中位剂量50.4Gy/28fx。7年PFS为97%、疾病特异性存活（DSS）为100%。无视神经损伤或放射性坏死病例。

中枢神经系统治疗计划的限制剂量

中枢神经系统肿瘤的治疗涵盖了转移性疾病、原发性胶质瘤及脑膜瘤等良性肿瘤。不同肿瘤存活的时间有明显差异。医生应着重考虑长期存活患者的长期放射性相关不良反应。同样,一些放射肿瘤学家可能会优先考虑肿瘤控制。特别是疾病进展较快的病种,对疾病控制的关注会超过对正常组织的限制性潜在毒性的关注。儿童的限制剂量更为严格,特别是对于发育中的中枢神经系统结构。下表所述均为常规分割的剂量限值。

器官	限制形式	剂量限值
视交叉及视神经	最大值	<54Gy
耳蜗	平均	<45Gy(应用顺铂化疗者<35Gy)
海马*	最大值	<16Gy
海马*	$D_{100\%}$	<9Gy
脑干	最大值	<54Gy
垂体	最大值	<50Gy
视网膜	最大值	<50Gy
泪腺	最大值	<40Gy
泪腺	平均	<26Gy
晶状体	平均	<18Gy
脊髓	最大值	<50Gy
儿童-耳蜗	平均	<35Gy
儿童-垂体	平均	<25Gy
儿童-脑干	最大值	<42Gy

* 假设行30Gy/10fx的全脑放疗。

单次SRS

器官	限制形式	剂量限值
视交叉及视神经	最大值	<8Gy
耳蜗	最大值	<9Gy
脑干	体积>10Gy	<0.5mL
脑干	最大值	<14Gy
正常脑组织	体积>12Gy	<8.5mL
脊髓	体积>10Gy	0.35mL

（白敬民　译）

第 2 部分

头颈部肿瘤

第7章 鼻咽癌

Henry S. Park, Melissa R. Young

检查

- 病史和体格检查
    - 头颈部检查。
    - 脑神经检查。
    - 鼻咽喉镜。
- 影像学检查
    - 颈部和颅底MRI对比。
    - 颈部和颅底CT对比。
    - PET/CT。
- 病理学检查
    - 对原发肿瘤活检和(或)颈部淋巴结行细针抽吸活检。
    - 在活检标本上检测EB病毒(EBV)。
- 实验室检查
    - CBC、CMP。
    - 促甲状腺激素(TSH)。
    - 血清EBV DNA。
- 牙科、营养、语音和吞咽评估(如有需要,请戒烟)。
    - 对于吞咽困难、体重丢失或原发肿瘤较大的患者,建议行预防性经皮胃造瘘术。

治疗建议

分期

- ■ T1：侵犯口咽或鼻腔。
- ■ T2：侵犯咽旁间隙和(或)邻近软组织(包括翼内肌、翼外肌、椎前肌)。
- ■ T3：侵犯骨骼(颅底、颈椎、翼骨)或鼻窦(颅底、颈椎、翼骨)。
- ■ T4：侵犯颅内、脑神经、眼眶、下咽部、腮腺或翼外肌侧缘软组织。
- ■ N1：单侧淋巴结(或双侧咽后淋巴结)，除外N3。
- ■ N2：双侧淋巴结，除外N3。
- ■ N3：超过6cm或超过环状软骨下缘。

按分期进行治疗

T1N0	根治性放疗
T2～T4或N+	放化疗(最好含顺铂)→±辅助化疗或诱导化疗→放化疗
M1	联合化疗和(或)免疫或支持治疗
	对于远处转移局限、原发灶小或有症状的患者,可针对原发灶应用放化疗

放化疗：首选以顺铂为基础的同步放化疗。

技术要点

模拟定位

- ■ 仰卧位，颈部伸长，热塑膜固定。
- ■ CT层厚≤3mm。
- ■ 可以考虑压舌器。
- ■ 可以考虑在邻近皮肤的肿瘤处加用皮肤补偿物。

■ 若无禁忌证,可静脉注射(简称"静注")造影剂。

■ 与诊断影像融合。

处方剂量

■ 高危区:70Gy/35fx 或 69.96Gy/33fx。

■ 中危区:63Gy/35fx 或 59.4 ~ 62.7Gy/33fx。

■ 低危区:56Gy/35fx 或 54.12Gy/33fx。

靶区勾画

■ GTV 高危=根据影像学和体格检查确定的大体病变。

■ CTV 高危=GTV+亚临床病变(外放 5mm)。

■ CTV 中危

　● 原发部位:GTV+亚临床病变,外放 10mm,包括全鼻咽、咽旁间隙、斜坡前 1/2(如果是 T3 ~ T4)、卵圆孔/圆孔/裂孔、翼状骨、蝶窦下 1/2(如果是 T3 ~ T4)、上颌窦后 1/3、鼻腔后 1/3,T3 ~ T4 者需包括海绵窦。

　● 颈部:患侧颈部 Ⅰ B ~ Ⅴ区和双侧 RP。

■ CTV 低危=健侧 Ⅱ ~ Ⅳ区。

■ PTV=CTV+3 ~ 5mm 边界,根据影像学引导确定。

治疗计划

■ 6MV 光子。

■ 推荐 IMRT,尽可能行 IGRT。

■ 条件允许可考虑质子治疗。

■ 95% 剂量曲线覆盖处方 CTV。

- 优化顺序为OAR>PTV>其他正常组织。
- 特别注意脑干、视神经/交叉、颞叶、耳蜗。

随访检查

- 根治性RT或同步放化疗后3个月行PET/CT和MRI检查。如果怀疑颈部残留有活性病变,可行颈淋巴结清扫术。
- 第1年每1~3个月,第2年每2~6个月,第3~5年每4~8个月行病史、体格检查和鼻咽喉镜检查,随后每年如此。
- 每6~12个月检测TSH。
- 如果最初呈阳性,考虑检测血清EBV DNA。
- 定期评估营养、牙科、发声、吞咽、听力,以及戒烟情况。
- 有吸烟史者定期接受胸部影像学检查。

参考研究

INT 0099［（Al-Sarraf, *J Clin Oncol* 1998; doi: 10.1200 / JCO. 1998. 16.4.1310）（*J Clin Oncol* 1998; doi: 10.1200 / JCO. 1998.16.4. 1310）］

该研究纳入147例Ⅲ~Ⅳ期鼻咽癌（NPC）患者,随机分为单独放疗（70Gy）组和放疗（70Gy）联合化疗组。化疗方案为同步顺铂化疗,放疗后辅助5-FU/顺铂。结果显示3年总生存率为78%对47%, PFS为69%对24%。结论为同步放化疗的治疗进展期NPC优于单纯放疗。

RTOG 0225（Lee, *J Clin Oncol* 2009; doi: 10.1200 / JCO. 2008. 19.9109）

该研究纳入68例Ⅰ~ⅣB期NPC患者,均接受处方剂量70Gy的

IMRT，如果为T2b+或N+，则接受同步和辅助化疗。结果显示2年总生存率为80%，LC为93%，晚期3级者，吞咽困难占5%，口干占3%。

Singapore SQNP 01（Wee, _J Clin Oncol_ 2005; doi: 10.1200/JCO. 2005.16.790）

该研究纳入221例Ⅱ～Ⅲ期患者，随机分为单纯放疗（70Gy）组和放疗（70Gy）联合化疗组。化疗方案为同步顺铂化疗，放疗后辅助5-FU/顺铂。结果显示3年总生存率为80%对65%，无病生存率（DFS）为72%对53%，INT 0099的研究结果适用于当地NPC。

Chinese Trial（Zhang, _N Engl J Med_ 2019; doi: 10.1056/NEJ-Moa1905287）

该研究纳入480例Ⅲ～ⅣB期患者，随机接受70Gy同步放化疗，伴或不伴顺铂/吉西他滨诱导化疗。3年总生存率为95%对90%，无复发生存（RFS）为85%对77%（远转受益明显），3～4级毒性为76%对56%。诱导化疗序贯同步放化疗比单独放化疗更有效，但尚不清楚是否比同步放化疗后辅助化疗更有效。

在研项目

NRG HN-001（PI: Lee）

该研究为Ⅱ～Ⅲ期。具有初始可检测血浆EBV DNA的所有Ⅱ～ⅣB期NPC患者接受同步放化疗，然后根据血浆EBV DNA的残留可检测性确定辅助化疗。随机分配至5-FU/顺铂组和吉西他滨/紫杉醇组。如无法检测到，则随机分配到5-FU/顺铂组对观察组。

（孟玲玲　译）

第8章 鼻腔和鼻旁窦癌

Henry S. Park, Melissa R. Young

检查

所有病例

■ 病史和体格检查(包括头颈部,并行鼻咽喉镜检查)。

■ 影像学检查

 ◉ 颈面部骨骼/增强CT和(或)颈面部骨骼/颅底/MRI检查。

 ◉ PET/CT或胸部CT(Ⅲ~Ⅳ期)检查。

■ 病理学检查:原发病灶和(或)颈部淋巴结穿刺活检。

■ 实验室检查

 ◉ CBC、CMP。

 ◉ TSH。

■ 牙科、营养、发音和吞咽功能评估(如有需要,请戒烟)。

治疗建议

分期

■ 第7版和第8版的分期大致相同,除非N1出现ENE则升级为N2a,N2出现ENE则升级为N3b。

鼻腔和筛窦肿瘤

T1~T2	首选手术→辅助治疗(见"术后放疗"部分)
	或根治性RT
T3~T4a	手术(推荐)→辅助治疗(见"术后放疗"部分)
	或根治性放化疗

(待续)

（续表）

所有的术后 　患者	辅助RT 或切缘阴性或位于中轴的低分化T1N0者考虑观察 或切缘阳性或颅内扩散者考虑放化疗
T4b 手术不可切 　除或不适 　宜手术	临床试验（推荐） 或放化疗 或根治性RT 或姑息性化疗、RT或手术
M1	或对症支持治疗

上颌窦癌

T1～T4a	首选手术→辅助治疗（见"术后放疗"部分）
术后分期T1～T2， 　N0	对腺样囊性癌、PNI或淋巴血管受侵（LVI）或切缘阳性者行辅助RT（对切缘阳性者也建议行放化疗）
术后分期T3～T4a， 　N0	辅助RT（对切缘阳性者也建议行放化疗）
术后分期N+	辅助RT 或对包膜外侵犯（ECE）、切缘阳性者行辅助放化疗
T4b 手术不可切除或不 　适宜手术	临床试验（推荐） 或放化疗 或根治性RT 或姑息性化疗或RT 或对症支持治疗
M1	姑息性化疗、RT或手术治疗 或对症支持治疗

对鼻窦未分化癌、小细胞或神经内分泌癌需要行全身治疗。

技术要点

模拟定位

■ 仰卧位,颈部伸展。用热塑膜固定。

■ CT 层厚≤3mm。

■ 如无禁忌,静注造影剂。

■ 考虑压舌器。

■ 金属丝标记瘢痕。

■ 可以考虑在邻近皮肤的肿瘤处加用皮肤补偿物。

■ 与诊断影像融合。

处方剂量

根治性 RT[*]

■ 高危区:70Gy/35fx 或 69.96Gy/33fx 或 66Gy/30fx。

■ 中危区:63Gy/35fx 或 59.4 ~ 62.7Gy/33fx 或 60Gy/30fx。

■ 低危区:56Gy/35fx 或 54.12Gy/33fx 或 60Gy/30fx。

　[*] 可以考虑改变分次剂量的放疗,包括同步加量或超分割放疗。

根治性放化疗

■ 高危区:70Gy/35fx 或 69.96Gy/33fx。

■ 中危区:63Gy/35fx 或 59.4 ~ 62.7Gy/33fx。

■ 低危区:56Gy/35fx 或 54.12Gy/33fx。

辅助RT

■ 高危区:63Gy/30fx 或 66Gy/33fx。

■ 中危区:60Gy/30fx 或 59.4 ~ 62.7Gy/33fx。

■ 低危区:54.0 ~ 56.1Gy/30fx(解剖颈剂量更高)或 54.12Gy/30fx。

靶区勾画

根治性RT

■ GTV=根据影像学和体格检查确定的大体病变。

■ 高危CTV=GTV+亚临床病变(5 ~ 10mm)。

■ 中危CTV。

   ◉ 如果是PNI或腺样囊性癌,则包括整个亚区,沿神经干走行至颅底。

   ◉ 如果是嗅神经母细胞瘤或筛窦癌,则包括筛板。

   ◉ 如果是N+,则包括同侧颈部。

■ 低危CTV=亚临床疾病风险较低的未受累淋巴引流区[**]。

■ PTV=CTV+3 ~ 5mm边界,根据影像引导确定。

术后放疗

■ 高危CTV=切缘阳性。

■ 中危CTV。

■ 如果是PNI或腺样囊性癌,则包括整个亚区,沿神经干走行至颅底。

   ◉ 如果是嗅神经母细胞瘤或筛窦癌,则包括筛板。

   ◉ 如果是N+,则包括同侧颈部。

■ 低危CTV=亚临床疾病风险较低的未受累淋巴引流区[**]。

■ PTV=CTV+3～5mm边界,根据影像引导确定。

** 低危CTV为基于原发灶位置和分期的选择性淋巴引流区。许多情况下可以忽略不计。但对嗅神经母细胞瘤、高分化鳞状细胞癌、上颌窦癌、累及鼻咽或口腔的肿瘤,应考虑行照射。如果考虑低位淋巴结,则包括同侧或双侧 I B～Ⅳ区,如果原发灶延伸至鼻咽,则考虑包括 V 区。

治疗计划

■ 6MV 光子。

■ 推荐IMRT,尽可能IGRT。

■ 可以考虑在邻近皮肤的肿瘤处加用皮肤补偿物。

■ 95%剂量曲线覆盖处方CTV。

■ 优化顺序为OAR>PTV>其他正常组织。当无法满足正常组织限量时,推荐质子治疗。

■ 推荐术后6周内(不迟于8周)开始放疗。

随访检查

■ 根治性放疗/同步放化疗后3个月行PET/CT。如果怀疑颈部残留有活性病变,可行颈淋巴结清扫术。

■ 辅助放疗后3～6个月,行头颈部的治疗后基线检查。

■ 如果无临床症状,病史、体格检查和鼻咽喉镜检查在第1年每1～3个月,第2年每2～6个月,第3～5年每4～8个月进行,其后每年复查1次。

■ 每6～12个月复查TSH。

■ 定期评估营养、牙科、发声、吞咽、听力,以及戒烟情况。

■ 有吸烟史者定期接受胸部影像学检查。

参考研究

IMRT for Sinonasal（Madani, *Int J Radiat Oncol Biol Phys* 2009; doi :10.1016/j.ijrobp2008.04.037）

该研究纳入 84 例接受 IMRT 治疗的鼻窦肿瘤患者（辅助 RT 者 75 例，根治性 RT 者 9 例），显示了较低的毒性。5 年 LC 为 71%，DFS 为 59%。

Post-Op RT for Maxillary Sinus（Bristol, *Int J Radiat Oncol Biol Phys* 2007; doi :10.1016/j.ijrobp.2007.01.032）

该研究对上颌窦鳞状细胞癌或未分化癌行选择性淋巴引流区照射。未行淋巴引流区预防性照射的患者，区域 LC 为 64%，而预防性放疗者则为 93%。同时也显示，随着剂量分布的改善，3 ~ 4 级并发症减少，颅底的 LC 得到改善，鳞状或未分化癌行选择性颈部淋巴引流区照射提高了淋巴控制率。

（孟玲玲　译）

第9章　口咽癌

Henry S. Park, Melissa R. Young

检查

- 病史和体格检查[吸烟史(包-年)、头颈部检查,并行鼻咽喉镜检查]。
- 影像学检查
  - 颈部CT或MRI平扫+增强。
  - PET/CT或胸部CT(Ⅲ~Ⅳ期)。
- 病理学检查
  - 对原发病灶活检和(或)颈部淋巴结行针吸活检。
  - 对活检标本行人乳头瘤病毒(HPV)检测。
- 实验室检查
  - CBC、CMP。
  - TSH。
- 牙科、营养、发音和吞咽功能评估(如有需要,请戒烟)。
  - 对于吞咽困难、体重丢失或原发肿瘤较大的患者,建议行预防性经皮胃造瘘术。

分期

- 第8版和第7版分期大致相同,除了:
  - 在所有HPV+ T4中,T4a和T4b没有区别。
- N期HPV-基本相同,除了:
  - N1出现ENE则升级为N2a,N2出现ENE则升级为N3b。

■ N期HPV+临床:基于同侧。

　◉ cN1~2b降为N1:任何数量的同侧淋巴结,除外N3。

　◉ cN2c降为N2:任何数量的对侧/双侧淋巴结,除外N3。

　◉ cN3没有变化。

■ N期HPV+病理学:基于是否有阳性淋巴结。

　◉ pN1:<5个阳性淋巴结。

　◉ pN2:≥5个阳性淋巴结。

治疗建议

T1~T2,N0~N1	RT(建议T2N1行放化疗)
	或手术
T3+或N2a+	放化疗
	或手术→辅助治疗
术后分期为pT3+或pN2a+,Ⅳ~Ⅴ区转移淋巴结,神经侵犯或淋巴血管侵犯	辅助RT
术后阳性切缘或包膜外侵犯(ENE)	辅助放化疗或
	再次切除阳性切缘→辅助治疗
T4b,不适合手术或不能切除者	临床试验(推荐)
	或放化疗
	或根治性RT
	或姑息性化疗或RT
	或对症支持治疗
M1	联合化疗和(或)免疫治疗
	或对症支持治疗
	对于寡转移或有系统性疾病的特定患者,可考虑先行或巩固化疗

Source: Edge SB, Byrd DR, Compton CC, et al., eds. *AJCC Cancer Staging Manual.* 7th ed. Springer;2010.

技术要点

模拟定位

■ 仰卧位,用热塑膜固定颈部。

■ CT层厚≤3mm。

■ 可以考虑压舌器。

■ 可以考虑在邻近皮肤的肿瘤处加用皮肤补偿物。

■ 金属丝标记瘢痕。

■ 如无禁忌,则静注造影剂。

■ 与诊断影像融合。

处方剂量

根治性RT*

■ 高危区:70Gy/35fx 或 69.96Gy/33fx 或 66Gy/30fx。

■ 中危区:63Gy/35fx 或 59.4~62.7Gy/33fx 或 60Gy/30fx。

■ 低危区:56Gy/35fx 或 54.12Gy/33fx 或 60Gy/30fx。

  * 可以考虑改变分次剂量的放疗,包括同步加量或超分割放疗。

根治性放化疗

■ 高危区:70Gy/35fx 或 69.96Gy/33fx。

■ 中危区:63Gy/35fx 或 59.4~62.7Gy/33fx。

■ 低危区:56Gy/35fx 或 54.12Gy/33fx。

辅助RT

■ 高危区(切缘阳性或ENE):63Gy/30fx 或 66Gy/33fx。

- 中危区:60Gy/30fx 或 59.4～62.7Gy/33fx。
- 低危区:54.0～56.1Gy/30fx(颈淋巴清扫术区的剂量稍高)或 54.12Gy/33fx。

靶区勾画

- 高危GTV＝根据影像和体格检查确定的大体病变。
- 高危CTV＝GTV+亚临床病变(5～10mm)。
- 高危CTV(如果术后)＝区域边界为阳性或ENE。
- 中危CTV
  - ◉ 原发灶:GTV+亚临床病变(10mm),以及

    舌根癌:舌扁桃体、黏膜边缘、会厌前间隙。

    扁桃体癌:舌扁桃体、咽旁间隙、邻近的上腭,进展期需包括翼状肌。

    咽后壁癌:黏膜边缘。
  - ◉ 颈部:如果双侧淋巴结转移,则包括双侧ⅠB～Ⅴ区及双侧咽后淋巴结;单侧淋巴结转移,只包括同侧的ⅠB～Ⅴ区及咽后淋巴结;如果口腔受累,则需包括ⅠA区。如果无淋巴结转移,ⅠB区可考虑免于照射。
- 低危CTV＝未累及的对侧Ⅱ～Ⅳ区(局限于单侧的体积较小的扁桃体癌可免于照射)。
- PTV＝CTV+3～5mm边界,根据影像引导确定。

治疗计划

- 6MV 光子。
- 推荐IMRT,尽可能行IGRT。

- 95%剂量曲线覆盖处方CTV。
- 优化顺序为OAR>PTV>其他正常组织。
- 推荐术后6周内(不迟于8周)开始放疗。

随访检查

- 根治性放疗/同步放化疗后3个月行PET/CT。如果怀疑颈部残留有活性病变,可行颈淋巴结清扫术。
- 辅助放疗后3~6个月,行头颈部的治疗后基线检查。
- 如果无临床症状,病史、体格检查和鼻咽喉镜在第1年每1~3个月,第2年每2~6个月,第3~5年每4~8个月进行检查,其后每年复查1次。
- 每6~12个月复查TSH。
- 定期评估营养、牙科、发声、吞咽、听力,以及戒烟情况。
- 有吸烟史者定期接受胸部影像学检查。

参考研究

Princess Margaret Ipsilateral RT[O'Sullivan,*Int J Radiat Oncol Biol Phys* 2001; doi:10.1016/s0360-3016(01)01613-3]

该研究回顾性分析了228例仅接受同侧淋巴引流区放疗(同侧放疗)的原发性扁桃体癌患者。平均随访期为7年,主要为T1~T2N0患者。对侧颈部失败率为3.5%。

EORTC 22931(Bernier, *N Engl J Med* 2004; doi:10.1056/NEJMoa032641)

该研究纳入167例术后分期为Ⅲ~Ⅳ期的头颈部肿瘤患者,对比单纯RT与顺铂为基础的放化疗的疗效差异。放化疗组相对RT组显著延长了 PFS 和总生存率,分别为 47% 对 36%、53% 对 40%,同时两组不良反应相当。联合分析 RTOG 9501 的数据(Bernier, *Head Neck* 2005),ENE 者或阳性切缘者也同样从术后放化疗中获益。

HPV and Oropharyngeal Cancer(Ang, *N Engl J Med* 2010;doi: 10.1056/ NEJMoa 0912217)

该研究回顾性分析 RTOG 0129 中 Ⅲ~Ⅳ 期口咽癌患者。结果显示 HPV 状态是一个较强的独立预后因素(HPV+者 3 年总生存率为 82.4%,HPV−者为 57.1%)。

ASTRO Oropharyngeal Cancer Guidelines (Sher, *Pract Radiat Oncol* 2017; doi:10.1016/j.prro.2017.02.002)

此为根治性和术后同步放化疗、单独放疗、诱导化疗在口咽癌单侧对双侧放疗联合化疗指南。

ORATOR [Nichols, *Lancet Oncol* 2019; doi:10.1016/S1470−2045 (19)30410−3]

该研究为 Ⅱ 期随机研究。T1~T2 和 N0~N2 期(直径≤4cm)口咽癌患者随机接受经口机器人手术与 RT。RT 具有优异的吞咽相关生活质量评分,但没有临床意义。毒性性质不同。结论是应告知患者手术和非手术选择。

RTOG 1016 [Gillison, *Lancet* 2018; doi:10.1016/S0140−6736(18) 32779−X]

此为 Ⅲ 期研究。T3+或 N2a+口咽癌患者同时接受顺铂与西妥昔单抗放疗。西妥昔单抗在 5 年总生存率(78% 对 85%)和 5 年 PFS(67% 对 78%)方面较差。De−ESCALaTE 研究结果(Mehanna, Lancet 2018)也相似。

在研项目

NRG HN-005(PI: Yom)

此为Ⅱ～Ⅲ期研究。低危口咽癌患者(根据AJCC第8版,T1～2N1或T3N0～1期及吸烟史≤10包–年)。随机分配至顺铂6周RT 70Gy组、顺铂6周RT 60Gy组、纳武单抗5周RT 60Gy组。

ECOG-ACRIN EA3161(PI: Saba)

此为Ⅱ～Ⅲ期研究。中危口咽癌患者[T1～2N2～3/任何T3～4(≥10包–年),或T1～3N2～3/任何T4(<10包–年)]均应接受放化疗,然后随机接受纳武单抗维持治疗或观察。

(孟玲玲 译)

第10章　口腔癌和唇癌

Melissa R. Young, Henry S. Park

检查

所有病例

- 病史和体格检查
  - 头颈部检查。
  - 鼻咽喉镜检查。
- 影像学检查
  - 颈部CT或MRI平扫+增强。
  - PET/CT或胸部CT(Ⅲ~Ⅳ期者)。
- 病理学检查
  - 对原发病灶活检和(或)颈部淋巴结行针吸活检。
- 实验室检查
  - CBC、CMP。
  - TSH。
- 牙科、营养、发音和吞咽功能评估(如有需要,请戒烟)。

治疗建议

分期

- 第8版与第7版分期基本相同,除了:
  - 任何N1伴ENE者升期至N2a,任何N2伴ENE者升期至N3b。

按分期进行治疗

所有分期	建议临床试验,特别是HPV+病例
T1~T2,N0	手术(推荐)→必要时辅助治疗(见"术后放疗"部分)
	或根治性RT*
T3,N0	手术(推荐)→必要时辅助治疗(见"术后放疗"部分)
T1~T3,N1~N3	
T4a,任何N	或根治性RT
	或根治性放化疗
术后分期pT3~pT4,或者多个转移淋巴结,Ⅳ~Ⅴ区转移淋巴结,神经侵犯,或淋巴血管侵犯,或紧邻切缘	辅助RT±化疗**
术后阳性切缘或包膜外侵犯	辅助放化疗
	或对阳性切缘再次手术
T4b,任何N	临床试验(推荐)
手术不能切除者	或放化疗
	或化疗→RT
	或根治性RT
	或姑息性化疗或RT
	或对症支持治疗
M1	姑息性化疗、RT或手术
	或对症支持治疗

肿瘤区域:前2/3舌、颊黏膜、口底、牙龈、磨牙后三角、硬腭、上下唇。

*如果手术切除的并发症较高,或需要口腔唇联合切除,则可以考虑唇的根治性RT(见下方"特定注释")。

**在某些高危病例中,如T4(骨质受累)或有明显的淋巴结受累,可考虑在放疗的基础上进行辅助化疗。辅助治疗中同步化疗是否获益需要进一步观察。

技术要点

模拟定位

■ 仰卧位,用热塑膜固定颈部。

■ CT层厚≤3mm。

■ 可以考虑压舌器。

■ 金属丝标记瘢痕和口角。

■ 可以考虑在邻近皮肤的肿瘤处加用皮肤补偿物。

■ 如无禁忌,则静注造影剂。

■ 术前–术后影像融合。

特定注释

■ 唇癌:根治性放疗推荐治疗累及下唇大部分的浅表病变。对小病变可选择EBRT(电子线或中子线),近距离放疗或几种方案的联合治疗。

■ 舌癌和口底癌:对小病变可选择EBRT(光子线或经口限光筒电子线照射),近距离放疗或几种方案的联合治疗。可以考虑压舌器。妥善固定,以避免舌活动度较大。

■ 颊黏膜癌:应用口腔通气管将舌推开。如有条件,可推开或遮挡口唇和口角。

■ 齿龈和硬腭癌:由于放射性骨坏死风险较高,不建议行近距离放疗。可以考虑压舌器。

处方剂量

根治性RT[*]

- 高危区：70Gy/35fx 或 69.96Gy/33fx 或 66Gy/30fx。

- 中危区：63Gy/35fx 或 59.4 ~ 62.7Gy/33fx 或 60Gy/30fx。

- 低危区：56Gy/35fx 或 54.12Gy/33fx 或 60Gy/30fx。

  [*] 可以考虑改变分次剂量的放疗，包括同步加量或超分割放疗。

根治性放化疗

- GTV：70Gy/35fx 或 69.96Gy/33fx。

- 中危区：63Gy/35fx 或 59.4 ~ 62.7Gy/33fx。

- 低危区：56Gy/35fx 或 54.12Gy/33fx。

辅助RT

- 高危区（阳性切缘或ENE）：63Gy/30fx 或 66Gy/33fx。

- 中危区：60Gy/30fx 或 59.4 ~ 62.7Gy/33fx。

- 低危区：54.0 ~ 56.1Gy/30fx（颈淋巴清扫术区的剂量稍高），或 54.12Gy/33fx。

腔内近距离治疗

- 谨慎选择病例（请参见"特定注释"）；多日内低剂量率（LDR）60 ~ 70Gy；LDR 加量 20 ~ 35Gy（EBRT 50Gy 后）；高剂量率（HDR）45 ~ 60Gy，单次剂量 3 ~ 6Gy；HDR 加量 21Gy，3Gy/fx（EBRT 45 ~ 50Gy 后）。

靶区勾画

根治性RT

- GTV=根据影像学和体格检查确定的大体病变。
- 高危CTV=GTV+亚临床病变（5～10mm）。
- 中危CTV=亚临床病变中的高危淋巴结（N0者通常为同侧Ⅰ～Ⅳ区，N+者为同侧Ⅰ～Ⅴ区）。
- 低危CTV=亚临床病变中的低危淋巴结*。
- PTV=CTV+3～5mm边界，根据影像引导确定。

术后放疗

- 高危CTV=软组织/骨受侵区域，阳性切缘或ECE区域。
- 中危CTV=肿瘤瘤床；亚临床病变中的高危淋巴结（N0者通常为同侧Ⅰ～Ⅳ区，N+者为同侧Ⅰ～Ⅴ区）。
- 低危CTV=亚临床病变中的低危淋巴结*。
- PTV=CTV+3～5mm边界，根据影像引导确定。

*低危CTV通常包括对侧未受累的区域。对于分化较好的原发于颊黏膜、磨牙后三角、硬腭或齿龈的肿瘤，可不行对侧颈部放疗。

治疗计划

- 6MV光子。
- 推荐IMRT，尽可能行IGRT。
- 95%剂量曲线覆盖处方CTV。
- 优化顺序为OAR>PTV>其他正常组织。
- 如OAR限量无法达到，可考虑质子治疗。
- 推荐术后6周内（尽量不超过8周）开始术后治疗。

随访检查

- 根治性放疗/同步放化疗后 3 个月行 PET/CT。如怀疑颈部残留有活性病变,可行颈淋巴结清扫术。辅助放疗后 6 个月内,行头颈部的治疗后基线检查。
- 术后放疗结束后每 3 ~ 6 个月复查颈部 CT。
- 如无临床症状,在第 1 年每 1 ~ 3 个月检查,第 2 年每 2 ~ 6 个月,第 3 ~ 5 年每 4 ~ 8 个月进行病史、体格检查和鼻咽喉镜检查,其后每年复查 1 次。
- 每 6 ~ 12 个月复查 TSH。
- 定期评估营养、牙科、发声、吞咽、听力及戒烟情况。
- 有吸烟史者定期接受胸部影像学检查。

参考研究

EORTC 22931(Bernier, *N Engl J Med* 2004; doi: 10.1056 / NEJ-Moa032641)

该研究纳入 334 例可手术的口腔癌、口咽癌、喉癌和下咽癌患者,临床分期均为 Ⅲ/Ⅳ 期,随机分为术后单纯 RT 组(66Gy)与术后放化疗组(66Gy+3 周期顺铂化疗)。相对术后单纯 RT 组,术后放化疗组的 5 年 PFS(47% 对 36%)、5 年总生存率(53% 对 40%)和 5 年 LC(82% 对 69%)显著延长,但 3 ~ 4 级毒性增加(41% 对 21%)。

RTOG 9501(Cooper, *N Engl J Med* 2004 and *Int J Radiat Oncol Biol Phys* 2012; doi: 10.1016/j.ijrobp.2012.05.008)

该研究纳入 459 例可手术的口腔癌、口咽癌、喉癌和下咽癌患者,满足 ≥2 个转移淋巴结或淋巴结 ECE,或切缘阳性,随机分为术后单纯 RT 组(60 ~ 66Gy)与术后放化疗组(60 ~ 66Gy+3 周期顺铂化疗）。放化疗组2年DFS和LC提高了，但总生存率并未延长，且3～4级毒性增加。更新10年数据：DFS、总生存率和LC均无统计学差异；但是亚组分析显示切缘阳性或ECE的患者LC（79%对67%）和DFS（18%对12%）提高。

Combined Analysis of EORTC 22931 and RTOG 9501（Bernier, *Head Neck* 2005; doi: 10.1002/hed.20279）

该研究表明放化疗提高了ECE和（或）切缘阳性患者的DFS和LC，但是临床分期为Ⅲ～Ⅳ期、PNI、淋巴脉管间隙浸润（LVSI）和（或）Ⅳ～Ⅴ区淋巴转移的患者也显示了一定的好转趋势。唯一未从放化疗获益的患者显示是≥2+淋巴结但无ECE。

Post-Op RT Risk Features and Time Factors［Ang, *Int J Radiat Oncol Biol Phys* 2001; doi: 10.1016/s0360-3016(01)01690-x］

该研究纳入213例可手术的口腔癌、口咽癌、喉癌和下咽癌患者，根据以下危险因素分层，并选择相应术后治疗：ECE>1组，≥2个淋巴结阳性，淋巴结>3cm，口腔，切缘阳性，PNI。低危患者的5年LC为90%（无危险因素，未行RT），中危患者为94%（1个危险因素，RT 58Gy），高危患者为68%（2+危险因素或ECE，RT 65Gy常规分割/加速分割）。手术与放疗间隔>6周可降低LRC。

在研项目

ECOG-ACRIN EA3132（PI: Ferris）

此为Ⅱ期研究。对Ⅲ～Ⅳ期（T3～T4aN0～3M0或T1～2N1～3M0）头颈部鳞状细胞癌患者，根据p53进行分层，根治性手术后行术后放疗，随机分为单纯放疗组和同步顺铂化疗组。

（蔡博宁　译）

第11章　大涎腺肿瘤

Melissa R. Young , Henry S. Park

检查

所有病例

■ 病史和体格检查

  ● 头颈部检查(包括皮肤)。

  ● 鼻咽喉镜检查。

■ 影像学检查

  ● 颈部CT或MRI平扫+增强。

  ● PET/CT或胸部CT(Ⅲ～Ⅳ期者)。

■ 病理学检查

  ● 对原发病灶活检和(或)颈部淋巴结行针吸活检。

  ● 对涎腺导管癌和腺癌患者检测雄激素受体和HER2状态,
    涎腺乳腺样分泌性癌检测NTRK。

■ 实验室检查

  ● CBC、CMP。

  ● TSH。

■ 牙科、营养、发音和吞咽功能评估(如有需要,请戒烟)。

治疗建议

分　期

■ 第8版分期与第7版基本相同,小的改动如下:

  ● N1伴ENE者升期至N2a,N2伴ENE者升期至N3b。

按分期进行治疗

良性肿瘤	手术
	可考虑对多灶性多形性腺瘤行术后放疗
cT1～T4a	手术→辅助治疗(见"术后放疗"部分)
术后pT1～T2	对下列病变者行辅助RT:中/高分化、腺样囊性癌、浸润性癌或PNI
术后pT3～T4 或N+	对下列病变者行辅助RT:中/高分化、腺样囊性癌、紧邻/阳性切缘、PNI、淋巴转移或LVI
	或对阳性切缘或ECE者行辅助放化疗
大体残留病灶	根治性RT
T4b	或放化疗
手术不能切除者	或姑息性化疗或RT
无法手术者	或对症支持治疗
M1	临床试验(推荐)
	或姑息性化疗
	或姑息性RT
	或转移瘤切除术
	或保守治疗
	或对症支持治疗

技术要点

模拟定位

■ 仰卧位,热塑膜固定颈部。

■ CT层厚≤3mm。

■ 可以考虑压舌器。

■ 金属丝标记瘢痕。

■ 可以考虑在邻近皮肤的肿瘤处加用皮肤补偿物。

■ 如无禁忌,则静注造影剂。

■ 术前–术后影像融合。

处方剂量

根治性RT*

- 高危区:70Gy/35fx 或 69.96Gy/33fx 或 66Gy/30fx。
- 中危区:63Gy/35fx 或 59.4 ~ 62.7Gy/33fx 或 60Gy/30fx。
- 低危区:56Gy/35fx 或 54.12Gy/33fx 或 60Gy/30fx。

  * 可以考虑改变分次剂量的放疗,包括同步加量或超分割放疗。

根治性放化疗

- 高危区:70Gy/35fx 或 69.96Gy/33fx。
- 中危区:63Gy/35fx 或 59.4 ~ 62.7Gy/33fx。
- 低危区:56Gy/35fx 或 54.12Gy/33fx。

辅助RT

- 高危区(阳性切缘或ENE):63Gy/30fx 或 66Gy/33fx。
- 中危区:60Gy/30fx 或 59.4 ~ 62.7Gy/33fx。
- 低危区:54.0 ~ 56.1Gy/30fx(颈淋巴清扫术区的剂量稍高)或 54.12Gy/33fx。

靶区勾画

根治性RT

- 高危GTV=根据影像学和体格检查确定的大体病变。
- 高危CTV=GTV+亚临床病变(5 ~ 10mm)。
- 中危CTV
  - 腮腺:完整腮腺,如果为PNI或腺样囊性癌则包括面神经走行区。

   ◉ 下颌下腺:完整下颌下腺,如果为PNI或腺样囊性癌则包括
      舌或舌下神经走行区。

   ◉ 颈:同侧受累的ⅠB~Ⅴ区。

■ 低危CTV=同侧无淋巴转移,仅包括同侧ⅠB~Ⅲ区(腺样囊
   性癌或低分化癌可取消照射)。

■ PTV=CTV+3~5mm边界,根据影像引导确定。

术后放疗

■ 高危CTV=阳性切缘或ECE区域。

■ 中危CTV

   ◉ 腮腺:完整腮腺,如果为PNI或腺样囊性癌则包括面神经
      走行区。

   ◉ 下颌下腺:完整下颌下腺,如果为PNI或腺样囊性癌则包
      括舌或舌下神经走行区。

   ◉ 颈:同侧受累的ⅠB~Ⅴ区。

   ◉ 术后区域。

■ 低危CTV=如果淋巴结阴性则包括同侧ⅠB~Ⅲ区(如为腺样
   囊性癌或低分化癌,可取消照射)。

■ PTV=CTV+3~5mm边界,根据影像引导确定。

治疗计划

■ 6MV光子。

■ 可以考虑在邻近皮肤的肿瘤处加用皮肤补偿物。

■ 推荐IMRT,尽可能行IGRT。

■ 95%剂量曲线覆盖处方CTV。

- 优化顺序为OAR>PTV>其他正常组织。
- OAR限量无法达到,可考虑质子治疗。
- 推荐术后6周内(尽量不超过8周)开始术后治疗。

随访检查

- 辅助放疗后3~6个月,行头颈部CT。
- 在第1年每1~3个月,第2年每2~6个月,第3~5年每4~8个月进行病史、体格检查和鼻咽喉镜检查,其后每年复查1次。
- 每6~12个月复查TSH。
- 定期评估营养、牙科、发声、吞咽、听力,以及戒烟情况。
- 有吸烟史者定期接受胸部影像学检查。

参考研究

NWHHT(Terhaard, *Int J Radiat Oncol Biol Phys* 2005; doi: 10.1016/j.ijrobp.2004.03.018)

该研究回顾性分析行手术切除的498例患者,部分行术后辅助放疗。术后辅助放疗提高了T3~T4患者(84%对18%)、邻近切缘者(95%对55%)、不全切除者(82%对44%)、骨侵犯者(86%对54%),以及神经侵犯者(88%对60%)的10年LC。

UCSF cN0 Series(Chen, *Int J Radiat Oncol Biol Phys* 2007; doi: 10.1016/j.irobp.2006.10.044)

该研究回顾性分析251例cN0期唾液腺肿瘤患者,均行手术及术后辅助放疗。131例患者(52%)接受了选择性颈部淋巴引流区放疗。选择性颈部淋巴引流区放疗将10年淋巴失败率从26%降低到0。腺样囊性癌和腺癌患者均无淋巴失败。

UF Adenoid Cystic Carinoma Series（Mendenhall, *Head Neck* 2004; doi: 10. 1002/ hed. 10380）

该研究回顾性分析101例腺样囊性癌患者,行手术 ± RT治疗。手术与RT的联合治疗提高了10年LC(91% 和43%)和总生存率(55%和42%)。

UCSF Adenoid Cystic Carinoma Series（Chen, *Int J Radiat Oncol Biol Phys* 2006; doi: 10.1016/ j.ijrobp. 2008. 04. 014）

该研究回顾性分析140例腺样囊性癌患者,行手术 ± RT治疗。对未行术后放疗的患者,T4伴神经侵犯,以及大神经受累均提示为局部复发的独立预后因子。对接受手术及术后放疗的患者,剂量<60Gy、T4及大神经受累均提示为局部复发的独立预后因子。

Adjuvant Chemoradiotherapy Versus Radiotherapy（Amini, *JAMA Otolaryngol Head Neck Surg* 2016; doi: 10.1001 / jamaoto. 2016. 2168）

美国国家癌症数据库(NCDB)对2210例符合入组条件的患者进行回顾性分析,这些患者均切除了大体涎腺肿瘤并至少有1个高危因素(T3 ~ T4、N1 ~ N3或阳性边缘),83%的患者单独接受放疗,而17%的患者接受放化疗。在每个亚组分析(年龄、性别、共病评分、组织学、分级、分期、切缘状态)中,放化疗组的OS与单纯放疗组的相近甚至更短。

（蔡博宁　译）

第12章 下咽和喉癌

Henry S. Park , Melissa R. Young

检查

所有病例

■ 病史和体格检查

　● 头颈部检查。

　● 鼻咽喉镜检查。

■ 影像学检查

　● 颈部 CT 或 MRI 平扫+增强。

　● PET/CT 或胸部 CT(Ⅲ ~ Ⅳ 期者)。

■ 病理学检查

　● 原发病灶活检和(或)颈部淋巴结针吸活检。

■ 实验室检查

　● CBC、CMP。

　● TSH。

■ 牙科、营养、发音和吞咽功能评估(如有需要,请戒烟)。

　● 对吞咽困难、体重丢失严重或晚期者,考虑预防性置入胃
造瘘管。

治疗建议

分 期

■ 第8版分期与第7版基本相同,小的改动如下:

　● N1 伴 ENE 者升期至 N2a,N2 伴 ENE 者升期至 N3b。

按分期进行治疗

局限于声门	内镜下手术(推荐)
	或根治性 RT
T1~T2 N0 声门型或声门上型	根治性 RT(推荐改变分次剂量的放疗)
	或内镜下手术
	或部分喉切除术
T3+, 或 N+声门型	根治性放化疗
	或全喉切除术(推荐 T4a)→必要者接受辅助治疗
T3+, 或 N+声门上型	根治性放化疗
	或手术(依从性较好者行部分喉切除术,除此外的 T4a 者行全喉切除术)→必要者接受辅助治疗
T1~T2 N0 下咽癌	根治性 RT(推荐改变分次剂量的放疗)
	或依从性较好者行部分喉切除术
T3+, 或 N+下咽癌	根治性放化疗
	或手术(依从性较好者行部分喉切除术,除此外的 T4a 者行全喉切除术)→必要者接受辅助治疗
术后分期 pT4+,或 pN2a+(AJCC 第 7 版),Ⅳ 或 Ⅴ 区淋巴结转移,神经侵犯或淋巴血管侵犯	辅助 RT
术后阳性切缘或包膜外侵犯	辅助放化疗
	或对阳性切缘再次手术
T4b	临床试验(推荐)
手术不能切除者	或放化疗
不能耐受手术者	或根治性 RT
	或姑息性化疗或 RT
	或对症支持治疗

(待续)

（续表）

M1	联合化疗和(或)免疫治疗 或对症支持治疗 转移病变局限或症状明显者,可考虑在 全身治疗前后行放化疗

技术要点

模拟定位

- 仰卧位,热塑膜固定颈部。

- CT 层厚≤3mm。

- 可以考虑使用口腔通气管。

- 可以考虑在邻近皮肤的肿瘤处加用皮肤补偿物。

- 如无禁忌,则静注造影剂。

- 与诊断或术前影像融合。

处方剂量

早期声门型喉癌的根治性RT

- TisN0:60.75~63Gy,2.25Gy/fx,仅照射喉部。

- T1N0:63Gy,2.25Gy/fx,仅照射喉部。

- T2N0:65.25Gy,2.25Gy/fx,仅照射喉部。

根治性RT*

- 高危区:70Gy/35fx 或69.96Gy/33fx 或66Gy/30fx。

- 中危区:63Gy/35fx 或59.4~62.7Gy/33fx 或60Gy/30fx。

- 低危区:56Gy/35fx 或54.12Gy/33fx 或60Gy/30fx。

＊可以考虑改变分次剂量的放疗,包括同步加量或超分割放疗。

根治性放化疗

- 高危区:70Gy/35fx 或 69.96Gy/33fx。
- 中危区:63Gy/35fx 或 59.4～62.7Gy/33fx。
- 低危区:56Gy/35fx 或 54.12Gy/33fx。

辅助RT

- 高危区(阳性切缘或ENE):63Gy/30fx 或 66Gy/33fx。
- 中危区:60Gy/30fx 或 59.4～62.7Gy/33fx。
- 低危:54.0～56.1Gy/30fx(颈淋巴清扫术区的剂量稍高)或 54.12Gy/33fx。

靶区勾画

早期声门型喉癌

对喉部行对穿野的 3D-CRT,边界如下:

- 上界:甲状腺切迹。
- 下界:环状软骨下界。
- 前界:皮肤内 1mm。
- 后界:椎体前缘。

T1 声门型喉癌:可考虑 IMRT。

- PTV:甲状软骨前外扩 5mm,包括整个甲状腺和软骨板。

其他分期或部位的根治性 RT

- 高危 GTV=根据影像学和体格检查确定的大体病变。
- 高危 CTV=GTV+亚临床病变(5～10mm)。
- 中危 CTV(术后)=阳性切缘或 ECE 区域。
- 中危 CTV
  - 大体肿瘤区域:GTV+10mm(下咽+15mm)的亚临床病变并包括:
    喉:全喉;术后瘤床和造口周围皮肤(术后)。
    下咽:全部下咽结构,以及邻近的软组织/脂肪;全喉;术后瘤床和造口周围皮肤(术后)。
  - 颈部:同侧 Ⅱ～Ⅳ区(如果 Ⅱ 区淋巴结转移,则增加 Ⅰ B区;如果下咽癌或转移淋巴结较大,则包括咽后淋巴结和 Ⅴ 区;如果声门上侵犯或梨状窝顶部受累,可行紧急气管切开术,增加 Ⅵ 区)。
- 低危 CTV=未累及的对侧 Ⅱ～Ⅳ区(如果声门上侵犯或梨状窝顶部受累,可增加 Ⅵ 区;如果下咽癌,则包括咽后淋巴结)。
- PTV=CTV+3～5mm 边界,根据影像引导确定。

治疗计划

- 6MV 光子。
- 推荐 IMRT,尽可能行 IGRT。
- 95% 剂量曲线覆盖处方 CTV。
- 优化顺序为 OAR>PTV>其他正常组织。
- 推荐术后 6 周内(尽量不超过 8 周)开始术后治疗。

随访检查

■ 根治性放疗/同步放化疗后3个月行PET/CT检查。如果怀疑有活性病变残留,推荐手术治疗。

■ 辅助放疗后6个月内行头颈部CT检查。

■ 在第1年每1~3个月,第2年每2~6个月,第3~5年每4~8个月行病史、体格检查和鼻咽喉镜检查,其后每年复查1次。

■ 每6~12个月复查TSH。

■ 定期评估营养、牙科、发声、吞咽、听力及戒烟情况。

■ 有吸烟史者定期接受胸部影像学检查。

参考研究

V A Larynx Study(Wolf, *N Engl J Med* 1991; doi: 10.1056/NEJM/99106133242402)

该研究对332例Ⅲ~Ⅳ期喉癌患者进行随机分组,研究结果显示诱导化疗+根治RT与喉切除术+辅助RT相比,两种治疗方法的2年生存率相当。经诱导化疗+根治RT者的2年保喉率为64%。

EORTC 24891(Lefebvre, *J Natl Cancer Inst* 1996; doi: 10.1093/jnci/88.13.890)

该研究对194例可经手术治疗且原发肿瘤位于梨状窝或会厌皱褶的患者进行随机分组,研究结果显示诱导化疗+根治RT与手术+辅助RT相比,两种治疗方法的LC、生存率相当。经诱导化疗+根治RT者的3年保喉率为42%。

Japanese Glottic Cancer Trial (Yamazaki, *Int J Radiat Oncol Biol Phys* 2006; doi: 10.1016/j.ijrobp.2005.06.014)

该研究为1项对T1声门型喉癌进行分割剂量治疗比较的研究，结果显示，与常规单次2Gy方案（总量60～66Gy）相比，单次2.25Gy（总量56.25～63Gy）的照射方案提高了5年LC。超分割放疗提高了5年LC，而5年生存率相当。

RTOG 9111（Forastiere, *J Clin Oncol* **2013; doi: 10.1200/JCO. 2012.43.6097）**

该研究对547例Ⅲ～Ⅳ期喉癌患者进行随机分组，分为同步放化疗、诱导化疗+根治RT与单纯RT三组。研究显示同步放化疗组的保喉率最高，降低了随访期内喉切除的概率。同步放化疗的OS与其他治疗方案无差异，但是非肿瘤相关死亡率相对较高。

IMRT T1 Larynx（Mohamed, *Laryngoscope* **2019; doi: 10.1002/ lary.27873）**

该研究对215例患者进行回顾性分析（62例行保护颈动脉的IMRT）。5年LC和OS无明显差异。颈动脉剂量显著性较低，但是并未显示出明显临床优势。

（蔡博宁　译）

第13章　甲状腺癌

Henry S. Park, *Patricia R. Peter*, *Melissa R. Young*

检查

所有病例

■ 病史和体格检查(头颈部;对晚期肿瘤需行鼻咽喉镜检查)。

■ 影像学检查

  ◉ 对甲状腺和颈部行超声检查。

  ◉ 对晚期肿瘤需行颈部CT和(或)MRI检查。

    增强CT仅在未准备行放射性碘治疗(RAI)下可用(否则
    RAI需要在强化扫描后延迟数月)。

  ◉ 对晚期肿瘤需行胸部CT检查。

■ 病理学检查

  ◉ 对原发肿瘤和(或)颈部淋巴结行针吸活检。

■ 实验室检查:CBC、CMP、TSH、T4、甲状腺球蛋白、抗甲状腺球
  蛋白抗体、降钙素及髓样癌需检测癌胚抗原(CEA)。

■ 牙科、营养、发音和吞咽功能评估(如有需要,请戒烟)。

治疗建议

分期

■ 第8版分期与第7版基本相同,小的改动如下:

  ◉ 分期所需的诊断年龄切点值从45岁增加到55岁(如果年
    龄<55岁,不可能高于Ⅱ期)。

  ◉ 微小腺外侵袭不再影响任何的T分期(以前是T3期)。

● 未分化甲状腺癌的T分期不仅只划分在T4期,将与分化型的T分期使用相同的定义。

分化型甲状腺癌[*]

任何分期甲状腺癌	大体病变手术±颈淋巴清扫
中－高危DTC,根据美国甲状腺协会(ATA)指南	考虑术后RAI
肿瘤残留或不能切除的病变(不包括年龄<55岁对核素敏感的局限期病变)	考虑术后EBRT
年龄≥55岁,显微残留并可能对RAI低度敏感[**]	考虑术后EBRT
远处转移的进展期病变	RAI(DTC者)
	TSH抑制剂(DTC者)
	应用激酶抑制剂的系统治疗和(或)加入临床试验
	可考虑局部治疗局限的转移灶

[*]DTC,包括乳头状癌、滤泡状癌及Hurthle细胞癌或髓样癌。

[**]高度敏感的显微残留患者包括切缘阳性者,广泛的包膜外浸润者,切除喉返神经者,切除气管、喉或部分食管者;低度敏感的患者包括RAI治疗后复发者,预后不良者,PET高摄取或RAI扫描低摄取者;RAI不能应用于治疗髓样癌。

未分化型甲状腺癌

可切除病变,M0	大体病变手术±颈淋巴清扫,术后辅助放化疗
不可切除病变,M0	根治性放化疗
M1	系统治疗
	或对症支持治疗

甲状腺癌的特殊治疗说明

■ 仅显微镜残留,不建议常规行 EBRT,建议进行多学科讨论。

■ 仅有颈部淋巴结受累不是术后 EBRT 指征。

■ 远处转移患者,应评估 EBRT 的总体预后、副作用及 LC 情况,进而确定 EBRT 的剂量和靶区。

技术要点

模拟定位

■ 仰卧位,热塑膜固定颈肩部。

■ 考虑使用压舌器。

■ 可以考虑在邻近皮肤的肿瘤处加用皮肤补偿物。

■ CT 层厚≤3mm。

■ 增强 CT 仅在未准备行 RAI 下可用(否则 RAI 应在强化扫描后延迟数月进行)。如无禁忌,则静注造影剂。

■ 与术后影像融合。

处方剂量

根治性放化疗

■ 高危区:70Gy/35fx 或 69.96Gy/33fx。

■ 中危区:63Gy/35fx 或 59.4 ~ 62.7Gy/33fx。

■ 低危区:56Gy/35fx 或 54.12Gy/33fx。

辅助 RT

■ 高危区(阳性切缘或 ENE):63Gy/30fx 或 66Gy/33fx。

■ 中危区:60Gy/30fx 或 59.4 ~ 62.7Gy/33fx。

■ 低危区:54.0～56.1Gy/30fx(颈淋巴清扫术区的剂量稍高)或54.12Gy/33fx。

靶区勾画

■ GTV:根据影像学和体格检查确定的大体病变。
■ 高危CTV:亚临床病灶为GTV外扩5mm。
■ 高危CTV(术后):阳性切缘,肿瘤刮除术或ECE区域。
■ 中危CTV:术前受累区、甲状腺瘤床、气管食管沟、Ⅵ区。
■ 低危CTV:未累及的Ⅱ～Ⅴ区及Ⅶ区(对部分病例可取消照射以减轻毒性)。
■ PTV=CTV+3～5mm边界,根据影像引导确定。

治疗计划

■ 6MV光子。
■ 推荐IMRT,尽可能行IGRT。
■ 95%剂量曲线覆盖处方CTV。
■ 优化顺序为OAR>PTV>其他正常组织。

随访检查

■ 根据肿瘤病理类型和临床分期定期行超声、实验室及影像学检查。内分泌科和外科会诊。
■ 定期评估营养、牙科、吞咽、听力检查及戒烟情况。

参考研究

2015 ATA Guidelines for Thyroid Nodules and Differentiated Thyroid Cancer（ATA Guidelines Taskforce, Haugen, *Thyoid* 2016; doi:10.1089/thy.2015.0020）

此为对甲状腺结节或DTC患者治疗的临床指南。

AHNS Statement on EBRT for DTC（Kiess, *Head Neck* 2016; doi: 10.1002/hed.24357）

此为针对分化型甲状腺癌患者的EBRT指南适应证和治疗计划因素考虑的。

EBRT for Medullary Thyroid Cancer（Terezakis, *J Natl Compr Canc Netw* 2010; doi:10.6004/jnccn.2010.0041）

此为对使用EBRT治疗髓样癌的回顾性分析。

Postoperative EBRT and Chemotherapy for Anaplastic Thyroid Cancer（Saeed, *Head Neck* 2020; doi: 10.1002/hed.26086）

该研究回顾性分析了NCDB中496例非肿瘤切除术后患者（375例行辅助放疗，198例行辅助放化疗）。与无辅助治疗比较，经辅助放疗和放疗的患者可观察到较高的总生存率。

（蔡博宁　译）

第14章　原发灶不明的颈部淋巴结转移癌

Melissa R. Young，Henry S. Park

检查

■ 病史和体格检查(包括头颈部,并行鼻咽喉镜检查)。

■ 影像学检查

◉ 颈部CT或MRI平扫+增强。

◉ Ⅲ~Ⅳ期需行PET/CT或胸部CT。

■ 病理学检查

◉ 对颈部淋巴结行针吸活检。

◉ 活检标本行HPV、EBV检测。推荐甲状腺球蛋白、降钙素、PAX8和(或)TTFL染色以鉴别诊断腺癌或未分化肿瘤。

■ 口咽及任何临床怀疑部位的内镜检查和活检,必要时行食管镜检查和活检(见"技术要点")。

■ 实验室检查

◉ CBC、CMP。

◉ TSH。

■ 牙科、营养、发音和吞咽功能评估(尽可能戒烟)。

■ 其他检查请参阅美国国立综合癌症网络(NCCN)发布的相关指南。

治疗建议

分　期

■ 第8版分期与第7版基本相同,小的改动如下:

◉ HPV+口咽癌。

- ◉ EBV+鼻咽癌。
- ◉ HPV−或 EBV−患者,如果有 ENE,则 N1 升级为 N2a,N2 升级为 N3b。

注意事项

- ■ 如果 HPV+(或上颈部淋巴结受累),考虑腭扁桃体切除术 ± 舌扁桃体切除术。
- ■ 如果 EBV+,考虑鼻咽活检。
- ■ 如果Ⅳ或Ⅴ区淋巴结受累,首选行 PET/CT 检查以排除头颈外肿瘤;或考虑食管镜及支气管镜检查,以及胸部/腹部/盆腔 CT 检查。

按分期进行治疗

T0,cN1	颈部清扫(推荐)
	或根治性 RT
	或根治性放化疗
T0,cN2～3	颈部清扫
	或根治性放化疗
	或诱导化疗后进行放化疗
术后 pN1	辅助 RT
无 ECE	或观察
术后 pN2～3	辅助 RT(推荐)
无 ECE	或辅助放化疗
术后伴 ECE	辅助放化疗(推荐)
	或辅助 RT
M1	顺铂为基础的联合化疗方案(推荐)
	或临床试验
	或姑息性手术/放疗
	或对症支持治疗

技术要点

模拟定位

- 仰卧位,热塑膜固定颈部。

- CT层厚≤3mm。

- 如无禁忌,则可选择增强扫描。

- 金属丝标记瘢痕。

- 可以考虑在邻近皮肤的肿瘤处加用皮肤补偿物。

- 与诊断影像融合。

处方剂量

根治性RT*

- 大体病变:70Gy/35fx 或 69.96Gy/33fx 或 66Gy/30fx。

- 中危区:63Gy/35fx 或 59.4 ~ 62.7Gy/33fx 或 60Gy/30fx。

- 黏膜剂量:50 ~ 66Gy/25 ~ 35fx。

- 低危区:56Gy/35fx 或 54.12Gy/33fx 或 60Gy/30fx。

 *可以采用改变分割模式放疗,例如,同步加量或大分割放疗。

根治性放化疗

- 大体病变:70Gy/35fx 或 69.96Gy/33fx。

- 中危区:63Gy/35fx 或 59.4 ~ 62.7Gy/33fx。

- 黏膜剂量:50 ~ 66Gy/25 ~ 35fx。

- 低危区:56Gy/35fx 或 54.12Gy/33fx。

辅助 RT

■ 高危区(阳性切缘或 ENE):63Gy/30fx 或 66Gy/33fx。

■ 中危区:60Gy/30fx 或 59.4 ~ 62.7Gy/33fx。

■ 黏膜剂量:50 ~ 66Gy/25 ~ 35fx。

■ 低危区:54.0 ~ 56.1Gy/30fx(颈淋巴清扫术区的剂量稍高)或 54.12Gy/33fx。

靶区勾画

根治性RT

■ GTV=根据影像学和体格检查确定的大体病变。

■ 高危CTV=GTV+亚临床病变(5 ~ 10mm)。

■ 中危CTV

　　◉ Ⅱ ~ Ⅴ区和RP。如果ⅡA区转移淋巴结较广,需包括ⅠB区。

■ 黏膜区CTV

　　◉ 假定的黏膜部位取决于与原发肿瘤相关的p16、EBV 和(或)淋巴结区域。

　　◉ 如果Ⅱ或Ⅲ区受累,如果不照射双侧口咽,则至少覆盖患侧口咽。

　　◉ 如果ⅡB或Ⅴ区受累,特别是RP,要覆盖到鼻咽。

　　◉ 如果Ⅰ或Ⅳ区受累,则可以忽略黏膜放疗。

■ 低危CTV=未累及的对侧Ⅱ ~ Ⅳ区(部分选择性病例可行单侧照射)

■ PTV=CTV+3 ~ 5mm边界,根据影像引导确定。

治疗计划

- 6MV 光子。
- 可以考虑在邻近皮肤的肿瘤处加用皮肤补偿物。
- 推荐IMRT,尽可能行IGRT。
- 95%剂量曲线覆盖处方CTV。
- 优化顺序为OAR>PTV>其他正常组织。
- 当不能满足正常组织限制剂量时,可考虑质子放疗。
- 尽可能在术后6周内(不超过8周)开始术后放疗。

随访检查

- 根治性放疗/同步放化疗后3个月行PET/CT。如果怀疑颈部残留有活性病变,可行颈淋巴结清扫术。
- 辅助放疗后6个月内,行头颈部的治疗后基线检查。
- 如果无临床症状,在第1年每1~3个月,第2年每2~6个月,第3~5年每4~8个月进行病史、体格检查和鼻咽喉镜检查,其后每年复查1次。
- 每6~12个月复查TSH。
- 如果有怀疑的原发肿瘤,积极活检。
- 定期评估营养、牙科、发声、吞咽、听力及戒烟情况。
- 有吸烟史者定期接受胸部影像学检查。

参考研究

Occult Primary Site Detection(Cianchetti, *Layngoscope* 2009; doi: 10.1002/lary.20638)

该研究纳入236例原发灶不明的颈部淋巴结转移癌患者,其接受了 CT、MRI、全内镜检查和定向活检、PET 和（或）扁桃体切除术。隐性原发灶占53%，其中大部分位于扁桃体（45%）和舌根（44%）。

Bilateral Tonsillectomy（Koch, *Otolaryngol Head Neck Surg* 2001; doi: 10.1067/mhn.2001.114309）

该研究对原发灶不明的颈部淋巴结转移鳞状细胞癌行双侧扁桃体切除术。原发灶位于对侧扁桃体的不到10%。

EORTC 22931 and RTOG 9501（Bernier, *Head Neck* 2005; doi: 10.1002/hed.20279）

同步放化疗改善了ECE或切缘阳性患者的DFS和LC，但仅对临床Ⅲ~Ⅳ期、PNI、LVSI和（或）Ⅳ~Ⅴ区淋巴转移的患者有改善趋势。ECE作为唯一的危险因素，如果≥2个转移淋巴结且无ECE，则不能从化疗中受益。

Cancer of Unknown Primary Treated With IMRT（Shoushtari, *Int J Radiat Oncol Biol Phys* 2011; doi: 10.1016/j.ijrobp.2011.01.014）

该研究对无ECE的临床分期为T0N1或T0N2a的患者，根治性IMRT和颈清扫术取得了很好的颈部淋巴结控制率、OS、DFS，以及可接受的毒性。

Management of Squamous Cancer Metastatic to Cervical Nodes With an Unknown Primary Site.（Galloway and Ridge, *J Clin Oncol* 2015; doi:10.1200/JCO.2015.61.0063）

本综述总结了头颈部原发灶不明转移性鳞状细胞癌（SCCUP）数据。鉴于这种疾病的罕见性，目前还无法进行前瞻性分析。SCCUP主要采用颈淋巴结清扫术、放疗和（或）化疗，包括单侧或双侧颈部治疗，伴或不伴黏膜治疗。

颈部治疗计划的限制剂量

正常结构	限制目标		
	限制形式	首选	可接受
脊髓+3~5mm	平均	45Gy	50Gy
腮腺	平均	26Gy	同侧颈部33Gy
颌下腺	平均	39Gy	同侧颈部45Gy
下颌骨	V70Gy	0	如邻近GTV, 则为1mL
耳蜗	平均	35Gy	45Gy
	最大值	45Gy	50Gy
口腔	平均	40Gy	44Gy
喉	平均	40Gy	44Gy
咽缩肌	平均	50Gy	58Gy
臂丛+3~5mm	最大值	66Gy	如邻近GTV, 则为70Gy
食管	最大值	63Gy	66Gy
晶状体	最大值	7Gy	15Gy
视网膜	最大值	45Gy	50Gy
视神经+3~5mm	最大值	54Gy	55Gy
脑干+3~5mm	最大值	54Gy	59Gy
颞叶	最大值	60Gy	70Gy
泪腺	最大值	30Gy	40Gy

（蔡博宁　译）

第 **3** 部分

胸部肿瘤

第15章 非小细胞肺癌

Daniel D. Chamberlain

检查

所有病例

■ 病史和体格检查(包括体重丢失和体力状态评分)。

■ 协助戒烟。

■ 肺功能测试。

■ 包括肾上腺肺部CT扫描。

■ PET/CT。

■ 支气管镜检查。

■ 考虑纵隔淋巴结的病理学评估。

■ 病理学确诊。

如果≥ⅠA期

■ 纵隔淋巴结的病理学评估。

■ 脑MRI。

如果肺上沟瘤毗邻脊柱或锁骨下血管

■ 脊柱和胸廓入口的MRI。

如果为Ⅲ~Ⅳ期

■ PDL1检测。

■ 基因检测(如EGFR、ALK、ROS1)尤其适用于腺癌,但有可能包括有吸烟史的低分化鳞状细胞癌患者。

治疗建议

ⅠA～ⅠB	手术(推荐叶切除术+淋巴结清扫)
可经手术治疗的ⅠA～ⅠB	手术(推荐叶切除术+淋巴结清扫)
无法经手术治疗的ⅠA～ⅠB	或立体定向放射治疗(SBRT)
无法经手术治疗的ⅠA～ⅠB	SBRT
ⅡA	手术→±化疗(选择性病例)
可经手术治疗的ⅡA	手术(推荐叶切除术+淋巴结清扫)→±化疗(选择性病例)
	或SBRT→±化疗(选择性病例)
无法经手术治疗的ⅡA	SBRT→±化疗(选择性病例)
ⅡB	手术→化疗
无法经手术治疗的ⅡB	放化疗
可切除的ⅢA T3N1,T4N0	手术→化疗
	或化疗→手术
ⅢA T1～T2单站非包块的N2	放化疗→度伐利尤单抗
	或化疗→手术→放疗
ⅢA	放化疗→度伐利尤单抗
不能耐受同期治疗的ⅢA	序贯放化疗
ⅢB	放化疗→度伐利尤单抗
肿瘤太大无法行RT的ⅢB	化疗→评估后行放化疗
无法耐受同步治疗的ⅢB	序贯放化疗
	或单纯全身治疗
ⅣA(M1a)胸腔积液	全身治疗。非癌性胸腔积液可以考虑根治性治疗
ⅣA(M1b)仅脑或肾上腺转移	考虑对转移灶及胸部病变的根治性治疗
ⅣA(M1a)仅对侧肺转移	各自作为独立肿瘤治疗
ⅣA寡转移(1～3个病灶)	全身治疗→如果无进展,则对病灶进行根治性治疗
ⅣB	全身治疗

(待续)

（续表）

可切除的肺上沟瘤 T3 N0~N1	新辅助放化疗→手术→化疗
可切除的肺上沟瘤 T4 N0~N1	放化疗→快速评估→(如果可切除:手术→化疗),否则完成根治性放化疗
不能切除的肺上沟瘤	根治性放化疗
术后 pN0~N1	根据分期给予适当的化疗
术后 pN2	化疗→术后放疗
术后切缘阳性	放化疗

技术要点

模拟定位

- 仰卧,双上肢向上,热塑膜固定。

- CT 层厚≤3mm。

- CT 扫描从环状软骨扫描,包括整个肝脏。

- 模拟定位和治疗时使用呼吸运动监测[例如,4DCT+内靶区(ITV)或门控]。

处方剂量

- SBRT:BED_{10}≥100Gy。

- SBRT:54Gy/3fx(适用于外周型肿瘤),48~50Gy/4fx,50~60Gy/5fx。

- 根治性放化疗:60~66Gy/30~33fx。

- 术后放化疗:45~50Gy/25fx。

- 术后放疗:50~54Gy/25~30fx,1.8~2Gy/fx。

- 化疗后(序贯治疗):45Gy/15fx。

靶区勾画

- 肺窗勾画肺原发病变,软组织窗勾画转移淋巴结。
- 可以使用PET来鉴别肿瘤和肺不张组织。
- GTV=根据影像和病理确定的大体病变。
- ITV
  - 在GTV基础上,在呼吸的各时相进行勾画以获得iGTV,然后+8mm至CTV。
  - 或GTV+8mm至CTV,然后在呼吸的各时相进行勾画。
- CTV可依据解剖屏障适度缩剪(如骨骼、大血管等)。
- IM=如果使用主动屏气或门控呼吸,依据呼吸运动可以考虑外扩5mm。
- PTV=ITV+0.3～0.5cm,视位置和重建而定。
- 局限于肿瘤和淋巴结的照射优于选择性(预防性)淋巴结照射。
- 术后病例CTV包括肺门的残端,受侵的纵隔区,两个不相邻受区之间的任何区、7区和同侧4区。对左侧肿瘤还应包括5区和6区。包括受侵淋巴结的上一区及下一区。但有一些限制,以避免射野过大(请参阅LungART协议)。
- SBRT =iGTV(呼吸各时相GTV)+5mm(无CTV外扩)。

治疗计划

- 6MV或10MV光子。
- 异质性校正。
- IMRT可改善患者生活质量。
- 计算自由呼吸扫描或均匀动度的剂量(如果使用呼吸门控,则在屏气扫描图像上计算)。

- 若超出肺正常组织限量,可考虑将CTV外扩从8mm缩小为5mm,重新制订计划。
- 处方剂量覆盖95%的PTV。
- 如果是中央型肺癌(距离近端主支气管或纵隔2cm内),SBRT≥4fx。
- SBRT:60%～90%的剂量"热点"需在iGTV内。
- 每次放疗前进行图像匹配(CBCT通常采用隆突配准)。
- 日常图像匹配(CBCT匹配肿瘤或在某些系统中使用基准点进行立体成像)。
- SBRT每隔一天治疗1次,但一些机构采用每日进行1次4fx或5fx的方案。

随访检查

如无症状:治疗后2年内每6个月进行1次胸部CT、病史和体格检查,其后每年1次。

参考研究

RTOG 0236(Timmerman, *JAMA* 2010; doi:10.1001/jama.2010.261)

该研究纳入59例肿瘤直径<5cm的T1～2N0非小细胞肺癌患者,采用54Gy/3fx模式放疗。3年LC为97.6%,3年总生存率为55.8%。

RTOG 0813(Bezjak, *J Clin Oncol* 2019; doi:10.1200/JCO.18.00622)

此为Ⅰ/Ⅱ期研究,纳入120例中央型T1～T2患者使其接受SBRT治疗,从5次SBRT的50Gy开始,每分次增加0.5Gy至60Gy/5fx。

两个最高剂量组（57.5Gy/5fx 和 60Gy/5fx）的 2 年 LC 为 89.4% 和 87.9%，总生存率为 67.9% 和 72.7%，PFS 为 52.2% 和 54.5%。结果类似于周围型早期肿瘤。在 60Gy 时，7.2% 的患者出现 3～5 级毒性。

STARS-ROSEL［Chang, *Lancet Oncol* 2015; doi:10.1016/S1470-2045(15)70168-3］

此为来自两个随机试验的合并数据，每个试验都因应计不良而关闭。58 例患者随机接受 SABR 与肺叶切除术。预估 3 年总生存率为 95% 与 79%。两组的 RFS 相似。手术组显示有更多的 3+级毒性患者。结果是有争议的。

CHISEL［Ball, *Lancet Oncol* 2019; doi:10.1016/S1470-2045(18) 30896-9］

该研究纳入 101 例患有外周型早期（T1～T2a）肿瘤的患者，以 2:1 的比例随机分配至 SABR 组与分次放疗组。SABR 组的剂量为 54Gy/3fx（如果肿瘤距胸壁<2cm，则为 48Gy/4fx）。分次放疗组的剂量为 66Gy/33fx 或 50Gy/20fx。在超过 2 年的随访中，SABR 组的局部失败率为 14%，而分次放疗组为 31%。

Intergroup 0139［Albain, *Lancet* 2009; doi: 10.1016/S0140-6736 (09)60737-6］

该研究纳入 369 例 T1～3N2 的 NSCLC 患者，随机分为两组，即放化疗 45Gy 后手术（如无进展，则术后化疗 2 周期）组和对比放化疗 61Gy 组。两组 OS 无差异。手术组的 PFS 较长。聚类分析显示，如果患者接受肺叶切除术而非全肺切除术，则随机接受手术的患者的 OS 得到了改善。

RTOG 0617〔Bradley, *Lancent Oncology* 2015; doi:10.1016/S1470-2045(14)71207-0〕

该研究纳入464例Ⅲ期患者行放化疗,随机分为处方剂量60Gy和74Gy两组。60Gy组的中位生存期和18个月OS均较好,分别为28.7个月对19.5个月和66.9%对53.9%。在60Gy组的局部区域失败率更低(35.3%对44%)。在两组中行IMRT患者均显示了较好的生活质量。

PACIFIC Trial(Aantonia, *N Engl J Med* 2018; doi: 10.1056/NEJMoa1809697)

该研究纳入713例不可切除的Ⅲ期NSCLC患者,其在放化疗后没有进展,按2:1随机分配至度伐利尤单抗组与安慰剂组。中位PFS为17.2个月对5.6个月。2年总生存率为66.3%对55.6%。

HOG(Hanna, *J Clin Oncol* 2008; doi: 10.1200/JCO.2008.17.7840)

该研究纳入243例Ⅲ期NSCLC患者,行59.4Gy的同步放化疗,若无进展则随机分为巩固多西他赛组和观察组。在对203例患者进行分析后,试验提前终止。巩固化疗增加了毒性,并不改善生存率。

NCDB(Robinson, *J Clin Oncol* 2015; doi: 10.1200/JCO.2014.58.5380)

该研究纳入NCDB中4483例接受完全切除术和辅助化疗的患者,这些患者被分为术后放疗组(≥45Gy)与无术后放疗组。在多变量分析中,OS随放疗、年龄较小、女性、城市人口、并发症较少、肿瘤体积较小和多药化疗而增加。术后放疗组的中位OS更优,为45.2个月和40.7个月。

Oligometastatic Trial（Gomez, *J Clin Oncol* 2019; doi: 10.1200/JCO.19.00201）

该研究将化疗3个月后出现1～3次发作且无进展的患者随机分配至局部巩固治疗组与维持治疗组。由于在局部治疗组中看到显著益处,对这49例患者提前关闭研究。PFS为14.2个月对4.4个月。中位OS为41.2个月对17.0个月。局部巩固治疗不会增加3级毒性。

Nivolumab Plus Ipilimumab in Advanced Non-Small-Cell Lung Cancer（Hellman, *N Engl J Med* 2019; doi:10.1056/NEJMoa1910231）

该研究为对PD-L1≥1%的Ⅳ期或复发性NSCLC患者的随机试验。将患者随机分配至纳武单抗加伊匹单抗组、纳武单抗加化疗组或单独化疗组。纳武单抗加伊匹单抗组的2年总生存率为40.0%,而化疗组为32.8%。

（孟玲玲　译）

第16章 小细胞肺癌

Brandon R.Mancini,Roy H.Decker

检查

所有病例

■ 病史和体格检查(包括体重减轻和体力状态评分)。

■ 协助戒烟。

■ 脑部 MRI。

■ 胸部、腹部、盆腔对比 CT。

■ PET/CT(区分局限期与广泛期)。

■ CBC 带分类及血小板计数。

■ 电解质、肝功能检查(LFT)、Ca。

■ BUN、肌酐。

■ 病理学诊断。

注意事项

■ 纵隔淋巴结的病理学评估(临床 N0 期患者)。

■ 胸膜积液:胸腔穿刺结合细胞病理学检查。

■ 骨髓活检[乳酸脱氢酶(LDH)升高的转移性患者]。

■ LDH。

■ PFT。

治疗建议

Ⅰ～ⅡA可手术 (T1～2、N0、M0)	手术(推荐肺叶切除术+淋巴结清扫术)→以铂为基础的化疗→考虑PCI N1或N2阳性时,考虑纵隔放疗
Ⅰ～ⅡA不可手术 (T1～2、N0、M0)	SBRT→以铂为基础的化疗→考虑PCI或放化疗→考虑PCI
ⅡB～ⅢC	放化疗→PCI
不能耐受同步放化疗 ⅡB～ⅢC	化疗→放化疗再评估→PCI 或序贯化疗和放疗→PCI 或化疗→考虑PCI
ⅡB～ⅢC肿瘤 太大,无法放疗	化疗→放化疗再评估→PCI 或序贯化疗和放疗→PCI 或化疗→考虑PCI
Ⅳ	化疗+(阿替利珠单抗或度伐利尤单抗)→考虑胸部放疗治疗残留的胸部疾病→考虑行PCI(序贯或同步胸部放疗)
Ⅳ,无症状的脑转移	化疗+(阿替利珠单抗或度伐利尤单抗)化疗后行WBRT→考虑行胸部放疗
Ⅳ,明显症状的脑转移	WBRT→化疗+阿替利珠单抗→考虑行胸部放疗

PCI,脑预防性照射。

1)局限期(LS):AJCC(第8版)Ⅰ～Ⅲ期(任意T、任意N、M0),可安全接受根治性放疗。

2)广泛期(ES):AJCC(第8版)Ⅳ期(任意T、任意N、M1a/b),范围太广,无法制订安全、可耐受的放疗计划。

3)PCI可降低对初始全身治疗反应良好的LS患者发生脑转移的风险并提高总生存率。关于T1或T2、N0、M0的LS患者PCI的数据有限。在ES患者中,PCI降低了对初始全身治疗反应良好的患者发生脑转移的风险;对生存期的影响尚不清楚。建议对所有患者进行脑部成像监测。

4)对于同步放化疗,放疗从化疗的第1或第2周期开始。

技术要点

模拟定位(胸部)

■ 仰卧,双臂向上。

■ CT层厚<3mm。

■ CT扫描从环状软骨开始,包括整个肝脏。

■ 根治性剂量,需要模拟定位且治疗时使用呼吸运动监测(例如,4DCT、门控呼吸或主动屏气)。

模拟定位(PCI或WBRT呼吸)

■ 仰卧,用热塑膜固定。

■ CT层厚<3mm。

■ CT扫描从颅骨顶部到肩部。

处方剂量

■ 根治性放化疗:45Gy/30fx,1.5Gy/fx,2次/天;或60~70Gy/30~35fx,2Gy/fx,1次/天。

■ SBRT:54Gy/3fx(仅适用于周边性肺癌);48~60Gy/4~5fx,BED10≥100。

■ PCI:25Gy/10fx。

■ WBRT:30Gy/10fx。

■ 广泛期胸腔放疗：30Gy/10fx。

靶区勾画

■ 在肺窗勾画肺原发病变，在软组织窗勾画转移淋巴结。

■ GTV：根据影像学和病理结果确定的大体病变。

■ ITV：在 GTV 基础上，在呼吸的各时相进行勾画以获得 iGTV，然后外扩 5~10mm 至 CTV。或者，将 GTV+5~10mm 至 CTV，然后在呼吸的各时相进行勾画。

■ 对于显微镜下阳性淋巴结，根据共识勾画 GTV 图谱。

■ PTV：ITV+设置误差 0.3~0.5mm。

■ 局限于肿瘤和淋巴结的照射治疗优于选择性（预防性）淋巴结的照射治疗。

■ 对于化疗后肿瘤明显缩小的患者，包括化疗后肿瘤体积；如有可能，应包括化疗前淋巴结受侵区域。

■ 如适用，每天行 kV 或 CBCT 成像。

治疗计划（胸部放疗）

■ 6~10MV 光子。

■ 异质性校正。

■ 给予根治性放疗剂量，IMRT 可改善患者的生活质量，减少 OAR 剂量，或允许对特定患者使用更高的处方剂量（基于 NSCLC 患者的结果）。

治疗计划（WBRT 或 PCI）

■ 6~10MV 光子。

■ 异质性校正。

■ 可进行海马保护性 IMRT,从而改善患者 WBRT 后出现认知
功能障碍。PCI 后的研究正在进行。

■ WBRT 期间使用美金刚可改善神经认知,并且可以在 PCI 期
间使用。

随访检查(LS)

如果无症状:每次复查包括病史和体格检查、胸部 CT、实验室检
查。第 1 年每 2~3 个月、第 2 和第 3 年每 3~4 个月、第 4 和第 5 年每 4~6
个月复查。

参考研究

INT-0096(Turrisi, *N Engl J Med* 1999; doi: 10.1056/NEJM/999/
283400403)

该研究纳入 381 例局限期 SCLC 患者,EP 化疗 4 周期,第 1 周期时
开始放疗,根据放疗方案将患者随机分为 2 组:1.5Gy,2 次/天,共 3 周
[每天 2 次(BID)组];另一组为 1.8Gy,1 次/天,共 5 周(剂量均为 45Gy),
化疗结束后行 PCI 25Gy。BID 组有更好的 5 年总生存率(26% 对 16%)
和 LC(64% 对 48%)。但 3 级食管炎的发病率增高(27% 对 11%)。

CALGB 39808(Bogart, *Int J Radiat Oncol Biol Phys* 2004; doi:
10.1016/j.ijrobp.2003.10.021)

该研究纳入 57 例患者,均在化疗后接受胸部放疗,化疗方案为
紫杉醇/托泊替康诱导化疗 2 周期,其后卡铂/依托泊苷 3 周期。胸部
放疗剂量为 70Gy/35fx,持续 7 周,在卡铂/依托泊苷第 1 个周期时开
始。2 年总生存率为 48%,无失败生存率为 31%。≥3 级的吞咽困难
率为 21%。

Systematic Review Evaluating the Timing of Thoracic Radiation Therapy in Combined Modality Therapy for Limited-Stage Small-Cell Lung Cancer (Fried, *J Clin Oncol* 2004; doi: 10.1200/JCO.2004.01.178)

该研究为针对局限期SCLC患者接受胸部放疗时期的7项随机试验的Meta分析。患者早期接受放疗(开始化疗<9周内)对比后期接受放疗(≥9周)。早期行RT将2年总生存率提高了5.2%,更易从顺铂为基础的化疗中获益。

Use of Thoracic Radiotherapy for Extensive Stage Small Cell Lung Cancer: A Phase 3 Randomized Controlled Trial [Slotman, *Lancet* 2015; doi: 10.1016/S0140-6736(14)61085-0]

该研究纳入495例广泛期SCLC患者,化疗有反应,随机分为行胸部RT组(30Gy/10fx)和未行胸部RT组,所有患者均行PCI。两组2年总生存率分别为13%对3%,两组1年总生存率无显著差异(33%对28%),行胸部RT组改善了6个月PFS(24%对7%)。

Prophylactic Cranial Irradiation for Patients With Small-Cell Lung Cancer in Complete Remission (Auperin, *N Engl J Med* 1999; doi: 10.1056/NEJM199908123410703)

该研究纳入7项随机对照试验的Meta分析:诱导化疗±RT,疗效达CR后,对无脑部转移者是否行PCI进行对照研究。行PCI者3年总生存率较好(20.7%对15.3%),3年脑转移发生率降低(33%对59%)。

EORTC 08993(Slotman, *N Engl J Med* 2007; doi: 10.1056/NT2 JM0a071780)

该研究纳入286例广泛期SCLC患者,化疗有效,以是否行PCI随机分为两组,主要观察终点为出现症状性脑转移的时间。大多数患者放疗剂量为20Gy/5fx。PCI降低了1年后的症状性脑转移发生率

（15%对40%）。接受PCI者1年总生存率（27%对13%）更好。

Use of Thoracic Radiotherapy for Extensive Stage Small-Cell Lung Cancer:a Phase 3 Randomised Controlled Trial [Slotman, *Lancet* 2015; doi: 10.1016/S0140-6736(14)67085-0]

该研究纳入498例对化疗有反应的广泛期SCLC患者，随机接受胸部RT（30Gy/10fx）或不接受胸部RT。主要研究终点，即1年的总生存率没有差异（胸部RT组为33%，非胸部RT组为28%）。次要研究终点为胸部RT组2年总生存率有显著改善：13%对3%。作者写给编辑的信中报道，在对残留胸部病变的患者进行亚组分析时，1年的总生存率显著改善。

Prophylactic Cranial Irradiation Versus Observation in Patients With Extensive-Disease Small-Cell Lung Cancer: a Multicentre, Randomised, Open-Label, Phase 3 Trial [Takahashi, *Lancet Oncol* 2017; doi: 0.1016/S1470-2045(17)30230-9]

该研究纳入224例广泛期SCLC患者，在对化疗有反应后随机接受PCI或观察；所有患者均在筛查和MRI监测时接受MRI检查。中位OS没有差异（观察组13.7个月，PCI组11.6个月）。PCI组1年脑转移的累积发生率降低（32.9%对59%）。

Concurrent Once-Daily Versus Twice-Daily Chemoradiotherapy in Patients With Limited-Stage Small-Cell Lung Cancer (CONVERT): an Open-Label, Phase 3, Randomised, Superiority Trial [faivre-finn, *Lancet Oncol* 2017; doi: 10.1016/S1470-2045(17)30318-2]

该研究纳入547例局限期SCLC患者，患者被随机分为接受每天2次或每天1次同步放化疗。中位OS没有显著差异（每天2次组为30个月，每天1次组为25个月）。3～4级食管炎或肺炎的发生率没有差异。

（孟玲玲 译）

第17章　胸膜间皮瘤

Brandon R, Mancin , Roy H, Decker

检查

所有病例

■ 病史和体格检查。

■ 病理学诊断(通过胸腔穿刺术、胸膜组织活检或VAT)。

■ PFT。

■ 胸部/腹部增强CT。

■ 实验室检查:CBC、CMP。

潜在可切除

■ PET/CT。

■ PFT。

注意事项

■ 碱性磷酸酶、LDH。

■ 间皮瘤相关的可溶性肽。

■ 胸部MRI。

■ 纵隔镜检查/超声支气管镜引导下纵隔淋巴结细针穿刺活检。

■ 电视辅助胸腔镜手术和(或)腹腔镜检查(如果需要关注对侧或腹膜疾病)。

■ 胸膜固定术,若有胸腔积液用胸腔导管引流。

■ 心脏负荷试验(外科手术评估)。

治疗建议

Ⅰ～ⅢA期	手术→化疗±RT
上皮瘤或混合瘤	或化疗→手术±RT
	或化疗
任何分期,肉瘤	化疗或观察
医学上无法切除者	PS评分差,观察
	或化疗

1)最常用的手术可切除性标准包括上皮样或混合型组织学、T1～T3(仅限于同侧胸膜,无弥散或多灶性胸壁浸润,无纵隔器官浸润,无椎体或心包浸润)、N0或N1(同侧肺内、肺门或纵隔淋巴结)。

2)手术包括胸膜外全肺切除术(EPP)或胸膜切除术/剥脱术。

3)化疗方案为顺铂或卡铂和培美曲塞。

4)RT方案选择为半胸RT(EPP后)或全胸膜IMRT(胸膜切除术或剥脱术后)。

技术要点

模拟定位

■ 仰卧,双臂向上,适当固定。

■ CT层厚<3mm。

■ CT扫描从环状软骨至少到L3底部。

■ 模拟定位和治疗时使用呼吸运动监测(例如,4DCT+ITV或门控呼吸)。

处方剂量

- 胸膜切除术/剥脱术后：50.4Gy/28fx（减少至相关正常组织限制剂量）。
- EPP后：45~50.4Gy/25~30fx。
- 胸壁疼痛的姑息性RT：20~40Gy，>4Gy/fx，或30Gy/10fx。
- 手术区域预防性放疗：21Gy/7fx（不再常规推荐用于预防）。

靶区勾画（用于全胸膜IMRT）

- 整个同侧壁层和脏层胸膜，除裂隙外，从胸廓入口到L2下缘的胸膜止点。
- PTV包括内侧外扩6mm，外侧外扩至少10mm（包括胸壁的整个厚度）。

治疗计划

- 胸膜切除术后建议行全胸膜IMRT（整个肺部）。
- EPP后：IMRT或3D（AP/PA光子联合腹部电子线）。
- 6~10MV混合能量光子照射，或加入电子线。

随访检查

如果无症状：每3个月进行1次胸部和腹部增强CT扫描。

参考研究

EORTC 08031（Van Schil, *Eur Respir* J 2010; doi: 10.1183/0903 1936.00039510）

此为纳入58例恶性胸膜间皮瘤的Ⅱ期临床研究，探讨联合治疗的可行性：诱导化疗（顺铂/培美曲塞）→胸膜外全肺切除术→术后放疗（54Gy/30fx）。37例患者完成RT。完成所有3种治疗的患者中，只有16%的患者局部复发，中位OS为18.4个月。

MSKCC Phase Ⅱ Trial（Rusch, *J Thorac Cardiovasc Surg* 2001; doi: 10.1067/mtc.2001.116560）

此为1项Ⅱ期试验，88例患者在EPP术后接受半胸RT（54Gy），70%的患者行EPP。与既往对照相比，LC和存活率均有改善。RT降低了似然比，2年总生存率为33%。Ⅰ~Ⅱ期患者的中位生存期为34个月，Ⅲ~Ⅳ期为10个月。

Harvard Retrospective Review［Sugarbaker, *J Thorac Cardiovasc Surg* 1999; doi: 10.1016/S0022-5223（99）70469-1］

该研究回顾性分析183例患者。患者接受EPP+辅助化疗（环磷酰胺/阿霉素/顺铂或卡铂/多西他赛）+RT（半胸RT剂量为30Gy/20fx，1.5Gy/fx，如果同步使用多西他赛，加量至50.4Gy）→辅助化疗。中位生存期为19个月，5年总生存率为15%。预后良好的影响因素包括上皮组织表达、切缘阴性和胸膜外淋巴结阴性。如果具有所有3个预后因素，5年总生存率为46%。

MDACC IMRT Experience（Rice, *Int J Radiat Oncol Biol Phys* 2007; doi: 10.1016/j.ijrobp.2007.03.011）

该研究回顾性分析63例患者，EPP术后行IMRT（45~50Gy）。对侧肺V_{20}是肺相关死亡的预测因子，如果>7%，死亡风险增加42倍。9%的致命性肺死亡患者与V_{20}相关。

MSKCC 3D Experience［Yajnik, *Int J Radiat Oncol Biol Phys* 2003; doi: 10.1016/S0360-3016（03）00287-6］

该研究回顾性分析EPP后行45~54Gy半胸3D-CRT患者35例。

介绍了 1 个 AP/PA 光子/电子线组合方案的疗效。

IMPRINT Trial（Rimner, *J Clin Oncol* 2016; doi: 10.1200/JCO. 2016.67.2675）

此为 45 例 MPM 患者接受化疗、胸膜切除术/剥脱术和半胸全胸膜 IMRT（IMPRINT）的 Ⅱ 期研究。27 例患者接受了 IMPRINT（中位剂量 46.8Gy），未观察到 4 级或 5 级放疗相关毒性；6 例患者患有 2 级肺炎，2 例患者患有 3 级肺炎。中位 PFS 为 12.4 个月，中位 OS 为 23.7 个月。

（孟玲玲　译）

第18章 胸腺瘤

Brandon R.Mancini,Roy H·Decker

检查

所有病例

■ 病史和体格检查[应包括B症状(体温>38℃、盗汗、半年内体重减轻>10%)和重症肌无力症状(易疲劳、上睑下垂、复视)]。

■ 影像学检查:胸部X线检查、胸部增强CT。

■ 实验室检查:CBC、血小板计数。

■ 病理学诊断(对可切除的患者进行手术,对潜在可切除或不可切除的患者进行活检)。

注意事项

■ 血清β-HCG、甲胎蛋白(AFP)(排除纵隔生殖细胞肿瘤)。

■ 甲状腺功能检查(排除纵隔甲状腺)。

■ 依酚氯铵试验。

■ LDH。

■ PET/CT。

■ 胸部MRI。

■ 肺功能检查。

治疗建议

可切除手术的术后管理

Ⅰ(肉眼和镜下)	观察
ⅡA(镜下包膜浸润)	观察(推荐)或 R0 切除术后放疗
或ⅡB(肉眼可见包膜浸润)	或 R1、R2 切除术后放疗
	胸腺癌放疗(任何级别的切除术)
	胸腺癌可考虑化疗
Ⅲ(肉眼可见侵犯其他器官)	观察(推荐)或 R0 切除术后放疗
	或 R1、R2 切除术后放疗
	胸腺癌放疗(任何级别的切除术)
	胸腺癌可考虑化疗
ⅣA(胸膜或心包转移)	观察(推荐)或 R0 切除术后放疗
	或 R1、R2 切除术后放疗
	胸腺癌放疗(任何级别的切除术)
	胸腺癌可考虑化疗
	或视为潜在可切除(请参阅以下部分)

潜在可切除

Ⅰ~ⅣA	化疗→
	手术(如果可切除)
	考虑 R0 切除术后放疗
	或 R1、R2 切除术后放疗
	放化疗或放疗(如果不可切除)

不可切除

Ⅰ～ⅣA	放化疗
ⅣA(胸膜播散)或	单独化疗
ⅣB(血行转移)	或观察

技术要点

模拟定位

■ 仰卧,双臂向上。

■ CT层厚<3mm。

■ CT扫描从环状软骨开始,包括整个肝脏。

■ 模拟定位和治疗时使用呼吸运动监测(例如,4DCT、门控呼吸或主动屏气)。

处方剂量

■ 根治性RT(无法切除的病灶):60～70Gy,1.8～2Gy/fx。

■ 清除/邻近切缘的辅助RT:45～50Gy,1.8～2Gy/fx。

■ 显微镜下阳性切缘:50~54Gy,1.8～2Gy/fx。

■ 肉眼残留病变:≥60Gy,1.8～2Gy/fx。

靶区勾画

■ 软组织窗勾画。

■ GTV根据影像学和活检结果确定。

■ CTV:包括整个胸腺(部分切除病例)、肿瘤灶、外科手术夹标记和任何有潜在残留病变的部位;与胸外科医生确认,对于ⅣA,考虑包括胸膜心包植入物或手术部位。

■ PTV:考虑每日靶区运动和摆位误差;根据患者个人的运动、模拟技术和装置的可重复性来确定精确的边缘。

治疗计划

■ 3D-CRT或IMRT。

■ 根据NSCLC数据,IMRT可提高患者的生活质量。

■ 6~10MV光子。

随访检查

如果无症状:连续2年每6个月复查CT、病史和体格检查,胸腺癌患者持续5年,胸腺瘤患者持续10年。

参考研究

Post-Op Radiotherapy for Stage Ⅰ Thymoma (Zhang, *Chin Med J* 1999)

该研究纳入29例Ⅰ期胸腺瘤患者,年龄<65岁,随机分为单纯手术组与手术+辅助RT组,两组均无复发或转移。单纯手术组与手术+辅助RT组10年总生存率分别为92%和88%。作者认为Ⅰ期胸腺瘤不需要辅助RT。

Seer(Forquer, *Int J Radiat Oncol Biol Phys* 2010; doi: 10.1016/j.ijrobp.2009.02.016)

该研究对来自SEER数据库的901例行手术切除的胸腺瘤或胸腺癌患者进行回顾性分析。按Masaoka分期进行统计分析,65%的患者接受术后RT。Masaoka Ⅰ期(局部):RT可能对5年病因特异性生存率(CSS)产生不利影响(术后RT 91%对术后未RT 98%)。Masaoka

Ⅱ~Ⅲ期（区域）：5年CSS为91%对86%（NS），5年总生存率为76%对66%。Masaoka Ⅰ期术后放疗无获益，Ⅱ~Ⅲ期患者可能有OS获益。

Adjuvant Radiotherapy for Thymic Epithelial Tumor: Treatment Results and Prognostic Factors (Kundel, *Am J Clin Oncol* 2007; doi: 10.1097/COC.0b013e318042d566)

该研究对47例行辅助RT的胸腺瘤患者进行回顾性分析。RT剂量为26~60Gy，中位随访10.6年。5年总生存率为73%（胸腺瘤77%对胸腺癌33%）。Ⅱ期5年总生存率为RT剂量≤45Gy 59%对>45Gy 100%；DFS为37%对100%。总生存率的预测因子为分期（Ⅱ对Ⅱ/Ⅳ）、手术（切除对活检）、RT剂量（≤45Gy对>45Gy）。胸腺癌与总生存率不相关，只与DFS相关。作者认为术后放疗剂量应>45Gy。

Concurrent Chemoradiotherapy for Unresectable Thymic Carcinoma (Chen, *Chang Gung Med* J 2004)

该研究对16例行同期放化疗的不可切除的胸腺癌患者进行回顾性分析。化疗方案包括顺铂+5-FU或阿霉素、顺铂、长春新碱和环磷酰胺。RT剂量为34.2~70Gy。25.0%的患者疗效达CR，25% PR，37.5% SD，12.5% PD，总有效率为50%，中位OS为82个月。

Thymic Carcinoma Outcomes and Prognosis: Results f an International analysis (ahmad, *J Thorac Cardiovasc urg* 2016; doi: 10.1016/j.jtc vs. 2014.09.124)

该研究对1042例胸腺癌患者进行回顾性分析。5%为Ⅰ期，17%为Ⅱ期，45%为Ⅲ期，33%为Ⅳ期。22%接受诱导化疗，6%接受术前RT。61%的病例获得R0切除，14%获得R1切除，25%获得R2切除。31%的患者接受辅助化疗，61%的患者接受辅助放疗。在多变量分析中，实现R0切除和接受RT与更长的OS相关。

The Impact of Postoperative Radiotherapy for Thymomaand Thymic Carcinoma (Jackson, *J Thorac Oncol* 2017;doi:10.1016/j.htho. 2017.01.002)

该研究为对来自NCDB的4056例接受手术切除的胸腺瘤或胸腺癌患者的评估。49%的患者接受术后RT。在患有ⅡB或Ⅲ期疾病或边缘阳性的患者中,RT与多变量分析的总体生存率相关。Ⅰ期或ⅡA期患者接受RT的生存率没有显著差异。

胸部治疗计划的限制剂量

非小细胞肺癌

器官	限制形式	常规分割	
		体积/剂量	
肺	V_{20}	<35%	
肺	平均剂量	<18Gy	
食管	平均剂量	<34Gy	
心脏	平均剂量	<20Gy	
脊髓	最大剂量	<50Gy	
臂丛	最大剂量	<66Gy	
		SBRT	
		3次	5次
脊髓	最大剂量	<18Gy	<30Gy
食管	最大剂量	<27Gy	<105%处方剂量
臂丛	最大剂量	<24Gy	<35Gy
心脏		<30Gy	<105%处方剂量
大血管			<105%处方剂量
近端支气管树	最大剂量	<30Gy	<105%处方剂量
皮肤	最大剂量	<24Gy	<32Gy

小细胞肺癌,胸腺瘤

器官	常规分割	
	限制形式	体积/剂量
肺	V_{20}	<35%
肺	平均剂量	<18Gy
食管	平均剂量	<34Gy
心脏	平均剂量	<20Gy
脊髓	最大剂量	<50Gy(SCLC:如每天照射2次,则<36Gy)
臂丛	最大剂量	<66Gy

间皮瘤(全胸膜IMRT)

器官	全胸膜 IMRT 胸膜切开术后	
	限制形式	体积/剂量
双肺	V_{20}	≤37%
双肺	平均剂量	≤21Gy
对侧肺	V_{20}	≤7Gy
食管	平均剂量	≤34Gy
心脏	V_{30}	<50%
脊髓	最大剂量	≤50Gy
十二指肠	最大剂量	≤55Gy
十二指肠	D_{05}	≤50Gy
肾	V_{18}	≤50%
肝	平均剂量	≤30Gy
胃(PTV除外)	平均剂量	≤30Gy

PTV,计划靶区。

（孟玲玲　译）

第 **4** 部分

乳腺肿瘤

第 19 章　乳腺癌

Christin A. Knowlton, Meena S. Moran

检查

■ 病史和体格检查(包括妇科病史及家族史)。

■ 对双侧乳腺 X 线检查、乳腺超声、原发肿瘤及临床可疑异常腋窝淋巴结行穿刺活检。

■ 对于临床分期为 N1 或拟行新辅助化疗的患者,应考虑对任何可疑的异常淋巴结行超声引导下穿刺活检。

■ 乳腺 MRI(可选)。

■ 病理学检查:原发肿瘤大小、组织学分级、切缘、多灶性、雌激素受体/孕激素受体(ER/PR)、Her2-neu、LVSI、清扫淋巴结数目、淋巴结受累情况、ECE。

■ 对于有直接临床症状或指征,临床分期 ⅢA(T3,N1)期或以上的患者,应考虑行实验室检查(CBC、LFT、碱性磷酸酶等)或行转移筛查(胸腹部 ± 盆腔 CT、骨扫描或 PET/CT)。

■ 基因咨询[存在以下高危因素人群:三阴性乳腺癌(TNBC)且年龄<60岁、年轻乳腺癌患者、已知家族突变史、1个及以上近亲罹患乳腺癌、卵巢癌、胰腺癌或高级别前列腺癌史、乳腺内多灶原发癌、男性乳腺癌、德系犹太人血统]。

■ 生育咨询(绝经前患者)。

治疗建议

导管原位癌 （Tis）	保乳术（BCS）→RT→内分泌治疗（ER/PR阳性） 多中心、持续切缘阳性、大体积病灶考虑行全乳切除术＋前哨淋巴结活检（SLNB）→内分泌治疗（ER/PR阳性）
临床淋巴结阴性 （cT1～T3,N0）	前期手术： 1）BCS+SLNB→有高危因素者[a]行化疗→RT→内分泌治疗（ER/PR阳性） 2）全乳切除术+SLNB→有高危因素者[a]行化疗→内分泌治疗（ER/PR阳性） ● BCS期间SLNB发现腋窝淋巴结阳性,如果患者特征与ACOSOG Z0011研究招募患者标准［术后BCS、T1/T2分期肿瘤、<2个阳性淋巴结、计划行全乳腺放疗、未行新辅助化疗（NAC）、低风险的生物学亚型］相近,则无须行腋窝淋巴结清扫（ALND） ● 对于大体积肿瘤或Her2+、TNBC患者,应考虑先行NAC
淋巴结阳性 （cT1～T3,≥N1）	对可疑淋巴结行超声引导下穿刺活检 考虑NAC,尤其是Her2+或TNBC患者 A）NAC→手术 ● 全面的临床分期 ● 合适的NAC方案 ● 基于临床或影像学检查对治疗效果进行评估 ● BCS对全乳切除术 　－ 如NAC后临床或影像学评估发现仍有阳性淋巴结,行ALND 　－ 如临床检查或影像学检查显示NAC前阳性腋窝淋巴结转阴,考虑行SLNB。必须采用双示踪剂,选取2个以上前哨淋巴结,且不包括治疗前已行穿刺活检的淋巴结。如果发现前哨淋巴结阳性,推荐行全ALND

（待续）

（续表）

	• BCS患者行RT
	• 如果T3前期病变涉及淋巴结(化疗前或化疗后)，则推荐PMRT
	B)前期手术
	1)全乳切除术+ALND(如评估淋巴结阳性)
	• 如初始检查时腋窝淋巴结穿刺活检阴性且肿瘤负荷低(1~2个影像学表现可疑但不可触及的淋巴结)，则可行SLNB。SLNB阳性→ALND→高危因素者行化疗[b]→PMRT(T3分期以上或1个以上阳性淋巴结)
	2)BCS+ALND
	• 如初始检查时腋窝淋巴结穿刺活检阴性且肿瘤负荷低(1~2个影像学表现可疑但不可触及的淋巴结)，则可行SLNB。如不符合ACOSOG Z011标准→ALND→高危因素者行化疗→RT
炎性乳腺癌 （cT4d）	• 化疗→有效者→改良根治术→PMRT • 化疗→无效者→进一步化疗或RT→改良根治术→RT(术前未行RT者)
Ⅳ期(远处转移)	• 姑息性综合治疗，包括内分泌治疗、±CD4/6抑制剂、靶向治疗(Her2单抗等)、免疫治疗(如TNBC采用碘解磷定单抗、阿替丽珠单抗等) • 发生骨转移者行抗骨质疏松治疗 • RT适用于对症姑息治疗

RT，放疗；TNBC，三阴性乳腺癌；PMRT，乳腺切除术后放疗；ER，雌激素受体；PR，孕激素受体。

[a]TNBC/Her2+/肿瘤型高风险。

[b]TNBC/Her2+/MammaPrint高风险、肿瘤型复发评分高风险。

BCS 安全手术切缘标准

■ DCIS：切缘≥2mm。

■ 浸润性癌："墨染切缘处无肿瘤"（No tumor on ink）。

BCS 后 RT 禁忌证（NCCN 指南）

■ 绝对禁忌证：妊娠、可疑恶性病灶伴弥漫性微钙化、不能达到美观效果（肿瘤体积相对乳房体积过大）、单次手术无法切除病变、弥漫性切缘阳性、ATM 纯合子突变。

■ 相对禁忌证：既往同侧乳腺 RT 史、硬皮病/红斑狼疮、乳腺癌基因易感性。

Oncotype Dx 复发风险评分：经 ER（+）、淋巴结（−）肿瘤验证

■ 复发评分（RS）0 ~ 25 分：内分泌治疗；对于年龄<50 岁且 RS 为 16 ~ 25 分的女性患者，可考虑化疗。

　◉ RS>26 分：化疗后行内分泌治疗。

NCCN 指南推荐化疗方案

Her2 阴性

■ 剂量密集型方案：先行阿霉素+环磷酰胺（ddAC）×4 周期（每 2 周重复），后行紫杉醇（T）×4 周期（每 2 周重复）。

■ 先行 ddAC×4 周期（每 2 周重复），后行低剂量 T×12 周期（每周重复）。

■ 多西他赛+环磷酰胺（TC）×4 周期（每 3 周重复）。

■ 对 TNBC 新辅助化疗后仍有残存病灶者加用卡培他滨。

Her2阳性

- 先行AC或ddAC×4周期(每2周或每3周重复),后行T×4周期(每2周重复)或低剂量T×12周期(每周重复),同时行曲妥珠单抗(H)×12周期(每周重复)。TH方案新辅助化疗期间可以考虑同步行帕妥珠单抗×4周期(每3周重复)靶向治疗。

- 多西他赛+卡铂+曲妥珠单抗(TCH)×6周期(每3周重复),可以考虑同步加入帕妥珠单抗×4周期(每3周重复)靶向治疗。

- 如果新辅助化疗后实现病理完全缓解或未行术前治疗,需进行1年的抗Her2治疗,采用曲妥珠单抗±帕妥珠单抗方案,每3周重复。

- 如果新辅助化疗后仍有病灶残留,考虑采用恩美曲妥珠单抗×14周期(每3周重复)靶向治疗。

BCS后不行RT的指征

- DCIS:仅在高龄且有严重并发症,或病变体积小、低分级且广泛切缘阴性时考虑(ECOG 5194; doi: 10.1200 / JCO. 2015. 60.8588)。

- 浸润性癌:年龄≥70岁、原发肿瘤直径≤2cm、ER(+)、淋巴结阴性且愿意接受辅助激素治疗,以上条件均具备时考虑省略RT(CALGB 9343;doi:10.1200/JCO.2012.45.2615)。

技术要点

模拟定位

- 标准模式:仰卧位(乳腺托架、α支架,以及翼型板和真空锁定装置),双臂上举,头稍向健侧偏转,金属丝标记乳房边界及手术瘢痕。

■ 降低肺和(或)心脏剂量的技术要点

　◉ 心脏遮挡(高危区乳腺组织不能被遮挡)。

　◉ 俯卧位(仅适用于乳腺切线野照射)。

　◉ 深吸气后屏住呼吸。

处方剂量(乳房肿瘤切除术后放疗,无须照射淋巴引流区)

大分割全乳腺RT

■ 2018年美国放射肿瘤协会(ASTRO)推荐适应证:乳房肿瘤切除术后,无须行淋巴引流区照射的任何分期、任何年龄、任何化疗方案,尽量缩小超过105%的处方剂量。

■ 乳腺:40.05Gy/15fx或42.5Gy/16fx,局部加量:10～12.5Gy/4～5fx。

常规分割全乳腺RT

■ 乳腺:50～50.4Gy/25～28fx,局部加量:10～16Gy/5～8fx。

加速超分割部分乳腺RT

■ 2016年ASTRO推荐适应证:年龄≥50岁、pT1N0(必须有淋巴结情况评估)、仅浸润性导管癌、切缘>2mm、ER(+)、无LVI、无多灶病变或广泛导管内癌成分;镜检发现DCIS(pTis)、1～2级、直径<2.5cm、切缘>3mm。

■ EBRT剂量:靶区为术后瘤腔外扩2.5cm,剂量为38.5Gy/10fx,每天2次,共5天。近距离放疗剂量:靶区为术后瘤腔外扩1cm,剂量为34Gy/10fx,每天2次,共5天。

乳腺切除术后放疗（PMRT）

- 胸壁：50～50.4Gy，1.8～2Gy/fx。
- 组织等效物：厚0.5～1.0cm，放置在胸壁，可以在前20Gy放疗过程中放置，或整个疗程中隔天放置，或在皮肤反应活跃时放置，对于炎性乳腺癌，应考虑在整个RT过程中放置。
- 锁骨上窝：46～50.4Gy，1.8～2Gy/fx。
- 腋窝：46～50.4Gy，1.8～2Gy/fx，通常作为胸壁野和（或）锁骨上野的一部分。对于体型较大的患者可以行"后腋窝加量"，以增加至中等深度剂量。
- 局部加量：10～16Gy，2Gy/fx，范围通常包括手术瘢痕周围2～4cm，采用电子线±组织等效物。

靶区勾画

全乳腺

依据美国肿瘤放射治疗协作组（RTOG）乳腺癌靶区勾画原则，勾画OAR、乳腺及淋巴结区。基于临床体格检查和影像学检查。

- CTV：依据RTOG靶区勾画原则或临床风险体积定义。
- PTV：乳腺/胸壁CTV+7mm（不包括心脏且不超过中线）。
- PTV评估（运算后PTV）：PTV的基础上，除去扩展到肺或胸壁（BCS患者）的部分和皮肤前5mm之外的部分（剂量聚集区）。

PMRT

勾画正常器官（如双肺、心脏）。

- CTV：依据RTOG临床体格检查及影像学检查确定的大体病变，根治术/改良根治术后应包括手术瘢痕，炎性乳腺癌应包括引流口。

■ 区域淋巴结CTV:锁骨上窝淋巴结、腋窝（Ⅰ～Ⅲ级）及内乳区（如适用）。

■ PTV:乳腺/胸壁CTV+7mm（不包括心脏且不超过中线）。

■ PTV评估（运算后PTV）:PTV的基础上,除去扩展到肺或胸壁（BCS患者）的部分和皮肤前5mm之外的部分（剂量聚集区）。

治疗计划

■ 光子束能量:采用6～18MV光子（不同能量常联合使用）。

■ 光子束排列:采用正向或逆向计划设计的切线野,以同时实现治疗目的和限量要求。

  ◉ 心脏:$V_{\geqslant 20Gy} \leqslant 5\%$;$V_{\geqslant 10Gy} \leqslant 30\%$;$D_{平均} < 400cGy$。

  ◉ 同侧肺:$V_{20Gy} < 15\%$（仅照射乳腺时）;$V_{20Gy} < 35\%$（乳腺/胸壁+淋巴结引流区照射时）。

  ◉ 全乳腺PTV评估:$V_{\geqslant 95\%} \geqslant 95\%$;$D_{max} < 110\%$,同时尽量缩小$V_{105\%}$。

PMRT:根治术/改良根治术后重建胸壁内在的解剖结构特点给治疗计划设计带来诸多挑战,且照射野常常需要包括区域淋巴结,使得相较于全乳腺RT,PMRT限量更加复杂。

锁骨上窝和腋窝照射方法

增加前后位锁骨上/腋窝野,偏转角为10°~15°以避开脊髓。必要的情况下,可增加腋后野以增加剂量覆盖率。

■ 单中心点技术:等中心点放置在胸壁切线野上界和锁骨上/腋窝野下界（相较双中心点技术效率更高,但胸壁切线野范围有限）。

■ 双中心点技术:1个等中心点放置在乳腺或胸壁正中,另1个等中心点放置在锁骨上/腋窝野下界(采用半束遮挡以消除散射)。旋转机架和准直器使胸壁切线野与锁骨上/腋窝野下界对齐。

内乳区照射常用方法

■ 深切线野:在切线野的基础上调整,以包括内乳区淋巴结(更有效率的设置,但当治疗计划不能实现肺部限量标准时,使用受限)。

■ 电子野:将乳腺切线野设置在更陡峭的角度以减少中间覆盖,进而将光子-电子线或电子线内乳区照射野与光子切线野衔接。治疗期间要进行线性配准。

随访检查

如果无临床症状,每3～12个月常规行病史和体格检查,每年行乳腺X线检查(乳房重建患者不推荐)。

参考研究

DCIS

Early Breast Cancer Trialists' Collaborative Group Meta-analysis of RT Following BCS for DCIS (EBCTCG, *J Natl Cancer Inst Monogr* 2010; doi:10.1093/jncimonographs/lgq039)

该研究为关于DCIS临床随机对照试验的Meta分析,结果显示:无论年龄、肿瘤分级、肿瘤大小、是否应用他莫昔芬,BCS+RT相较单纯BCS均可显著降低5年(7.6%对18.1%)、10年(12.9%对28.1%)

IBRT,但BCS+RT并未显现出明显的OS获益。

RTOG 98-04: Observation RT for DCIS(McCormick, *J Clin Oncol* 2015; doi:10.1200/JCO.2014.57.9029)

此为前瞻性随机对照研究,尽管由于低获益率研究提前终止,但对636例低危*DCIS患者随访7年结果证实:BCS+RT相较BCS在降低IBTR方面获益明显(0.9% RT对6.7%无RT,*P*<0.001)。

*低危定义:中/低分级、直径<2.5cm、切缘≥3mm。

SSO-ASTRO-ASCO Consensus Guideline on Margins for BCS With Whole-Breast Irradiation in DCIS(Morrow, *J Clin Oncol* 2016; doi:10.1200/JCO.2016.68.3573)

此研究为对切缘宽度与IBTR风险的Meta分析,共纳入20项研究,包含7883例BCS后行WBRT的DCIS患者,结果发现:切缘宽度2mm相较切缘宽度为0或1mm的患者,IBTR显著减低(OR 0.51,95% CI 0.31~0.85;*P*=0.01);在2mm的基础上进一步扩大阴性切缘范围并未显著降低IBTR。基于当前切缘宽度对IBRT影响作用的Meta分析和数据集合分析结果形成如下共识:切缘宽度2mm应作为DCIS患者行BCS和WBRT的标准阈值。

RT Boost After WBRT for DCIS(Moran, *JAMA Oncol* 2017; doi:10.1001/jamaoncol.2016.6948)

此为1项来自10个机构共包含4131例WBRT后行加量/不加量RT的DCIS患者的汇总数据,结果显示:WBRT后加量RT与更低的IBTR相关(HR 0.73; 95% CI 0.57~0.94; *P*=0.01);加量组与不加量组10年、15年无IBTR生存率分别为94.1%对92.5%,91.6%对88.0%;多因素分析显示,加量RT是独立于年龄、使用他莫昔芬之外的与IBTR减低相关的因素(HR 0.68; 95% CI 0.50~0.91; *P*=0.01),该结果表明

WBRT后加量RT可减低所有年龄段患者的IBTR,与浸润性乳腺癌患者人群研究结果类似。

早期乳腺癌

EBCTCG Meta-Analysis of adjuvant RT Following BCS [EBCTCG, *Lancet* 2011; doi:10.1016/S0140-6736(11)61629-2]

对17项研究进行Meta分析,共纳入10801例早期乳腺癌患者,结果显示:对于局部切除术后pN0患者,术后放疗可使10年局部复发或远处转移风险降低15%(16% RT对31%无RT),使肿瘤相关生存率增加3%(21% RT对17%无RT)。

American College of Surgeons Oncology Group Z0011 Trial (Giulian et al., *JAMA* 2017; doi:10.1001/jama. 2017.11470)

此为1项Ⅲ期非劣效性研究,将纳入的cT1~2N0、pN1(含1~2个阳性前哨淋巴结)患者随机分为WBRT前行ALND组和未行ALND组(SLND组),结果发现:两组5年腋窝复发率、总生存率、DFS均无差异。值得注意的是,纳入标准中患者仅行乳腺照射,但通过回顾部分患者的影像学资料发现,两组接受直接淋巴结RT的情况存在显著差别(高切线野或第三野;Jagsi et al., *J Clin Oncol* 2014; doi:10.1200/JCO.2014.56.5838)。随访10年(中位随访时间9.3年)的更新数据同样显示出非劣效性结果:总生存率(86.3% SLND组对83.6% ALND组)、DFS(86.3% SLND组对83.6% ALND组),5~10年随访期间SLND组仅有1例区域复发,ALND组未见复发,两组10年区域复发率无差别。

Margin Status Following BCS (Moran et al., *J Clin Oncol* 2014; doi:10.1200/JCO.2013.53.3935)

此为关于IBTR风险与BCS切缘状态关系的Meta分析,纳入33

项研究、28 162例行BCS+RT治疗的浸润性乳腺癌患者,结果显示:无论组织学分级高低、是否接受综合治疗、RT是否局部加量,切缘阳性(墨染切缘处有肿瘤组织)者IBTR风险是切缘阴性者的2倍(OR 2.44)。基于此项Meta分析及综合数据,将切缘阴性定义为墨染切缘处无肿瘤组织。

Radiation Therapy for the Whole Breast: Executive Summary of an ASTRO Evidence-Based Guideline (Smith et al., *PRO* 2018; doi: 10.1016/j.prro.2018.01.012)

该研究指出,ASTRO推荐早期乳腺癌患者大分割RT的适应证:任何年龄、任何分期、采用任何化疗方案且有意愿行WBRT而无须淋巴结区域照射的女性患者,乳腺照射剂量超过105%处方剂量的体积应尽量减小。

Cancer and Leukemia Group B (CALBG) 9343: BCS+Tamoxifen for ER+ patients Age>70 (Hughes et al., *J Clin Oncol* 2013; doi: 10.1200/JCO.2012.45. 2615)

此为Ⅲ期临床研究,入组条件为cT1N0、ER(+)、年龄≥70岁,共入组636例患者。将其随机分为BCS+他莫昔芬组和BCS+全乳腺RT+他莫昔芬组。结果显示,尽管全乳腺RT可改善10年IBTR(2% RT对9%无RT),但在10年全乳腺切除率、无远处转移生存(DMFS)及癌症相关生存率方面均无明显差别。

Accelerated Partial Breast Irradiation: Executive Summary for the Update of an ASTRO Evidence-Based Consensus Statement (Correa et al., *PRO* 2017; doi:10.1016/j.prro.2016.09.007)

该研究指出,ASTRO推荐行APBI的适应证:年龄>60岁、BRCA(−)、浸润性导管癌、分期pT1N0(淋巴结评估后)且切缘≥2mm、ER

(+)、单中心或局灶性病变、无LVSI、无EIC、未行新辅助治疗。镜检确认为纯DCIS,且低–中级核分级、直径<2.5cm、切缘≥3mm。

ASTRO建议需慎重应用APBI的情况:年龄为40~49岁且符合上述其他适用条件,或年龄50~59岁、分期pT2(病灶直径为2.1~3cm)、ER(-)、浸润性小叶癌、单灶、近切缘(<2mm)、局部LVSI、EIC≤3cm、DCIS≤3cm。

ASTRO建议不适合应用APBI的情况:年龄<40岁、纯DCIS>3cm、EIC>3cm、BRCA(+)、肿瘤直径>3cm或T3~T4分期、切缘阳性、广泛的LVSI、多中心或多灶、淋巴结阳性、未行SLNB或淋巴结清扫、接受新辅助治疗。

Adjuvant Chemotherapy Guided by a 21-Gene Expression Assay in Breast Cancer (Sparano et al., *NEJM* 2018; doi:10.1056/ NEJMoa1804710)

此为1项前瞻性研究,将10273例ER(+)和(或)PR(+),且Her2阴性、腋窝淋巴结阴性、DX肿瘤表型RS评分为11~25分的乳腺癌患者随机分为两组:化疗+内分泌治疗组和单纯内分泌治疗组。随访至第9年,结果显示单纯内分泌治疗组在DFS方面(包括疾病进展导致的复发和死亡)非劣效于化疗+内分泌治疗组(HR 1.08;95% CI 0.94~1.24;*P*=0.26)。年龄<50岁且RS评分为16~25分的女性患者在DFS方面并未从化疗中获益。

PMRT

Danish 82b and 82c Trials

(Nielsen, *J Clin Oncol* 2006; doi:10.1200/JCO.2005.02.8738)

该研究纳入3083例根治术后患者,随机分为辅助化疗+术后放疗对单纯辅助化疗两组,随访18年,结果显示:相较单纯辅助化疗组,加入术后放疗后,局部复发率(LR)从49%降低至14%,远处转移率从64%降低至53%。前期研究显示根治术放疗使患者生存获益10%。

British Columbia Post-Mastectomy Radiation Trial (Ragaz, J Natl Cancer Inst 2005; doi: 10.1093/jnci/djh297)

该研究纳入318例根治术后患者,随机分为辅助化疗+术后放疗对单纯辅助化疗两组,随访20年,结果显示:相较单纯辅助化疗组,加入术后放疗后,局部复发率从26%降低至10%,乳腺癌相关生存率从38%提升至53%,总生存率从37%提升至47%。

Early Breast Cancer Trialists' Collaborative Group Meta-Analysis [EBCTCG, *Lancet* 2014; doi: 10.1016/S0140-6736(14)60488-8)

该研究对根治术后行RT的临床试验进行Meta分析,20年的随访分析结果显示:接受术后放疗者,1~3个淋巴结阳性的患者(1314例)死亡率从50.2%降至42.3%,4个及以上淋巴结阳性的患者(1772例)死亡率从80.0%降至70.7%。

Review of National Surgical Adjuvant Breast and Bowel Project Trials(Taghian, *J Clin Oncol* 2004; doi: 10.1200/JCO.2004.01.042)

该研究对行改良根治术及辅助化疗、未行术后放疗的5758例淋巴结阳性患者局部复发类型进行分析,结果显示:胸壁及术后瘢痕复发最常见(57%),其次为锁骨上区淋巴结复发(23%),再次为腋窝复发(12%)。预测局部复发的因素包括:年龄、肿瘤大小、绝经前状态、阳性淋巴结数目、清扫淋巴结数目。

AMAROS Trial [Donker, *Lancet Oncol* 2014; doi:10.1016/ S1470-2045(14)70460-7; 10 Year Results: Abstract Only SABC 2019 (Abstract GS4-01)]

该研究纳入4806例临床分期T1~2N0、前哨淋巴结活检阳性患者,分为 ALND 组和腋窝 RT 组(RT 范围:Ⅰ~Ⅲ水平腋窝淋巴引流区及锁骨上窝),随访5年,结果显示:两组5年腋窝淋巴结复发率无显著差异(ALND 组对腋窝 RT 组:0.43% 对 1.19%),但 ALND 组腋窝淋巴水肿发生率相对更高。10年随访结果(仅有 2019 年 SABC 摘要数据)显示:两组10年腋窝淋巴结复发率无差异(ALND 组对腋窝 RT 组:0.93% 对 1.82%,HR 1.71;95% CI 0.67~4.39;P=0.37),两组10年OS、DMFS、局部复发也无显著差异,但是腋窝 RT 组第二原发肿瘤发生率更高(P=0.035)。

European Organization for Research and Treatment of Cancer Nodal Irradiation Trial(Poortmans, *N Engl J Med* 2015; doi:10.1056/NEJMoa1415369; 15 Year Results: Abstract Only: ASCO 2018 Abstract 504; doi: 10.1200/ICO.2018.36.15)

该研究纳入 4004 例患者,分期Ⅰ~Ⅲ期,肿块位于乳房中央或淋巴结阳性,行全乳腺 RT 或根治术后放疗,随机分为区域淋巴结(范围包括腋窝、锁骨上窝及内乳区)RT 组和无区域淋巴结 RT 组,随访10年,结果显示:区域淋巴结 RT 可显著改善 10 年 DMFS 及 DFS,但 10年总生存率却未显示明显的获益趋势(区域淋巴结 RT 组对无区域淋巴结 RT 组:82.3% 对 80.7%)。

MA-20 Nodal Irradiation Trial(Whelan, *N Engl J Med* 2015; doi:10.1056/NEJMoa1415340)

该研究纳入 1832 例患者,淋巴结阳性或淋巴结阴性但具备高危因素,行全乳腺 RT 或根治术后放疗,随机分为区域淋巴结(范围包括腋窝、锁骨上窝及内乳区)RT 组和无区域淋巴结 RT 组,随访10年,结果显示:区域淋巴结 RT 组可显著改善 10 年 DFS,但 OS 无明显获益。区域淋巴结 RT 组导致更高的放射性肺炎及淋巴水肿发生率。

乳腺治疗计划的限制剂量

心脏	$V_{\geqslant 20Gy} \leqslant 5\%$；$V_{\geqslant 10Gy} \leqslant 30\%$；心脏剂量 $D_{平均} < 400cGy$
患侧肺	仅照射乳腺：$V_{20Gy} < 15\%$
	乳腺/内乳区+区域淋巴引流区：$V_{20Gy} < 35\%$

（范文骏　译）

第 5 部分

消化道肿瘤

第20章 食管癌

Gabrielle W. Peters，Charles E. Rutter，Kimberly L. Johung

检查

所有病例

■ 病史和体格检查(吞咽困难、体重下降、体力状态不佳)。

■ 胃镜检查及活检(如果是腺癌,请检测HER-2表达状态;如果存在远处转移,请检测微卫星高度不稳定或错配修复缺失和PD-L1表达状态)。

■ 胸部/腹部CT,口服及静脉造影剂检查。

■ PET/CT检查。

■ 如果无转移性疾病,行内镜超声检查(评估肿瘤浸润深度及淋巴结转移情况)。

■ 支气管镜检查(如果病变位于隆突及其上方)。

■ 了解营养状况及戒烟情况。

■ 如果食管梗阻,建议胃管营养支持。

治疗建议

Tis/T1aN0	内镜下切除±消融 或食管切除术
可手术的T1bN0	食管切除术
不可手术或颈段食管的T1bN0	根治性放化疗(同步使用卡铂/紫杉醇或FOLFOX或5-FU/顺铂)
可手术的T1b N+或T2～T4a N0/N+	新辅助放化疗(同步使用卡铂/紫杉醇或FOLFOX或5-FU/顺铂)→食管切除术

(待续)

（续表）

不可手术和颈段食管的 T1b N+或 T2~4a N0/N+	根治性放化疗（同步使用卡铂/紫杉醇或 FOLFOX 或 5-FU/顺铂）
T4b,任何 N、M0	根治性放化疗（同步使用卡铂/紫杉醇或 FOLFOX 或 5-FU/顺铂）
	如果气道、心脏或大血管受侵,考虑单纯全身治疗
M1	全身治疗±姑息性 RT
	或姑息/支持治疗
切缘阳性 pT3~T4 或 pN+腺癌	术后 5-FU 或卡培他滨放化疗（如果未行新辅助放疗）

技术要点

模拟定位

■ 仰卧位,常规固定。

■ 如果近端胃在放疗野内,则需提前3小时禁食。

■ 对于食管远端或食管胃结合部肿瘤患者,需评估和管理呼吸运动（例如,4DCT+ITV）。

处方剂量

根治性放化疗

■ 食管和选择性区域淋巴结剂量45Gy,1.8Gy/fx,原发肿瘤及受累淋巴结同期加量至50.4Gy,1.8Gy/fx。

■ 或采用剂量雕刻IMRT:食管和选择性区域淋巴结剂量45Gy,1.8Gy/fx;原发肿瘤及受累淋巴结50Gy,2.0Gy/fx。

术前放化疗

■ 食管和选择性区域淋巴结剂量 41.4 ~ 50.4Gy,1.8Gy/fx,原发肿瘤及受累淋巴结同期加量至 50.4Gy,1.8Gy/fx。

■ 或采用剂量雕刻 IMRT:同根治性放化疗。

术后放疗

■ 剂量 45 ~ 50.4Gy,1.8 ~ 2.0Gy/fx。

靶区定义

软组织窗勾画

请参阅《IMRT 靶区勾画专家共识》(Wu,*IJR OBP* 2015;doi:10.1016/j.ijrobp.2015.03.030)。

■ GTV:根据胃镜检查结果和影像学检查确定的原发肿瘤和受累淋巴结。

■ ITV:根据呼吸动度确定的 GTV 轮廓。

■ CTV:ITV 沿食管上下方向外扩 3.5~4cm,径向外扩 1.0cm;对隆突以上的肿瘤考虑选择性治疗双侧锁骨上淋巴结和纵隔淋巴结,对隆突以下的肿瘤考虑选择性治疗腹腔和肝胃淋巴结。

■ PTV=CTV+0.5cm,每日应用 IMRT。

治疗计划

■ 3D–CRT 或 IMRT。

■ 6 ~ 10MV 光子。

■ 建议使用异质性校正。

随访检查

如果无临床症状,2年内每3～6个月复查1次,然后3年内每6～12个月复查1次,之后每年复查1次。根据临床表现考虑行影像学和胃镜检查。

参考研究

新辅助放化疗对比单纯手术

Cancer and Leukemia Group B(CALGB)9781(Tepper,*J Clin Oncol* 2008; doi: 10.1200/JCO.2007.12.9593)

该研究比较单纯手术与新辅助放化疗(方案:50.4Gy放疗联合顺铂/氟尿嘧啶化疗)后进行手术的治疗方案。新辅助放化疗提高了5年总生存率(OS;39% 对 16%)和5年 PFS(28% 对 15%),无手术相关性死亡。

CROSS Trial Long-Term Results〔Shapiro,*Lancet Oncol* 2015; doi:10.1016/S1470-2045(15)00040-6〕

第二项研究是关于手术±新辅助放化疗。在该放化疗方案中,放疗采用低剂量照射(41.4Gy,1.8Gy/fx),化疗采用卡铂或紫杉醇周疗方案,结果表明新辅助放化疗提高了患者的OS(5年OS为47%对33%,中位OS为48.6个月对24.0个月)、PFS、局部区域及远处转移控制率。另外该研究还显示新辅助放化疗提高了 T1N0 或 T1～2N0～1患者〔主要(75%)为腺癌〕的切缘阴性率。新辅助治疗后患者(49%为鳞状细胞癌,23% 为腺癌)的病理完全缓解率(pCR)为29%。

NEOCRTEC5010（Yang, *J Clin Oncol* 2018; doi:10.1200/ JCO. 2018.79.1483）

第3项研究评估了新辅助放化疗联合手术治疗对T1～T4N1或T4N0患者的疗效。该研究仅限组织学为鳞状细胞癌的患者。与单纯手术相比,实验组先进行新辅助放化疗,方案是卡铂/长春瑞滨联合40Gy/20fx放疗(3D-CRT),再分期后进行手术。尽管新辅助放化疗组有13%的患者退出手术,新辅助放化疗仍然显著提高了患者的OS和DFS,中位OS为100个月对66.5个月(P=0.025),中位DFS为100个月对41.7个月(P<0.001)。新辅助放化疗组的pCR为43.2%,并且R0切除率显著提高。两组间术后并发症发生率及死亡率相似。

根治性放化疗对比三联疗法

German Trial（Stahl, *J Clin Oncol* 2005; doi:10.1200/ JCO.2005. 00.034）

该队列研究比较了T3～4N0～1食管鳞状细胞癌患者三联疗法(新辅助放化疗+手术)与根治性放化疗的疗效。两组患者均采用3个周期的5-FU/顺铂/依托泊苷的诱导化疗,三联治疗组采用1个周期的顺铂/依托泊苷+40Gy放疗然后进行手术治疗,根治性放化疗组采用1个周期的顺铂/依托泊苷+64～65Gy放疗。两组间的2年生存率无显著差异(44%对35%),但这可能与术后较高的住院死亡率相混淆。三联疗法组提高了肿瘤特异性生存率和LC(64%对41%,P=0.003)。

FFCD 9102（Bedenne, *J Clin Oncol* 2006; doi:10.1200/ JCO.2005. 04.7118）

非劣效性试验旨在检测根治性放化疗与放化疗后进行手术,2年OS差异能否达到10%。该实验仅包括位于胸段食管的表皮样癌或腺癌患者。所有患者均接受放化疗(5-FU/顺铂),分为分段放疗或常规放疗。随机分组前放疗包括30Gy/10fx(分段放疗)或46Gy/23fx(常规放疗)。根据吞咽困难症状和食管造影结果对疗效进行中期评估,然后随机分为手术组和继续放化疗组,总剂量达45Gy/15fx(分段放疗)或66Gy/33fx(常规放疗)。R0切除率为75%,pCR为23%。2年生存率相似,33.6%对39.8%;然而,三联疗法的术后死亡率相对较高。尽管单纯放化疗预先设定的OS终点不劣效于三联疗法,但相较于根治性放化疗,手术显著改善了吞咽困难和LC(2年为66.4%对57%)。

新辅助化疗对比新辅助放化疗

POET Trial (Stahl, *J Clin Oncol* 2009; doi:10.1200/JCO.2008.17.0506); Update (Stahl, Eur J Cancer 2017; doi:10.1016/j.ejca.2017.04.027)

该试验评估了与单独化疗相比,放化疗在新辅助治疗中的益处,仅包括食管胃结合部(Siewert Ⅰ~Ⅲ型)腺癌或贲门腺癌,因预后不良而提前关闭的患者。治疗分为5-FU/顺铂/亚叶酸(PLF)治疗6周→手术与2个周期的PLF化疗→化疗(顺铂/依托泊苷)联合30Gy/15fx的3D-CRT→手术。放化疗组有更高的R0切除率和pCR(14%对2%)。放化疗改善了局部PFS,尽管医院死亡率略高,但随着放疗的应用,OS有改善的趋势(中位生存期31个月对21个月,$P=0.055$)。pCR患者预后较好,5年总生存率为88%。

根治性放化疗

RTOG 8501 (Cooper, *JAMA* 1999; doi:10.1001/jama.281.17.1623; Herskovic, N Engl J Med 1992; doi:10.1056/NEJM199206113262403)

该研究对比了非转移性胸段食管癌(88%为鳞状细胞癌)患者根

治性放疗与根治性放化疗的疗效。根治性放化疗组给予4个周期5-FU/顺铂化疗及2个周期化疗同步50Gy放疗,根治性放疗组仅给予64Gy放疗。与根治性放疗组相比,根治性放化疗组改善了患者的5年OS(26%对0)、局部及远处控制率。重要的是,根治性放疗组没有发现长期幸存的患者,这一结果表明单纯放疗在食管癌根治性治疗中没有价值。

Intergroup 0123（Minsky, *J Clin Oncol* 2002; doi: 10.1200/JCO. 20.5.1167）

该试验对比了T1~4N0~1食管鳞状细胞癌患者行顺铂/5-FU化疗同步标准剂量(50.4Gy)和加量(64.8Gy)放疗的疗效。加量组在常规50.4Gy照射后加量14.4Gy,GTV外扩2.0cm。两组间OS、LC和远处转移率没有差异,尽管多数患者死亡(7/11)发生在常规50.4Gy照射期间,而加量组有更高的治疗相关性死亡(11例对2例)。

PRODIGE5/ACCORD17 [Conroy, *Lancet Oncol* 2014;doi:10.1016/ S1470-2045(14)70028-2]

该研究对比了对根治性放疗(50Gy/25fx,选择性淋巴引流区40Gy)同步FOLFOX或5-FU/卡铂化疗与辅助化疗对食管癌(85%为鳞状细胞癌)患者的治疗效果。FOLFOX组包括3个周期同步化疗和3个周期辅助化疗;5-FU/卡铂组包括2个周期同步化疗和2个周期辅助化疗。两组间的OS、PFS及胃镜评估的局部肿瘤反应率无差异。尽管5-FU/卡铂组有较高的治疗相关死亡(6例对1例,*P*=0.066),但两组间在剂量降低或治疗延迟、化疗完成率及3~4级不良反应方面没有差异。FOLFOX可以在门诊使用,因此优于5-FU/卡铂。

基于PET调整治疗

CALGB 80803（Goodman, *J Clin Oncol* 2017; doi:10.1200/JCO. 2017.35.4_suppl.1 and *J Clin Oncol* 2018; doi:10.1200/JCO.2018. 36.15_suppl.4012）

该试验评估诱导化疗下中期行PET的作用，并比较了食管和食管胃结合部腺癌患者应用卡铂/紫杉醇与FOLFOX治疗后的pCR结果。患者随机分为3个周期FOLFOX诱导化疗组和2个周期卡铂/紫杉醇诱导化疗组，如果PET反应（PET-R）≥35%，则继续该方案化疗同步放疗（50.4Gy/28fx）。如果PET无反应（PET-NR），患者交叉化疗方案同步放疗。所有患者在放化疗后6周接受手术。在卡铂/紫杉醇组中，更多的患者是PET-NR和交叉到FOLFOX组。中期PET是可评估预后的，因为与PET-NR相比，PET-R患者有更好的pCR和OS（中位OS 40.2个月对27.4个月）。PET-NR且放化疗期间交叉化疗的患者的pCR提高（pCR为15.6%）。对FOLFOX诱导化疗有反应的同步FOLFOX放化疗的患者，pCR为38%，而对卡波/紫杉醇诱导化疗有反应的同步卡波/紫杉醇放化疗的患者，pCR为10.7%。

治疗技术

Outcomes With 3D-CRT Versus IMRT（Lin, *Int J Radiat Oncol Biol Phys* 2012; doi:10.1016/j.ijrobp.2012.02.015）

该研究回顾性分析了1998—2008年在美国MD安德森肿瘤中心（MDACC）接受50.4Gy/28fx新辅助同步放化疗后手术的患者。结果是根据3D-CRT和IMRT对OS、无局部复发和DM的影响评估的。尽管调强放疗患者的KPS评分更差，但调强放疗显著改善了LC和OS（5年42.4%对31.3%）。不同队列间的远处转移和肿瘤特异性生存率相似，但3D-CRT患者心脏相关死亡率更高。这表明，IMRT能够使心脏剂量最小化,因此能够改善OS。

MDACC Phase Ⅱ Proton Therapy Versus IMRT（Lin, *J Clin Oncol* 2020; doi:10.1200/JCO.19.02503）

MDACC Ⅱ期临床试验评估了质子治疗与IMRT降低总毒性负荷(TTB)的能力,TTB是1项基于加权推定治疗相关毒性及其严重程度的计算分数。两组治疗均采用50.4Gy(或CGE)/28fx同步放化疗。值得注意的是,质子人群偏向于更晚期的老年患者。接受质子治疗的患者的TTB和平均住院率显著降低,而两种治疗方式的生活质量、pCR、PFS和OS相似。

治疗计划

Contouring Guidelines（Wu, *Int J Radiat Oncol Biol Phys* 2015; doi: 10.1016/j.ijrobp.2015.03.030）

食管癌和食管胃结合部癌IMRT靶体积轮廓勾画专家指南。

（陈静　译）

第21章　胃癌

Gabrielle W. Peters , Charles E. Rutter , Kimberly L. Johung

检查

所有病例

- 病史和体格检查(早期饱腹感、体重减轻,体力状态评分)。
- 食管、胃、十二指肠检查及活检(如果有远处转移,需检测 HER2、微卫星高度不稳定或错配修复缺失和 PD-L1 表达状态)。
- 胸部/腹部/盆腔 CT 加口服或静脉造影剂。
- 可考虑 PET/CT。
- 内镜超声(浸润深度,淋巴结)。
- 建议戒烟及加强营养。

治疗建议

可手术的 Tis/T1a	内镜切除或胃切除术
不可手术的 Tis/T1a	内镜切除
可手术的 T1bN0	胃切除术
可手术的 T2~T4bN0~N+	化疗[推荐用氟尿嘧啶、亚叶酸、奥沙利铂、多西他赛(FLOT方案)]→胃切除术→化疗(推荐)或胃切除术 或放化疗(以 5-FU 为基础)→胃切除术
不可手术的 T1b~T4bN0~N+	根治性放化疗(以 5-FU 为基础)→如果转化为可切除行胃切除术
单纯胃切除术后 pT2N0	观察或辅助放化疗(联合 5-FU 或卡培他滨)和(或)化疗

(待续)

（续表）

单纯胃切除术后pT3~4N0或任何TN+	辅助放化疗（如果淋巴结清扫不足，联合5-FU或卡培他滨）或化疗
新辅助治疗+胃切除术后	完成围术期化疗 或如果行术前放化疗可观察
手术切缘阳性	如果术前未予以治疗，可行辅助放化疗（联合5-FU或卡培他滨）
转移	系统治疗、姑息治疗

胃切除术根据病变位置可分为远端切除、次全切除或全切除；T4病灶需联合受侵结构整个切除；淋巴结清扫范围包括胃周淋巴结（D1）和沿腹腔干的血管（胃左动脉、肝总动脉、脾动脉、腹腔动脉），以及旁淋巴结（D2）共至少15个淋巴结。

技术要点

模拟定位

■ 仰卧位体膜固定。

■ 定位或治疗前禁食3小时。

■ 口服造影剂，可考虑静脉造影剂。

■ 呼吸运动的评估和管理（例如，4DCT+ITV）。

处方剂量

■ 辅助放化疗：45Gy，1.8Gy/fx。

■ 镜下残留灶加量：5.4Gy，1.8Gy/fx（共50.4Gy）。

■ 大体残留灶加量：9Gy，1.8Gy/fx（共54Gy）。

■ 新辅助放化疗：45~50.4Gy，1.8Gy/fx。

■ 根治性放化疗：45Gy，1.8Gy/fx，肿瘤加量至50.4~54Gy，1.8Gy/fx。

靶区勾画

软组织窗勾画

■ GTV：根据胃镜检查术、内镜超声检查（EUS）和影像学检查确定大体肿瘤。

■ ITV：整个呼吸周期下勾画的 GTV。

■ CTV：瘤床（融合术前影像和利用手术夹），吻合口和残胃。

  ◉ 原发于近 1/3 贲门

    食管远端 3~5cm。

    淋巴结：胃周、腹腔、脾门、肝门。

  ◉ 原发于中 1/3 胃体

    淋巴结：胃周、胰上、腹腔、脾门、肝门、胰十二指肠。

  ◉ 原发于胃窦远端 1/3 处和幽门

    如果肿瘤侵犯至胃十二指肠结合部，软组织窗要包括十二指肠第一段和第二段。

    淋巴结：胃周、胰上、腹腔、肝门、胰十二指肠。

■ PTV：根据机构实际情况和 IGRT 每日应用情况，CTV+0.5~1cm。

治疗计划

■ IMRT 或三维适形放疗。

■ 6~10MV 光子。

■ 异质性校正。

随访检查

如果无临床症状：2 年内每 3~6 个月行 1 次病史和体格检查，然后 3 年每 6~12 个月检查 1 次，5 年后每年检查 1 次。检查内容包括影像、胃镜检查术和如文所述的实验室检查。

参考研究

术前化疗

MAGIC Trial（Cunningham, *N Engl J Med* 2006; doi:10.1056/ NEJMoa055531）

该研究比较Ⅱ期及更高分期的胃癌/胃食管结合部癌或下段食管癌（75%胃癌）患者手术 ± 围术期（术前3周期和术后3周期）表柔比星/顺铂/5-FU（ECF）方案化疗。手术类型和淋巴结清扫程度由外科医生决定（D2清扫略多于D1清扫）。相较于单纯手术，围术期ECF化疗提高了患者的OS（5年36%对23%），PFS和手术效果。

FLOT4 Trial［Al-Batran, *Lancet* 2019; doi:10.1016/S0140-6736 (18)32557-1］

该研究的2/3期试验比较了cT2~T4和（或）cN+胃食管结合部腺癌和胃腺癌两种术前化疗方案：术前3个周期和术后3个周期的ECF/ECX方案（表柔比星、顺铂、卡培他滨）对比术前4个周期和术后4个周期的FLOT方案（氟尿嘧啶、亚叶酸、奥沙利铂、多西他赛），均联合包括D2淋巴结清扫在内的手术治疗。FLOT明显提高了PFS（中位30个月对18个月）、OS（中位50个月对35个月）和pCR（16%对6%），严重不良反应事件发生率相似。

术后放化疗

Intergroup 0116（MacDonald, *N Engl J Med* 2001; doi:10.1056/ NEJMoa010187; Update J Clin Oncol 2012; doi:10.1200/JCO.2012. 42.4069）

该研究将T2~4N0或任何TN+的胃癌或胃食管结合部癌患者随

机分为手术 ± 45Gy 联合 5-FU/亚叶酸的辅助放化疗组。大部分患者进行了 ≤D1 的淋巴结清扫术。中位随访 10 年,辅助放化疗提高了 OS(中位 35 个月对 27 个月)和 RFS(中位 27 个月对 19 个月)。

ARTIST Trial (Park, *J Clin Oncol* 2015; doi: 10.1200/JC0.2014. 58.3930)

该研究将胃切除联合 D2 淋巴结清扫术后ⅠB～ⅣA 期胃癌患者随机分为 6 周期卡培他滨/顺铂化疗组和 2 周期顺铂化疗+45Gy 联合卡培他滨,进行同步放化疗+2 周期顺铂化疗组。中位随访 7 年,放化疗未改善总体的 DFS 和 OS,尽管亚组分析中,放化疗组提高了淋巴结阳性患者 3 年 DFS(76% 对 72%)和肠型胃癌患者 3 年 DFS(94% 对 83%)。

术前化疗对比术后放化疗

CRITICS Trial [Cats, *Lancet Oncol* 2018; doi: 10.1016/S1470-2045(18)30132-3]

该研究的 3 期试验评估了ⅠB～ⅣA 期食管胃结合部腺癌和胃腺癌术前化疗 ± 术后放化疗的疗效。治疗方案是 3 个周期的表柔比星、卡培他滨和顺铂(或奥沙利铂)→手术(至少 D1 淋巴结清扫)→术后 3 个周期原方案化疗联合瘤床/吻合口及淋巴引流区 45Gy/25fx。20%～30% 患者未能完成原计划的术后治疗(化疗或放化疗)。两组的失败率和 OS(化疗组 43 个月对放化疗组 37 个月)均无差异。

术后化疗

CLASSIC Trial [Noh, *Lancet Oncol* 2014; doi: 10.1016/S1470-2045(14)70473-5]

该研究的 3 期试验将 D2 淋巴结清扫术后Ⅱ～Ⅲ期胃癌患者随机分为 6 个月卡培他滨/奥沙利铂术后化疗组和观察组。术后化疗组提高了患者的5年DFS（68%对53%）和OS（78%对69%）。

术前放化疗

RTOG 9904 Trial（Ajani, *J Clin Oncol* 2006; doi:10.1200/JCO. 2006.06.4840）

该研究的2期试验评估了ⅠB~Ⅲ期胃腺癌患者的新辅助放化疗。该方案包括2个周期5-FU/亚叶酸/顺铂方案诱导化疗→放化疗（45Gy/25fx放疗联合5-FU/紫杉醇）→手术（部分或全胃切除）。对50%的可评估患者行D2淋巴结清扫术，77%行R0切除，pCR为26%。总体1年生存率是72%，R0切除率和（或）pCR更高。21%患者有4级急性毒性反应。

淋巴结清扫范围

Dutch Nodal Dissection Trial（Bonenkamp, *N Engl J Med* 1999; doi:10.1056/NEJM199903253401210）

该研究为了解决关于淋巴结清扫最佳范围的争议，将患者随机分为D1和D2淋巴结清扫术组（在日本外科医生的指导下进行），不给予辅助治疗。结果显示D1和D2两组清扫术间的OS或RFS均无差异，但D2清扫术有更高的不良反应（包括更高的住院死亡率）。

综合治疗

ToGA Trial [Bang, *Lancet Oncol* 2010; doi: 10.1016/S0140-6736 (10)61121-X]

该研究将进展期（97%转移）HER2+胃腺癌或胃食管结合部腺癌患者随机分为6周期顺铂/5-FU或顺铂/卡培他滨±曲妥珠单抗。加用曲妥珠单抗后患者的OS（中位14个月对11个月）、PFS、反应率及反应持续时间均提高。曲妥珠单抗在FISH+或IHC显示HER2 2~3+患者中获益最大。

治疗计划

Gastric Lymph Node Contouring Atlas（Pract Radiat Oncol 2013; doi:10.1016/j.prro.2012.03.007）

此为《胃淋巴结引流区图谱专家共识》。

（陈静 译）

第22章 肝胆管癌

Gabrielle W. Peters, Charles E. Rutter, Kimberly L. Johung

检查

所有病例

■ 病史和体格检查(饮酒史、肝炎史、家庭史、腹部检查)。

■ 腹部超声。

■ 腹部增强MRI或CT[肝细胞癌行三期扫描]。

■ 胸部CT。

■ 如临床诊断为肝细胞癌,行骨扫描。

■ AFP、CEA、癌抗原19-9、肝炎标记物。

■ 常规实验室检查包括LFT和凝血功能。

■ 如果CT或MRI检查发现疑似肝细胞癌但不符合LI-RADS或
OPTN标准,则行肝脏针芯活检或细针穿刺。

■ 外科会诊。

■ 如考虑胆管癌或胆囊癌行腹腔镜检查。

■ 如考虑肝外胆管癌或胆囊癌,行胆管造影(如磁共振胰胆管
成像)。

治疗建议

肝细胞癌

潜在可切除	切除术或移植±局部治疗以等待移植[局部治疗:消融,如射频或冷冻消融,SBRT或动脉栓塞治疗,如经动脉化学栓塞(TACE)或放射性栓塞钇-90微球]

(待续)

（续表）

不能手术切除	肝移植
	或局部治疗与全身治疗（通常是索拉非尼）
	或临床试验
	或对症治疗
局部但评估后不能手术切除	局部治疗
	或全身治疗（索拉非尼）
	或对症治疗
	或临床试验
多发转移	全身治疗（索拉非尼）
	或临床试验
	或对症治疗

胆囊癌

可切除	根治性胆囊切除术联合邻近肝脏切除术,淋巴结切除术±胆管切除术→基于5-FU的放化疗或以5-FU或吉西他滨为基础的全身治疗
单纯胆囊切除术中偶然发现	根据临床分期治疗
	如果分期为pT1b或更严重:肝切除、淋巴结切除术±胆管切除术
	无法彻底切除者→考虑基于5-FU的放化疗或以5-FU或吉西他滨为基础的全身治疗
无法切除	全身治疗（通常为吉西他滨/顺铂）±基于5-FU的放化疗
	或临床试验
	或对症治疗
远处转移	考虑姑息性胆道引流
	或全身治疗
	或临床试验
	或对症治疗

肝内胆管癌

可切除	切除术±5-FU 或吉西他滨辅助化疗(如果R0切除)
	切除术±5-FU 化疗-放疗(如果R1切除)
不能手术切除	联合化疗(通常是吉西他滨/顺铂)
	或基于5-FU 的放化疗
	或临床试验
	或局部治疗
	或对症治疗
转移性	联合化疗
	或临床试验
	或局部治疗
	或对症治疗

肝外胆管细胞癌

可切除	切除术(±术前胆道引流)→基于5-FU 的放化疗
	（对于R0~R1 N0患者）
	或基于5-FU 或吉西他滨的化疗(对于R0~R2 或 N+患者)
不能手术切除	联合化疗(通常是吉西他滨/顺铂)
	或基于5-FU 的放化疗
	或临床试验
	或对症治疗
	考虑胆道引流
转移性	联合化疗
	或临床试验
	或对症治疗

由于肝功能障碍在肝胆肿瘤患者中很常见,因此需要谨慎选择SBRT患者。应计算患者的 Child-Pugh 分数。许多关于肝细胞癌行EBRT安全性的数据大多来自肝功能 Child-Pugh A级的患者。

技术要点

模拟定位

■ 仰卧,双臂向上,热塑膜固定。

■ 模拟定位和治疗时使用呼吸运动监测(例如,4DCT+ITV,或门控,尤其是SBRT时需腹部加压)。

■ 口服造影剂,静脉造影剂可考虑分动脉和静脉期扫描。

处方剂量

肝细胞癌

■ 在遵守正常组织限制的情况下,以3～5fx的SBRT达到最高剂量。

胆管癌

■ 区域淋巴结及肿瘤/瘤床45Gy,1.8Gy/fx,然后肿瘤/瘤床加量至50～59.4Gy,1.8Gy/fx,或腔内近距离放射治疗。

■ 考虑SBRT治疗肝内胆管细胞癌,参考对肝细胞癌所用剂量。

靶区勾画

肝细胞癌

■ GTV:CT或MRI显示的实质性和血管性疾病,动脉期常为高信号,静脉期为低信号。

■ ITV:在GTV基础上,根据呼吸时相勾画。

■ CTV:对于SBRT,通常不会从GTV外扩到CTV。

■ PTV=CTV+4～10mm,根据呼吸运动监测和日常图像引导确定。

胆管癌

- GTV：CT 或 MRI 显示的肿瘤；融合术前影像确定瘤床以进行辅助治疗。
- CTV=GTV+0.5 ~ 1.0cm，用于镜下病变；局部淋巴结（肝门、腹腔、胰十二指肠）。
- PTV=CTV+0.5 ~ 1cm，根据机构实践和日常 IGRT 确定。

治疗计划

- IMRT 或 3D−CRT 或 SBRT。
- 6MV 或 10MV 光子。
- 使用异质性校正。

随访检查

如果无症状：2 年内，每 3~6 个月进行一次影像检查和肿瘤标志物检测，然后每 6 ~ 12 个月检查 1 次。

参考研究

SBRT 治疗肝细胞癌和胆管癌

University of Toronto SBRT（Tse, *J Clin Oncol* 2008; doi:10.1200/JCO.2007.14.3529）

在 I 期研究中，41 例肝细胞癌或肝内胆管癌患者接受 6 分次 SBRT 治疗，平均 36Gy（范围 24 ~ 54Gy，根据未受累肝脏的有效剂量逐步增加）。1 年 LC 为 65%，平均生存期为 13.4 个月，毒性可接受，未观察到 4 ~ 5 级毒性。

Phase Ⅰ and Ⅱ Trials of SBRT for HCC (Bujold, *J Clin Oncol* 2013; doi:10.1200/JCO.2012.48.2703)

该研究指出肝功能 Child-Pugh A 级患者,不适合手术、ACE、射频消融(RFA)或乙醇(酒精)消融治疗,行 SBRT 治疗的剂量为 24~54Gy/6fx,30% 的患者出现 3 级毒性反应。患者 1 年 LC 为 87%。

Ablative RT Doses for Intrahepatic Cholangiocarcinoma (Tao, *J Clin Oncol* 2015; doi:10.1200/JCO.2015.61.3778)

2002—2014 年 MD 安德森癌症中心回顾性研究对不能手术的肝内胆管癌患者行根治性放疗。放疗技术包括 IMRT 和同时补量照射方法(GTV 收缩 1cm)。剂量范围 35 ~ 100Gy(中位剂量 58.05Gy),3 ~ 30fx。3 年 PFS 为 39%,治疗失败的主要表现为局部复发,50% 患者有肝脏转移,3 年时 OS 为 44%。多因素分析显示生物等效剂量(BED)是唯一影响预后(LC 和 OS)的不良因素。阈值剂量为 80.5Gy。没有患者出现放射线诱导的肝病,9% 的患者出现胆道疾病。

Hypofractionated RT for Unresectable HCC or Intrahepatic Cholangiocarcinoma (Hong, *J Clin Oncol* 2016; doi: 10.1200/JCO.2015.64.2710)

这是评分为 Child-Pugh A 级或 B 级的不可切除肝细胞癌或肝内胆管癌的 Ⅱ 期多中心研究,共纳入 92 例患者。采用低分割质子束治疗,15fx,中位剂量 58Gy。放疗毒性较低(3 级毒性 4% ~ 8%,无 4 级或 5 级报道)。肝细胞癌和肝内胆管癌的 2 年 LC 分别为 95% 和 94%,2 年 OS 分别为 63% 和 47%。

SBRT for Locally Advanced Extrahepatic and Intrahepatic Cholangiocarcinoma (Sandler, *Adv Radiat Oncol* 2016; doi:10.1016/j.adro. 2016.10.008)

UCLA回顾性分析不能切除的胆管癌(肝内或肝门)接受SBRT (中位剂量40Gy, 5fx)治疗。2年OS为33%, PFS为34%, LC为47%, 大部分复发发生在高剂量区域。16%(5例)患者继续接受手术治疗, OS的改善与其有关。晚期并发症≥3级患者占16%, 主要是十二指肠病变。

放疗和TACE联合治疗肝癌

Phase Ⅱ Trial of SBRT After TACE (Kang, *Cancer* 2012;doi:10. 1002/cncr.27533)

该研究在Ⅱ期试验中, 纳入的47例患者在1～5fx TACE治疗后无完全反应, 接受3fx SBRT治疗, 中位剂量57Gy(42～60Gy)。接近38%的患者疗效达到CR。2年的局部复发率和1年OS分别为95%和69%。

TACE Plus Radiation Therapy versus TACE Alone for HCC (Huo, *JAMA* 2015; doi: 10.1001/jamaoncol.2015.2189)

该研究对25项试验进行Meta分析, 包括2577例不可切除的肝癌患者, 比较TACE联合放疗与TACE单独治疗的安全性和有效性。放疗为3D-CRT或SBRT, 常规分割, 大分割和超分割换算BED 30.6～100.8Gy。与单独使用TACE相比, TACE联合放疗会增加胃、十二指肠溃疡, 谷丙转氨酶升高和总胆汁红素等不良反应, 但TACE联合放疗与CR和OS改善相关。

Phase Ⅱ Trial of TACE + SBRT for Patients Not Amenable to Surgery or RFA (Takeda, *Cancer* 2016; doi:10.1002/cncr.30008)

此为对Ⅱ期孤立性≤4cm肝癌,不适用TACE切除或RFA治疗→SBRT(35～40Gy/5fx)患者预后的研究。少数患者接受了最佳的TACE治疗。3年时LC为96%,肝内控制率为34%。3年生存率为67%,主要死因为进展性肝癌。3级不良反应发生率<10%,未见4～5级不良反应。

TACE + SBRT for Patients Not Amenable to Surgery or RFA (Kubo, *Hepatol Res* 2018; doi:10.1111/hepr.13063)

该研究回顾性分析肿瘤病灶<3个,病灶直径<5cm且不符合手术或RFA条件的患者,他们接受了TACE治疗→SBRT(48Gy/ 4fx)。尽管肝内复发率为94%,但5年时LC为100%。5年OS为41%。≥3级毒性(最常见的血小板减少)发生率为23%。

TACE + RT Trial for Patients With Macrovascular Invasion (Yoon, *JAMA* Onc 2018; doi:10.1001/jamaoncol.2017.5847)

该研究通过随机试验比较TACE+放疗(30～45Gy,2.5～3Gy/fx)与索拉非尼治疗肝癌,且在进展时允许交叉。在TACE联合放疗组,TACE每6～8周进行1次,放疗在第1次TACE后3周内进行。TACE联合放疗可显著改善24周的影像学反应(33%对2%)、进展中位时间(31周对11.7周)和OS(55周对43周)。TACE联合放疗后,5例患者降期并能接受治疗性手术。

SBRT 对比 RFA 治疗肝癌

SBRT versus RFA for HCC (Wahl, *J Clin Oncol* 2015; doi:10-1200/JCO.2015.61.4925)

该研究为224例RFA与SBRT治疗不能手术的肝细胞癌患者的单机构回顾性分析。RFA与SBRT的1、2年无局部进展生存率(FFLP)分别为83.6%对97.4%和80.2%对83.8%。直径>2cm的肿瘤,

RFA 的 FFLP 显著低于 SBRT(HR 3.35, P=0.025)。RFA 组的 1 年 OS 为 70%, 而 SBRT 为 74%。急性 3 级及以上毒性发生率无显著差异。

SBRT 用于肝癌肝移植桥接治疗

Indiana University Trial of SBRT as Bridge to Transplant (Andolino, *IJROBP* 2011; doi:10.1016/j.ijrobp.2011.04.011)

该研究为 Ⅰ/Ⅱ 期试验, 共纳入 60 例患者, 最多有 3 个病灶, 病灶直径≤4cm, 用 SBRT 治疗, CTP A 组为 48Gy/3fx; CTP B 组为 40Gy/5fx。影像学有效率为 40%(CR 30%), 25% 患者病情稳定。38% 的患者进行了肝移植。2 年 LC 为 90%, PFS 为 48%, OS 为 67%。CTP A 患者的 PFS 和 OS 均优于 CTP B 患者, 未行移植的患者疾病进展的概率是移植者的 2.7 倍, 死亡率是移植者的 17 倍。≥3 级毒性反应为 35%, 其中许多患者在该特定类别中已有 2 级功能障碍。

Canadian Trial, SBRT as Bridge to Transplant (Sapisochin, *J Hepatol* 2017; doi:10.1016/j.jhep.2017.02.022)

此为使用 SBRT(中位数剂量 30~40Gy/6fx)桥接肝移植, 对比使用 TACE 和 RFA 的前瞻性研究。SBRT 组的患者肝功能更差, 肿瘤更多(更大), 多数存在既往治疗失败史。患者接受 SBRT 治疗后, 肝脏损伤比 RFA/TACE 更严重。对于移植成功的患者, RFA 导致更多的肿瘤坏死。移植后 RFA 组肿瘤复发率最低(14%), 但各组 OS 相似(5 年为 75%)。这表明 SBRT 是对不符合条件的 TACE 或 RFA 患者的一种合理的桥接治疗。

胆管癌和胆囊癌的辅助治疗

Meta-Analysis of Adjuvant Therapy for Biliary Cancers (Horgan, *J Clin Oncol* 2012; doi: 10.1200/JCO.2011.40.5381)

该研究对 22 项试验进行 Meta 分析, 纳入 6712 例未接受治疗性手术胆管癌患者(主要是肝外胆管癌或胆囊癌;只有1项研究包括肝内胆管癌)。能否从辅助治疗获益与淋巴结阳性或R1切除相关。大多数淋巴结阳性患者接受了单纯化疗。2/3的R1切除患者接受了辅助性放疗,并且所有肿瘤患者均可从放疗获益。

SWOG S0809(Ben-Josef, *J Clin Oncol* 2015;doi:10.1200/JCO. 2014.60.2219)

该研究为T2～T4或N+的肝外胆管癌或胆囊癌患者接受吉西他滨/卡培他滨辅助治疗4个周期,随后进行放疗(区域性淋巴结45Gy,瘤床54～59.4Gy,同时行卡培他滨化疗)。平均OS为35个月,2年OS为65%。该方案耐受性好,疗效显著。

(刘小亮 译)

第23章 胰腺癌

Gabrielle W. Peters, Charles E. Rutter, Kimberly L. Johung

检查

所有病例

■ 病史和体格检查(体重减轻、体力状态、黄疸)。

■ 腹部/盆腔增强CT。

■ 内镜逆行胰胆管造影和(或)EUS活检。

■ 胸部CT。

■ 可选择PET/CT。

■ CA19-9。

■ 明确分期可行腹腔镜检查。

治疗建议

可切除	手术→化疗(FOLFIRINOX化疗方案或吉西他滨/卡培他滨)+如果阳性切缘,放化疗(同步化疗首选卡培他滨或吉西他滨)
	或新辅助化疗(FOLFIRINOX化疗方案或吉西他滨/白蛋白结合型紫杉醇)→手术→±额外化疗(如果阳性切缘+放化疗,同步化疗首选卡培他滨或吉西他滨)
边界可切除	化疗(FOLFIRINOX化疗方案或吉西他滨/白蛋白结合型紫杉醇)±放化疗(同步首选卡培他滨或吉西他滨)或SBRT→手术(如果转为可切除)
	如果手术切除,考虑进一步辅助化疗

(待续)

(续表)

不能手术切除	化疗(FOLFIRINOX 化疗方案或吉西他滨/白蛋白紫杉醇) 或化疗(如前所述)4~6个月→放化疗(同步首选卡培他滨或吉西他滨)或 SBRT 或化疗(如前所述) 或不能接受多药联合化疗的选择 SBRT
转移性	化疗、姑息治疗

如果内镜检查有胃肠侵犯的迹象,应避免 SBRT。

NCCN 指南(2020年)

- 可切除,M0:未与腹腔干(CA)、肠系膜上动脉(SMA)或肝总动脉(CHA)接触;与肠系膜上静脉(SMV)或门静脉(PV)包绕≤180°,无静脉轮廓不规则。

- 病变边缘可切除,M0:与 SMA 包绕≤180°;肝脏受累不能延伸至 CA;体/尾部肿瘤与 CA 包绕≤180°;与 SMV 或 PV 包绕>180°和(或)轮廓不规则或血栓形成,适合静脉重建;下腔静脉受累。

- 不可切除,M1:与 CA 或 SMA 包绕>180°;主动脉受累;SMV 或 PV 受累或闭塞不适于静脉重建。

- 根据肿瘤的位置,切除术可能包括胰十二指肠切除术或远端胰腺切除术。

技术要点

模拟定位

- 仰卧,热塑膜固定。

- 考虑 EUS 指导下的基准位置,特别是 SBRT。

- 口服与静脉注射对比。
- 呼吸运动的评估和管理(如4DCT+ITV;SBRT时腹部压迫、门控或屏气)。

处方剂量

- 根治性放化疗:50～54Gy,1.8～2Gy/fx。
- 术前新辅助放化疗:50～54Gy,1.8～2Gy/fx。
- 辅助性放化疗:50.4Gy,1.8Gy/fx。
- SBRT:通常为33Gy/5fx;有研究报道为30～45Gy/3fx和25～45Gy/5fx。

靶区勾画

软组织窗勾画

- GTV:原发肿瘤+阳性淋巴结。
- 根据影像和EUS检查[氟代脱氧葡萄糖(FDG)高代谢或肿瘤直径>1cm]。
- ITV:在GTV基础上,根据呼吸时相勾画。
- CTV
  - 辅助放疗
    瘤床(基于术前影像学、手术夹、手术和病理报道);吻合口(胰胆管造口术、胆总管造口术或肝空肠造口术);区域淋巴结(胰周、腹腔、肠系膜上、肝门和主动脉旁)。
  - 新辅助或根治性放疗
    GTV+0.5～1.5cm,以包全亚临床病变。
- PTV=CTV+0.5～lcm,根据机构实践和日常IGRT确定。

■ SBRT在ITV基础上外扩0~3mm。

治疗计划

■ IMRT或3D-CRT。

■ 6~10MV光子。

■ 使用异质性校正。

随访检查

如果无症状:病史和体格检查、CA19-9水平、胰腺增强扫描在2年内每3~6个月检查1次,第3~5年,每6~12个月检查1次,以后每年检查1次。

参考研究

可切除胰腺癌

Gastrointestinal Tumor Study Group 9173(Kalser, *Arch Surg* 1985; doi:10.1001/archsurg.1985.01390320023003)

此研究为比较边缘阴性切除术后观察与辅助放化疗(40Gy,两个疗程间隔2周,用5-FU静脉推注,然后每周用5-FU化疗,共2年)的回顾性研究。研究表明,尽管采用分疗程放疗方案,辅助放化疗依然提高了OS和PFS。

European Study Group for Pancreatic Cancer-1(Neoptolemos, *N Engl J Med* 2004; doi:10.1056/NEJMoa032295)

该研究将行切除术的胰腺癌患者,随机(2×2完全随机设计)分为观察组、化疗组(5-FU/白细胞素×6个周期)、放化疗组(40Gy+5-FU),或放化疗序贯化疗组。结果显示,包括放化疗的两组总体OS

较低,单独化疗组的OS较高。但是受分组和使用过时的化疗方案影响,结果可能并不确定。

Radiation Therapy Oncology Group 9704 (Regine, *Ann Surg Oncol* 2011-Long-Term Results; doi: 10.1245/s10434-011-1630-6)

该研究将行胰腺癌切除术的患者,随机分为"三明治"化疗(吉西他滨与5-FU)组与放化疗组(5-FU,50.4Gy)。总的来说,吉西他滨治疗胰头肿瘤有提高生存率的优势,但两种治疗方案的结果是等效的。

CONKO-001 (Oettle, *JAMA* 2013-Long-Term Results; doi: 10.1001/jama.2013.279201)

该研究将R0或R1切除术后的患者随机分为吉西他滨组(6个周期)和观察组进行比较。吉西他滨化疗组与无辅助治疗组相比,提高了中位DFS(13.4个月对6.7个月)和中位OS(22.8个月对20.2个月)。

European Study Group for Pancreatic Cancer-3 (ESPAC-3; Neoptolemos, *JAMA* 2010; doi:10.1001/jama.2010.1275)

该研究为随机分组的3期临床试验。胰腺导管腺癌切除术后6个月内,分别行5-FU或吉西他滨辅助化疗。PFS或OS无差异(5-FU组的中位OS为23.6个月,吉西他滨组为23.0个月,$P=0.39$)。但5-FU组的治疗相关性严重不良事件发生率较高(14%对7.5%,$P<0.001$)。

European Study Group for Pancreatic Cancer-4 [ESPAC-4; Neoptolemos, *Lancet* 2017; doi:10.1016/S0140-6736(16)32409-6]

该研究比较吉西他滨与吉西他滨/卡培他滨在R0或R1胰腺导管腺癌切除术后的疗效。大多数患者为N+(80%)和R1切除(60%)。加用卡培他滨后OS显著提高(中位数28个月对25.5个月,$P=0.032$)。

PRODIGE-24（Conroy, *N Engl J Med* 2018; doi:10.1056/ NEJ-Moa1809775）

此研究为3期临床试验。胰腺导管腺癌切除术后（R0或R1）分别行FOLFIRINOX化疗方案和吉西他滨辅助化疗6个月。FOLFIRINOX治疗组的疗效显著优于吉西他滨组，OS（54.4个月对35.0个月）、DFS（21.6个月对12.8个月）和无转移生存（30.4个月对17.7个月），但是3～4级毒性明显较高（75.8%对52.9%）。

APACT Trial（Tempero, *J Clin Oncol* 2019; doi:10.1200/ JCO.2019.37.15_suppl.4000）

此研究为3期临床试验。胰腺癌全切除术后行辅助化疗，对比吉西他滨±白蛋白结合型紫杉醇。研究未达到独立评估DFS的主要终点（吉西他滨/白蛋白结合型紫杉醇组与吉西他滨组的平均DFS分别为19.4个月和18.8个月，$P=0.1824$）。尽管经研究者评估，吉西他滨/白蛋白结合型紫杉醇显著改善了DFS（16.6个月对13.7个月，$P=0.0168$）和中期OS（40.5个月对36.2个月）。根据这些结果，不能耐受FOLFIRINOX化疗的患者可能从吉西他滨/白蛋白结合型紫杉醇受益，但需要更长的OS随访。

临界可切除胰腺癌

Importance of Borderline Resectable Disease（Katz, *J Am Coll Surg* 2011; doi:10.1016/j.jamcollsurg.2007.12.020）

此为MDACC对160例临界可切除胰腺癌患者进行的回顾性研究，其中78%的患者完成了诱导治疗（66%以吉西他滨为基础的化疗和98%接受放化疗）和再分期。整个队列的41%患者行手术切除，R0切除率为94%。手术提高了OS（中位患者的OS为40个月对13个月，$P<0.001$）。

Alliance A021101（Katz, *JAMA* Surg 2016; doi: 10.1001/jama-surg.2016.1137）

2期临床试验（22例患者）评估 FOLFIRINOX 诱导化疗→放化疗（卡培他滨/50.4Gy/28fx）→手术→吉西他滨用于临界可切除胰腺癌。27% 的患者影像学检查显示肿瘤缓解；但是 22% 的患者在术前治疗期间出现了进展。68% 的患者接受了切除术，但只有 1 例 R0 切除；2 例达到 pCR，5 例患者的活性细胞<5%。该队列的中位 OS 为 21.7 个月；行全切除手术的患者 OS 较好，活性癌细胞<5% 的患者最好。

PREOPANC-1（Tienhoven, *J Clin Oncol* 2020; doi: 10.1200/JCO.19.02274）

此研究为评估术前化疗对可切除或临界可切除的胰腺癌患者疗效的随机研究。A组为先行手术→吉西他滨辅助化疗，B组为放化疗（吉西他滨+36Gy/15fx）→手术→吉西他滨辅助化疗。应用新辅助放化疗可以显著提高 R0 切除率（65% 对 35%）、DFS（11.2 个月对 7.9 个月）和 OS（17.1 个月对 13.5 个月）。≥3 级以上不良反应发生率在两组之间无差异。

TNT for BRPC（Murphy, *JAMA* Oncol 2018; doi:10.1001/jama-oncol.2018.0329）

此为纳入 48 例临界可切除胰腺癌患者的 2 期临床研究。接受 8 个周期 FOLFIRINOX 方案治疗→放化疗（卡培他滨；如血管受累缓解，放疗方案为质子 25Gy/5fx，光子 30Gy/10fx；如血管仍受累，50.4Gy/28fx）→手术。67% 的患者接受了切除术（97% 达到 R0）。全组患者中位 PFS 为 14.7 个月（切除患者 48.6 个月），OS 为 37.7 个月（切除患者未达到）。

局部晚期不能切除/转移性胰腺癌

Eastern Cooperative Oncology Group 4201（Loehrer, *J Clin Oncol* 2011; doi:10.1200/JCO.2011.34.8904）

该研究将局部晚期不能切除的胰腺癌患者随机分为单纯化疗组（每周吉西他滨×6个周期）与放化疗组（50.4Gy+每周吉西他滨减量化疗），随后进行5个周期的吉西他滨巩固治疗。由于进展缓慢，该临床试验提前结束，但仍显示放化疗提高了OS，中位OS从9.2个月提高到11个月。

GERCOR Retrospective（Huguet, *J Clin Oncol* 2007;doi: 10.1200/JCO.2006.07.5663）

该研究综合分析、评估了在各种GERCOR随机试验中治疗的局部晚期胰腺癌患者的结果。那些在初次化疗后没有转移性疾病的患者，由研究者自行决定接受放化疗或持续化疗。接受放化疗的患者的OS（中位15个月对11.7个月）和PFS（中位10.8个月对7.4个月）均有所改善，提示放化疗在局部晚期胰腺癌中的重要作用。

GERCOR LAP-07 Trial（Hammel, *JAMA* 2016; doi:10.1001/jama.2016.4324）

该研究为局部晚期不能切除的胰腺癌化疗与化疗序贯放化疗的3期对比临床试验。诱导化疗包括4个月的吉西他滨或吉西他滨联合厄洛替尼。疾病无进展的患者被随机分为化疗组和放化疗组治疗2个月（化疗方案相同），放化疗方案为卡培他滨+54Gy/30fx。与单纯化疗相比，放化疗组的总中位OS并没有提高（15.2个月对16.5个月）。吉西他滨联合厄洛替尼与单用吉西他滨相比也没有提高中位OS（11.9个月对13.6个月）。放化疗可提供更好的LC（局部进展率32%对46%）和延长二线治疗的时间（6.1个月对3.7个月）。

FOLFIRINOX versus Gemcitabine（Conroy, *N Engl J Med* 2011; doi: 10.1056/NEJMoa1011923）

该研究为1项重要的试验,比较了FOLFIRINOX化疗方案(5-FU、白蛋白结合型紫杉醇、伊立替康、奥沙利铂)与吉西他滨治疗新诊断的转移性胰腺癌的疗效。结果显示,应用FOLFIRINOX化疗方案提高了中位OS(11.1个月对6.8个月),中位PFS(6.4个月对3.3个月)和治疗有效率(32%对9%)。这些结果促使该方案应用于局部晚期胰腺癌。

Metastatic Pancreatic Adenocarcinoma Clinical Trial-nab-Paclitaxel Plus Gemcitabine versus Gemcitabine（Van Hoff, *N Engl J Med* 2013;doi: 10.1056/NEJMoa1304369）

该研究对转移性胰腺癌患者随机接受白蛋白结合型紫杉醇联合吉西他滨与吉西他滨单药治疗进行了比较。白蛋白结合型紫杉醇与吉西他滨联合用药显示出较高的中位OS(8.5个月对6.7个月)、中位PFS(5.5个月对3.7个月)和治疗有效率(23%对7%)。与Conroy研究类似,这些结果提示局部晚期胰腺癌患者可应用白蛋白紫杉醇加吉西他滨联合化疗。

Meta-Analysis of FOLFIRINOX for LAPC［Suker, *Lancet Oncol* 2016; doi:10.1016/S1470-2045（16）00172-8］

该研究对接受FOLFIRINOX方案治疗的局部晚期疾病患者的各项回顾性队列研究进行Meta分析。中位PFS为15.0个月,中位OS为24.2个月。接受FOLFIRINOX化疗方案后,约2/3的患者行放射治疗,约1/4的患者行手术切除,R0切除率约为75%。该结果建议对不能切除的患者首选FOLFIRINOX化疗方案。

LAPACT Trial（Hammel, *J Clin Oncol* **2018; doi:10.1200/JCO. 2018.36.4_suppl.204）**

此为白蛋白结合型紫杉醇与吉西他滨联合用药治疗局部晚期胰腺癌的2期临床研究。患者接受吉西他滨/白蛋白结合型紫杉醇治疗6个月；如果没有进展，可以根据研究者的选择进行后续治疗（手术或放化疗或持续性化疗）。中位治疗失败时间为8.6个月，中位PFS为10.2个月。基于后续治疗的疾病控制率和有效率尚未报道。

Stereotactic Body Radiation Therapy Phase II Multi-Institutional Trial（Herman, *Cancer* **2015; doi: 10.1002/cncr.29161）**

该研究对局部晚期胰腺癌患者进行了3个周期的吉西他滨治疗，随后进行SBRT（33Gy/5fx）和吉西他滨治疗，直至病情恶化或不能耐受毒性。急性和晚期胃肠道毒性的发生率分别为2%和11%。1年的LC为78%，平均OS为13.9个月。这些结果表明，作为临床试验的一部分，应进一步研究和考虑SBRT来治疗局部晚期胰腺癌。

（刘小亮　译）

第24章 直肠癌

Gabrielle W. Peters, Charles E. Rutter, Kimberly L. Johung

检查

所有病例

- 病史和体格检查(家族史、肛门括约肌功能检查、直肠指诊)。

- 结肠镜检查及活检(微卫星高度不稳定及错配修复缺失的检测)。

- 盆腔MRI(推荐)或经直肠超声。

- 胸部/腹部/盆腔CT。

- CEA。

治疗建议

cT1N0	如果存在以下因素,行经肛门切除术:肿瘤最大直径≤3cm,肿瘤侵犯肠周<30%,高−中分化,无LVI,切缘距肿瘤>3mm
	如果存在高危因素(切缘阳性、淋巴管血管浸润、分化差、SM3)或pT2,行挽救性经腹切除或经腹切除
cT2N0	经腹切除
pT3~4, pN+或术后切缘阳性	化疗[通常4周期FOLFOX(亚叶酸钙+氟尿嘧啶+奥沙利铂)]→同步放化疗(卡培他滨或输注5-FU+放疗)→继续化疗(通常4周期FOLFOX)
cT3~4N0或N+和(或)存在不可手术切除的医学因素	放化疗同时输注卡培他滨或5-FU(±间隔期FOLFOX或CAPEOX方案诱导化疗)→如果可切除,行经腹切除→术后化疗(通常为FOLFOX或CAPEOX);如果不可切除则继续化疗
	对选定的患者可考虑术前短程放疗而非放化疗

(待续)

（续表）

同时性转移可切除 M1	化疗［FOLFOX 或 CAPEOX 或 FOLFIRI 或 FOLFOXIRI±贝伐珠单抗（如果 KRAS 野生型用帕尼单抗或西妥昔单抗）］→再分期或同时切除转移灶和直肠原发灶，可考虑原发灶切除术前行同步卡培他滨或 5-FU 的放化疗或短程放疗
同时性转移不可切除 M1	化疗±姑息性放疗±姑息性手术（分流造瘘术）

经腹切除术包括中上部肿瘤的低位前切除术或低位肿瘤的腹会阴切除术（APR），以及直肠全系膜切除术（TME）。

技术要点

模拟定位

■ 俯卧位，腹板，充盈膀胱以避开小肠；或仰卧位体膜固定（当患者有造瘘口时）。

■ 口服造影剂。

■ 标记肛门或会阴瘢痕。

处方剂量

■ 术前同步放化疗

● 盆腔剂量 45Gy，1.8Gy/fx，原发肿瘤及受侵淋巴结同期加量至 50.4Gy，1.8Gy/fx。

● 或采用 IMRT，盆腔剂量 45Gy，1.8Gy/fx，原发肿瘤及受侵淋巴结 50Gy，2.0Gy/fx。

■ 术前短程放疗

● 25Gy，5Gy/fx。

■ 术后放化疗

  ◉ 盆腔剂量45Gy,1.8Gy/fx,如果切缘阴性,瘤床同期加量至50.4~54Gy,1.8Gy/fx,如果切缘阳性,瘤床同期加量至54~59.4Gy,1.8Gy/fx。

  ◉ 或采用IMRT,瘤床剂量54Gy,2Gy/fx,盆腔淋巴引流区剂量45.9~48.6Gy,1.7~1.8Gy/fx。

■ 根治性放化疗

  ◉ 盆腔剂量45Gy,1.8Gy/fx;如果正常组织受量允许,肿瘤同期加量至54~59.4Gy,1.8Gy/fx。

靶区定义

软组织窗勾画

■ GTV:根据指诊、内镜结果和影像学检查确定原发肿瘤和受侵的淋巴结。对于术后治疗,融合术前影像明确瘤床。

■ CTV=GTV(或瘤床)+2~3cm边界及直肠周围、骶前、髂内淋巴引流区。T4或侵及肛管的肿瘤需包括髂外淋巴引流区。如果侵及肛管可考虑包括腹股沟淋巴引流区,可使用调强放疗降低正常组织受量。APR会增加会阴切口。

■ CTV(增强)=GTV(或瘤床)+2~3cm,包括骶前间隙。

■ PTV=CTV+0.5 ~ 0.7cm,每日行IMRT。

治疗计划

■ 三维适形放射治疗或IMRT(特别是术后,不能耐受俯卧位,照射腹股沟淋巴引流区)。

■ 6~15MV光子,或根据患者腹部前后径大小使用更高能量光子。

■ 三维适形照射野

　　◉ 盆腔:PA和两个侧野

　　　PA野边界:上界,L5/S1;下界,大体病变下3cm,吻合口(低位前切除术术后),会阴瘢痕(APR术后);侧界,通常为骨盆外1.5cm(根据勾画淋巴引流区情况而定)。

　　　侧野边界:上、下界,同PA野;前界,如果髂外淋巴结未被覆盖,通常在耻骨联合的后缘,如果包括髂外淋巴结,通常在耻骨联合的前缘(根据勾画淋巴结情况而定);侧界,骶骨后缘。

■ 肿瘤加量:侧野或PA和两个侧野

　　◉ 肿瘤或瘤床外扩2～3cm。

　　◉ 后界在骶骨后缘。

■ 使用异质性校正。

随访检查

　　如果无临床症状:病史、体格检查和CEA 2年内每3～6个月检查1次,然后3年内每6个月检查1次。胸部/腹部/盆腔CT 2年内每3～6个月检查1次,然后3年内每6～12个月检查1次。1年及以后行结肠镜检查。

参考研究

新辅助放化疗

European Organisation for Research and Treatment of Cancer 22921(Bosset, *N Engl J Med* 2006; doi:10.1056/nejmoa060829)

　　此为1项cT3～4期直肠癌采用新辅助放化疗±辅助放疗与新辅

助化疗±辅助化疗四组之间的比较研究。放疗标准为45Gy,近1/3患者的手术是TME。5年内,无论辅助化疗随机分组如何,新辅助放化疗均能降低局部复发率,但不影响OS或DFS。

Fédération Francophone de Cancérologie Digestive 9203(Gérard, *J Clin Oncol* 2006; doi:10.1200/JCO.2006.06.7629)

此为1项比较新辅助放疗(45Gy常规分割)与新辅助放化疗(化疗同步5-FU联合亚叶酸钙)的研究,所有患者术后给予4个周期5-FU联合亚叶酸化疗。相比新辅助放疗,新辅助放化疗提高了pCR(11%对4%)和LC(92%对83%),但不影响手术保肛率和总生存率。

German Rectal Cancer Trail (Sauer, *J Clin Oncol* 2012-Long-Term Results; doi: 10.1200/JCO.2011.40.1836)

此为1项对T3～T4期或淋巴结阳性的直肠癌患者采用新辅助放化疗与辅助放化疗对比的研究。放化疗采用50.4Gy(辅助组加量5.4Gy)放疗和持续静脉注射5-FU化疗,两组均采用静脉滴注5-FU辅助化疗。手术采用TME。新辅助放化疗提高了局部区域控制率(10年7.1%对10.1%)和提高了那些认为需要采用APR者的手术保肛率,并且减少了急性和晚期治疗相关不良反应,但是对PFS及总生存率(10年59.6%对59.9%)无显著影响。

新辅助短程放疗

Swedish Trial (Folkesson, *J Clin Oncol* 2005; doi:10.1200/JCO. 2005.08.144)

该研究将Ⅰ～Ⅲ期直肠癌患者随机分为手术±新辅助放疗组(25Gy/5fx为期1周),1周内手术。新辅助放疗改善了局部区域复发率(9%对26%),特别是更远端肿瘤,改善了肿瘤相关生存率(72%对62%)和总生存率(38%对30%)。手术不采用TME。

Dutch Trial〔van Gijn, *Lancet Oncol* 2011; doi: 10.1016/S1470-2045(11)70097-3〕

该研究和瑞典试验类似,荷兰的试验将手术±新辅助短程放疗组(25Gy/5fx)分成5个部分进行比较。但采用的手术包括TME。虽然新辅助放疗降低了10年局部复发率(5%对10%),但新辅助放疗没能提高TME者总生存率(48%对49%)。

新辅助放化疗与短程放疗疗效对比

Trans Tasman Radiation Oncology Group 01.04(Ngan, *J Clin Oncol* 2012; doi:10.1200/JCO.2012.42.9597)

该研究已经对T3N0~2患者采用25Gy/5fx短程新辅助放疗(同瑞典和荷兰试验)并与50.4Gy同步输注5-FU新辅助放化疗进行了比较。尽管放化疗组的pCR更高,但在局部复发率(3年为短程7.5%对长程4.4%)、远处复发率(5年为27%对30%)或总生存率(5年为74%对70%)方面均无差异。对于远端肿瘤,长程放化疗有改善LC的趋势。

Polish Study(Cisel, *Ann Oncol* 2019; doi:10.1093/annonc/mdz 186; Bujko, Ann Oncol 2016; doi:10.1093/annonc/mdw062)

该研究的3期临床试验对T3~T4期直肠癌患者采用新辅助化疗+短程放疗,并与新辅助放化疗进行比较。治疗可以分为A组,25Gy/5fx→3个周期FOLFOX→手术组;B组,50.4Gy/28fx同步5-FU(70%+奥沙利铂)长程放化疗→手术组。两组之间3~4级毒性反应相似,尽管放疗剂量降低和延迟在长程放化疗中增加。R0切除率(77%对71%)和pCR(16%对2%)相似。在最初的报道中,A组3年OS更有优势,尽管两组之间的DFS相似。然而,在长期分析中,8年的OS不再有差异(两组均为49%),DFS几乎相同。两组间局部失败率无差异。

手术时机

GRECCAR-6 (Lefevre, *J Clin Oncol* 2016; doi: 10.1200/JCO. 2016. 67.6049)

该研究的3期试验比较了长程放化疗结束与根治性手术切除之间的时间间隔(7周对11周)。延迟手术与更高的pCR无关(11周为17.4%对7周为15%)。在11周组中,盆腔纤维化更严重,开腹手术转化率更高,直肠系膜切除术质量更差,总体死亡率更高(45%对32%)。由于相同的pCR和低死亡率,手术间隔7周优于11周。

Stockholm Ⅲ〔Erlandsson, *Lancet Oncol* 2017; doi: 10.1016/S1470-2045 (17) 30086-4; Erlandsson, Radiother Oncol 2019; doi: 10.1016/j.radonc.2019.03.016〕

该研究的3期非劣效性试验对比了短程放疗(延迟或不延迟手术)和长程放疗,均不行化疗。治疗分为1组,25Gy/5fx短程放疗→1周手术;2组,25Gy/5fx短程放疗→4~8周手术;3组,50Gy/25fx长程放疗→4~8周手术。在所有三个队列中,局部复发、远处转移和总生存率相似。短程放疗立即手术组有更多手术并发症的趋势。在二次分析中,短程放疗延迟手术组有最高的pCR和降期率,这与更低的局部复发率和更高的总生存率相关。

早期远端肿瘤

CALGB 8984-Sphincter-Sparing Surgery (Steele, *Ann Surg Oncol* 1999; doi:10.1007/s10434-999-0433-5)

该研究的2期临床试验研究了早期直肠腺癌(T1~2N0)局部切除后,如果T1期患者→观察,但如果T2~T3期患者→放化疗(5-FU + 54Gy/30fx)。6年的OS为85%,6年的DFS为78%。T1期患者局部失败率为4%,T2期患者局部失败率为14%。

RTOG 89-02-Anal Sphincter Preservation [Russell, *Int J Radiat Oncol Biol Phys* 2000; doi:10.1016/s0360-3016(99)00440-x]

该研究的2期临床试验评估了早期远端直肠腺癌局部切除后观察对比放化疗(根据病理结果选择5-FU联合56Gy对65Gy)的疗效,否则要求行腹会阴联合切除术。T1期患者病变位置<3cm完全切除(>3mm切缘),1~2级,没有观察到LVI,CEA正常。任何不符合以上所有标准的患者根据切缘状况被分配到两种放化疗剂量水平中的一种。局部失败率与分期相关(T1期患者为4%,T2期患者为16%,T3期患者为23%)。

ACOSOG Z6041-Neoadjuvant Chemo-RT and Local Excision [Garcia-Aguilar, *Lancet Oncol* 2015; doi:10.1016/S1470-2045(15)00215-6]

该研究的2期试验评估了T2N0远端直肠腺癌(比之前的研究更严格和应用现代的分期程序)新辅助放化疗(5-FU/奥沙利铂+50.4~54Gy)后→局部切除。对切缘阴性者进行观察,而对pT3或切缘阳性者行根治性切除术。44%的患者获得pCR,64%的患者获得降期。91%患者保留直肠,4.5年局部失败率为4%。意向治疗组3年的DFS没有预期的高,为88.2%。

CARTS Study-Chemo-RT and Transanal Endoscopic Microsurgery (Stijns, *JAMA Surg* 2019; doi:10.1001/jamasurg.2018.3752)

该研究的2期试验对T1~T3N0患者行放化疗(卡培他滨+50Gy)→再分期,如果新辅助治疗后分期为T0~T2期,行经肛门内镜显微手术(TEM)局部切除。如果对新辅助治疗反应不佳,则进行TME。85%接受了局部切除/TEM(其中74%行单纯局部切除,17%行TME,9%行挽救性TME)。60%获得pCR。5年DFS为81.6%。省略TME

不一定能避免低位前切除术。

非手术治疗

Oncological Outcomes After Clinical Complete Response in Patients With Rectal Cancer（OnCoRe）Project [Renehan, *Lancet Oncol 2015*; doi:10.1016/ S1470-2045（15）00467-2]

该研究对接受新辅助放化疗（基于5-FU+45Gy）的患者进行倾向评分匹配分析，如果患者获得了临床CR，则采用观察/观察和等待方法，而对那些没有获得临床CR的患者采用手术治疗。在观察和等待组，34%出现局部复发，其中88%接受了挽救性手术，LC不低于那些接受根治性手术的患者。观察和等待组有更高的3年无造瘘生存率（74%对47%），但两组间3年的OS相似（96%对87%）。

International Watch and Wait Database [van der Valk, *Lancet* 2018; doi:10.1016/S0140-6736（18）31078-X]

该研究纳入880例接受新辅助放化疗（基于5-FU+45~60Gy）获得临床CR的患者，对其采用观察等待策略。2年的局部复发率为25%，几乎全部位于肠壁，并主要发生于完成治疗的12个月内。对78%的局部失败患者行TME，但8%的患者通过重复局部切除得到了持续的控制。3年远处转移率为8%，5年DSS为94%，5年OS为85%。

MSKCC Retrospective（Smith, *JAMA Oncol 2019*; doi:10.1001/jamaoncol.2018.5896）

该研究为回顾性病例报道，报道了新辅助放化疗（各种方案）获得临床CR的患者采用观察等待策略与TME后pCR患者的对比结果。观察等待组的患者年龄更大，多为远端肿瘤。观察等待组局部复发率为20%，估计5年直肠保留率为79%。在这个队列中，91%的患者在局部复发后被成功治疗，然而，局部复发的患者更有可能出现远处复发(36% 对 1%)。观察等待组的 5 年 DFS 和 OS 更差(分别为 75% 对 92% 和 73% 对 94%)。

全程新辅助治疗

MSKCC Trial of Sequential Escalation of Neoadjuvant Chemotherapy [Garcia-Aguilar, *Lancet Oncol* 2015; doi: 10.1016 / S1470-2045(15)00004-2]

该研究的 2 期临床试验评估了 Ⅱ ~ Ⅲ 期直肠腺癌采用放化疗 (5 - FU + 50.4Gy)→4 个周期 mFOLFOX 化疗→TME 治疗。1 组无 FOLFOX,2 ~ 4 组分别为 TME 前接受 2、4、6 个周期 FOLFOX 化疗。随着 FOLFOX 化疗周期的增加,pCR 从 18% 提高到 38%,但这并不影响保留肛门括约肌的手术率。随着化疗量的增加,3 级不良事件增多,第 4 组患者出现了更多纤维化(可能是由于放疗和手术之间的延迟时间更长)。

Polish Long-Course RT Versus Short-Course RT With Chemotherapy Prior to TME (Bujko, *Annal Oncol* 2016; doi:10.1093/annonc/mdw062)

该研究的 3 期试验将 T3 ~ T4 期直肠腺癌患者分为 A 组,短程放疗(25Gy/5fx)+3 个周期 FOLFOX 化疗组;B 组,50.4Gy/28fx 放疗联合 5-FU/亚叶酸钙(±奥沙利铂)化疗组。两组都接受 TME。在 pCR、R0 切除、DFS 和 DM 比例方面均没有差异。然而,A 组总体毒性更低,OS 更高(3 年 OS 73% 对 65%)。

Washington University Near Total Neoadjuvant Therapy (Markovina, *Int J Radiat Oncol Biol Phys* 2017; doi:10.1016 / j. ijrobp. 2017. 05.048)

该研究的 2 期临床试验对 T3 ~ T4N0 ~ 2 直肠腺癌采用短程放疗

（25Gy/5fx）→至少4个周期FOLFOX→TME。与长程放化疗进行对比，尽管LC相似，但全程新辅助治疗组有更高的T降期和更好的DMFS。

STELLAR Study（Jin, *Ann Oncol* 2018; doi: 10.1093 / annonc / mdy281.043）

此研究为对中国的3期临床试验中期分析，Ⅱ～Ⅲ期低位直肠腺癌采用短程放疗（25Gy/5fx+4个周期CAPEOX）→TME→2个周期CAPEOX（A组）；50Gy/25fx联合卡培他滨放化疗→TME→6个周期CAPEOX（B组）。A组的化疗完成率较高，A组的一部分患者达到了直肠癌临床完全缓解（cCR）。A组的pCR也更高（26%对5%）。毒性和手术并发症发生率相似。

（陈静　译）

第25章　肛门癌

Gabrielle W. Peters, Charles E. Rutter, Kimberly L. Johung

检查

所有病例

■ 病史和体格检查（直肠和腹股沟淋巴结检查）。

■ 肛门镜检查，可在麻醉下检查和原发病灶活检。

■ 对疑似淋巴结转移建议行细针穿刺或活检。

■ 女性行盆腔及妇科宫颈涂片检查。

■ 胸部/腹部/盆腔CT ± 盆腔MRI静脉增强检查。

■ 建议PET/CT检查用于分期和治疗指导。

■ 建议HIV检测。

■ 建议生育咨询。

治疗建议

分化良好或中等的T1N0肛周癌（非肛管癌）	保证阴性肛缘的局部切除术
局限期（任何T，任何N、M0）	联合5-FU/丝裂霉素或卡培他滨/丝裂霉素的放化疗
远处转移	全身治疗±姑息性放疗
放化疗后局部复发	APR

技术要点

模拟定位

■ 仰卧位体膜固定或俯卧位腹板固定。

■ 口服肠道显影剂,并建议静脉增强。

■ 标记肛缘。

■ 定位和治疗时充盈膀胱。

■ MRI 和 PET 融合图像。

处方剂量

因 T & N 分期而异;参考 RTOG 0529。

■ T2N0 分期

◉ PTVA(原发肿瘤):50.4Gy/28fx,1.8Gy/fx。

◉ PTV_{42}(淋巴结):42Gy/28fx,1.5Gy/fx。

■ T3 ~ T4N0 分期

◉ PTVA(原发肿瘤):54Gy/30fx,1.8Gy/fx。

◉ PTV_{45}(淋巴结):45Gy/30fx,1.5Gy/fx。

■ N+分期

◉ PTVA(原发肿瘤):54Gy/30fx,1.8Gy/fx。

◉ PTV_{54}(LN+>3.0cm):54Gy/30fx,1.8Gy/fx。

◉ PTV_{50}(LN+≤3.0cm):50.4Gy/30fx,1.68Gy/fx。

◉ PTV_{45}(LN-):45Gy/30fx,1.5Gy/fx。

靶区勾画

根据 RTOG 肛肠轮廓图谱使用软组织窗口进行靶区勾画。

■ GTVA:基于查体、CT、MRI 和(或)PET 的原发肿瘤。

■ GTV_{54}：受累淋巴结>3.0cm。

■ GTV_{50}：受累淋巴结≤3.0cm。

■ CTVA=GTVA+2.5cm，不包括骨和空气。

■ $CTV_{54}=GTV_{54}+1cm$。

■ $CTV_{50}=GTV_{50}+1cm$。

■ CTV_{45}或CTV_{42}：选择性淋巴引流区。

■ 髂血管外7~8mm，避开肌肉和骨骼。

■ 建议将勾画受累的淋巴结外扩10mm。

■ 腹股沟淋巴结可能离血管更远，可能需要外扩。

CTVA靶区勾画（直肠、骶前、髂内）

下盆腔

■ 包括GTVA。

■ 整个直肠系膜到盆底。

■ 除非坐骨直肠窝受侵，否则不包括肛提肌。

■ 病灶下2cm；肛周2cm。

■ 任何受侵区域周围外扩1~2cm直到骨骼。

中盆腔

■ 直肠和直肠系膜。

■ 膀胱边缘的髂内肌。

■ 后界和侧界为骨盆侧壁肌肉组织或骨骼的边缘。

■ 前界包括膀胱后壁1cm。

■ 至少包括后方的闭孔内血管。

上盆腔

■ 直肠周围组织的上界是直肠乙状结肠交界处或距肉眼可见病变至少2cm。

■ 淋巴引流区上界至髂总动脉的分叉处(骨性标志是骶骨岬)。

CTVB靶区勾画(髂外)

■ 包括闭孔血管下方的髂外到腹股沟区域(骨性标志是耻骨上缘)。

CTVC靶区勾画(腹股沟)

■ 整个靶区向下包括大隐静脉/股骨交界处下方2cm处。

■ PTV=CTV+0.5～0.7cm,每日IGRT。

治疗计划

■ IMRT。

■ 通常采用6MV光子。

■ 使用异质性校正。

随访检查

8~12周直肠指检评估治疗反应。

■ 如果疾病进展,活检并重新分期。

　● 如果局部进展,挽救性行APR。

　● 如果转移,则进行全身治疗。

■ 如果稳定,4周后重新评估。

　● 如果进展,处理方法同前所述。

◉ 如果肿瘤持续/缓慢减小,每3个月密切监测1次。

■ 如果CR,则进行以下检查。

◉ 病史、体格检查和直肠指检,5年内每3～6个月1次。

◉ 肛门镜检查,3年内每6～12个月1次。

◉ 胸部/腹部/盆腔增强CT或胸部CT平扫和腹部/盆腔增强MRI检查,3年内每年1次。

参考研究

放化疗对放疗

United Kingdom Coordinating Committee on Cancer Research Trial [*Lancet* 1996; doi: 10.1016/S0140-6736(96)03409-5]

该研究在两项随机试验中的第1项比较了放疗(常规45Gy+外照射加量15Gy或近距离照射加量25Gy)±同步5-FU/丝裂霉素化疗(T1N0患者被排除在外)。同步放化疗显著提高了患者的LC(3年LC 61%对39%),降低了肛门癌相关死亡率(28%对49%),但没有提高OS(65%对58%),这可能是由于单纯放疗组进行了有效的挽救性手术。

放化疗对放疗

EORTC Trial (Bartelink, *J Clin Oncol* 1997; doi: 10.1200/JCO.1997.15.5.2040)

另1项回顾性研究将患者随机分为放疗组(45Gy+推量15～20Gy)±同步5-FU/丝裂霉素化疗。该试验纳入T3～T4期和(或)N+期患者。同步放化疗组改善了5年局部区域控制率(68%对50%)、无结肠造瘘生存率(72%对40%),以及PFS(61%对43%)。与英国癌症研究协调委员会研究一样,由于有效的挽救性手术,总生存率(57%

对52%)没有差异。

丝裂霉素的作用

Intergroup Trial（Flam, *J Clin Oncol* 1996; doi: 10.1200/JCO.1996.14.9.2527）

由于丝裂霉素具有显著的血液学毒性,该试验研究了基于5-FU的放化疗(45～50.4Gy)±丝裂霉素治疗任何分期的310例肛门癌患者的有效性。含有丝裂霉素组明显降低了结肠造瘘率(9%对23%),提高了无结肠造瘘存活率(71%对59%)和DFS(73%对51%),尽管代价是更高的4～5级毒性反应率(23%对7%)。

5-FU/丝裂霉素对诱导和同步5-FU/顺铂

RTOG 9811 Long-Term Results（Gunderson, *J Clin Oncol* 2012; doi:10.1200/JCO.2012.43.8085）

该试验将T2～T4 N0～3期肛门癌的患者随机分为5-FU/丝裂霉素45～59Gy放化疗组(2个周期5-FU/顺铂)和诱导化疗联合5-FU/顺铂45～59Gy放化疗组。因为该试验试图解决两个问题,包括诱导化疗的益处和顺铂代替丝裂霉素的功效,所以结果有些难以解释。然而,使用5-FU/丝裂霉素可以改善5年的结果(DFS 68%对58%;OS 78%对71%;无结肠造瘘生存率72%对65%)。

5-FU/丝裂霉素对5-FU/顺铂;维持化疗

ACT-Ⅱ Trail（James, Lancet Oncol 2013; doi: 10.1016/S1470-2045(13)70086-X）

该试验采用随机分配法,将无转移患者随机分配到50.4Gy联合5-FU/丝裂霉素放化疗组与50.4Gy联合5-FU/顺铂放化疗组,放化疗后行2个周期5-FU/顺铂维持化疗组或观察组。中位随访5年,5-FU/丝裂霉素治疗组与5-FU/顺铂治疗组间的患者无结肠造瘘生存率、PFS或OS均没有显著差异,且放化疗后维持化疗组也没有观察到获益。

疾病反应评估

Post-Hoc Analysis ACT- II Trial [Glynne-Jones, *Lancet Oncol* 2017; doi:10.1016/S1470-2045(17)30071-2]

放化疗开始后第11、18、26周评估所有患者局部反应。cCR患者局部反应率逐渐升高(25%~78%),早、晚出现反应的患者间的5年OS(84%~86%)或PFS(75%~80%)均没有差异。这为同步放化疗6个月后挽救性手术前继续监测疾病好转提供了依据。

诱导化疗;放疗剂量加强

UNICANCER ACCORD-III (Peiffert, *J Clin Oncol* 2012; doi:10.1200/JCO.2011.35.4837)

该试验为随机研究,依据疾病临床反应,随机分为标准放化疗组(45Gy/25fx同步5-FU/顺铂)±2个周期5-FU/顺铂诱导化疗联合标准剂量加量15Gy或20~25Gy。两组之间的5年局部控制率、无结肠造瘘生存率、特异性生存率或总生存率均无差异,该研究表明诱导化疗联合高剂量放疗对患者无益。

IMRT

RTOG 0529 (Kachnic, *Int J Radiat Oncol Biol Phys* 2013; doi:10.1016/j.ijrobp.2012.09.023)

此为基于靶区定义和剂量指南的1项评估T2~4/N0~3肛门癌的IMRT加量的II期试验研究。与常规放射治疗(RTOG 9811)相比,IMRT改善了2级+血液学毒性和3级+皮肤和胃肠道毒性,LC相当。

卡培他滨替代5-FU

Capecitabine With Mitomycin Reduces Acute Hematologic Toxicity and Treatment Delays in Patients Undergoing Definitive Chemoradiaiton Using IMRT for Anal Cancer（Goodman, *Int J Radiat Oncol Biol Phys* 2016; doi:10.1016/j.ijrobp.2017.03.022）

该研究回顾性分析了107例在纪念斯隆-凯特琳癌症中心接受调强放疗（RTOG 0529）第1天和第29天输注5-FU（1000mg/m² 超过4天）或卡培他滨（825mg/m², BID, 周一至周五）治疗的非转移性肛门癌患者。5-FU组患者3级及以上急性中性粒细胞减少更严重,更有可能需要中断治疗和(或)降低化疗剂量。接受卡培他滨治疗的患者的中位随访时间为22个月,两组患者在总生存率、局部区域复发、结肠造瘘生存率或远处转移方面没有差异。

Contouring Atlas（Myerson, *Int J Radiat Oncol Biol Phys* 2009; doi: 10-1016/j-ijrobp.2008.08-070）

直肠肛门癌适形治疗选择性CTV范围:放射治疗肿瘤学组勾画共识。

胃肠治疗计划的限制剂量

胃肠癌症的治疗范围从宫颈区域到肛门,放疗技术和剂量模式均较多。因此,医生要根据临床判断来为患者制订个性化的治疗方案,这一点是很重要的。以下是根据最近的试验方案和机构经验改编的常规分割和SBRT的指南。

食管癌和胃癌

器官	限制形式	默认值	可接受值	来源
肺	V_{30Gy}	<20%	<25%	NRG GI-006
肺	V_{20Gy}	<25%	<30%	RTOG 1010
肺	V_{10Gy}	<40%	<50%	RTOG 1010
肺	V_{5Gy}	<65%	<75%	NRG GI-006
肺	平均	<20Gy	<21Gy	NRG GI-006
脊髓	Max	45Gy	50Gy	NRG GI-006
心脏	Max	52Gy	54Gy	NRG GI-006
心脏	平均	<32Gy	<34Gy	RTOG 1010
心脏	V_{40Gy}	<50%	<55%	NRG GI-006
肝	V_{30Gy}	<30%	<40%	NRG GI-006
肝	平均	<21Gy	<25Gy	NRG GI-006
肾	V_{20Gy}	<30%		
左肾	V_{20Gy}	<30%	<40%	RTOG 1010
左肾	平均	<18Gy		QUANTEC
右肾	V_{20Gy}	<30%	<40%	NRG GI-006
右肾	平均	<18Gy		QUANTEC
胃-PTV	Max	50Gy		
胃	平均	<40Gy	<45Gy	NRG GI-006
小肠	Max	52Gy	54Gy	NRG GI-006

(待续)

（续表）

器官	限制形式	默认值	可接受值	来源
小肠	V_{45Gy}	<135mL		
大肠	Max	52Gy	54Gy	NRG GI-006

NRG,神经肿瘤学研究组;QUANTEC,临床工作中正常组织效应定量分析。

胰腺癌

器官	限制形式	默认值	可接受值	来源
脊髓	Max	45Gy	50Gy	RTOG 1201
肝	平均	<28Gy		RTOG 1201
肾	V_{20Gy}	<30%		
左肾	平均	<18Gy		QUANTEC
右肾	平均	<18Gy		QUANTEC
胃	Max	54Gy		
胃	V_{50Gy}	<5mL		RTOG 1201
胃	V_{45Gy}	<75mL		RTOG 1201
小肠	Max	54Gy		
小肠	V_{50Gy}	<10mL		RTOG 1201
小肠	V_{45Gy}	<135mL		RTOG 1201
大肠	Max	55Gy	60Gy	

直肠癌

器官	限制形式	默认值	可接受值	来源
小肠	Max	50Gy	54Gy	
小肠	V_{45Gy}	<150mL	<195mL	
小肠	V_{30Gy}	<300mL		
大肠	Max	55Gy	60Gy	
膀胱	Max	50Gy	55Gy	RTOG 0822

（待续）

（续表）

器官	限制形式	默认值	可接受值	来源
膀胱	平均	<40Gy	<44Gy	NRG GI-002
膀胱	V_{45Gy}	<40%	<50%	
左股骨头	Max	50Gy		RTOG 0822
左股骨头	V_{45Gy}	<5%		NRG GI-002
左股骨头	V_{40Gy}	<40%		NRG GI-002
左股骨头	V_{30Gy}	<50%		NRG GI-002
右股骨头	Max	50Gy		RTOG 0822
右股骨头	V_{45Gy}	<5%		NRG GI-002
右股骨头	V_{40Gy}	<40%		NRG GI-002
右股骨头	V_{30Gy}	<50%		NRG GI-002

肛管癌

器官	限制形式	默认值	可接受值	来源
小肠	Max	<50Gy	54Gy	RTOG 0529
小肠	V_{45Gy}	<20mL		RTOG 0529
小肠	V_{35Gy}	<150mL		RTOG 0529
小肠	V_{30Gy}	<200mL		RTOG 0529
大肠	V_{45Gy}	<20mL	Max 60Gy	RTOG 0529
大肠	V_{35Gy}	<150mL		RTOG 0529
大肠	V_{30Gy}	<200mL		RTOG 0529
膀胱	V_{50Gy}	<5%	Max 55Gy	RTOG 0529
膀胱	V_{40Gy}	<35%		RTOG 0529
膀胱	V_{35Gy}	<50%		RTOG 0529
左股骨头	V_{44Gy}	<5%	Max 50Gy	RTOG 0529
左股骨头	V_{40Gy}	<35%		RTOG 0529
左股骨头	V_{30Gy}	<50%		RTOG 0529
右股骨头	V_{44Gy}	<5%	Max 50Gy	RTOG 0529

（待续）

（续表）

器官	限制形式	默认值	可接受值	来源
右股骨头	V_{40Gy}	<35%		RTOG 0529
右股骨头	V_{30Gy}	<50%		RTOG 0529
左髂骨	V_{50Gy}	<5%		RTOG 0529
左髂骨	V_{40Gy}	<35%		RTOG 0529
左髂骨	V_{30Gy}	<50%		RTOG 0529
右髂骨	V_{50Gy}	<5%		RTOG 0529
右髂骨	V_{40Gy}	<35%		RTOG 0529
右髂骨	V_{30Gy}	<50%		RTOG 0529
男性外生殖器	V_{40Gy}	<5%		RTOG 0529
男性外生殖器	V_{30Gy}	<35%		RTOG 0529
男性外生殖器	V_{20Gy}	<50%		RTOG 0529

胃肠 SBRT 5 次

器官	限制形式	默认值	可接受值	来源
肝	V_{12Gy}	<50%		Herman*
肝 – ITV	<15Gy	>700mL	<21Gy	
脊髓	Max	30Gy		
食管	Max	35Gy		
食管	$V_{27.5Gy}$	<5mL		
胃	Max	33Gy		
胃	V_{28Gy}	<5mL		
心脏	Max	38Gy		
心脏	V_{32Gy}	<15mL		
肺 – ITV	V_{20Gy}	<7%		
肺 – ITV	平均	<7Gy		
肾	V_{12Gy}	<75%		Herman*
肾	<17.5Gy	>200mL		

（待续）

（续表）

器官	限制形式	默认值	可接受值	来源
皮肤	Max	32Gy		
胸壁	V_{30Gy}	<30mL		
胸壁	V_{60Gy}	<1mL		
小肠	Max	33Gy		Herman[*]
小肠	V_{18Gy}	<5mL		
大肠	Max	35Gy		
大肠	V_{25Gy}	<20 mL		

[*] SBRT 治疗二期多机构实验（Herman, Cancer 2015; doi:10.1002/cncr. 29161）

（陈静　译）

第 6 部分

妇科肿瘤

第26章　卵巢癌

James Laird，Joan R. Tymon-Rosario，Shari Damast

检查

所有病例

■ 病史和体格检查（病史和家族史、腹部和盆腔检查）。

■ 经阴道超声对附件或盆腔肿块进行初步评估。

■ 或腹部/盆腔CT/MRI，胸部成像（胸部X线检查或CT）。

■ 胃肠道的临床评估和乳腺钼靶检查。

■ 胸部影像（胸部X线检查或CT）。

■ CBC、尿素氮/肌酐、肝功能、CA-125。

■ 其他肿瘤标记物/实验室检查（CEA、CA19-9、AFP、LDH、β-HCG）。

■ 病理诊断后：可剖腹手术，收集腹水/冲洗液，全腹子宫切除术（TAH），双侧输卵管-卵巢切除术（BSO），全腹探查，网膜切除术，随机腹膜活检，腹主动脉/盆腔淋巴结清扫，以及切除任何组织病变。

■ 非手术患者的病理：细针穿刺、组织活检或穿刺。

■ 遗传风险评估：BRCA1/2检测。

希望保留生育能力的患者

可向生殖内分泌科医生咨询冷冻保存卵子。年轻非上皮性或ⅠA期上皮性肿瘤患者可保留生育能力（BSO或单侧输卵管-卵巢切除术和综合手术分期）。

卵巢上皮癌分期术后辅助治疗的治疗建议

Ⅰ A/B Gr1 期	观察
Ⅰ A/B Gr2 期	观察
	或以铂类为基础的联合化疗*3~6个周期
Ⅰ A/B Gr3 期，Ⅰ C 期，或透明细胞	以铂类为基础的联合化疗*3~6个周期
Ⅱ 期	以铂类为基础的联合化疗*6个周期→PARP 抑制剂维持治疗+
Ⅲ~Ⅳ 期	以铂类为基础的联合化疗*6个周期±贝伐珠单抗△→PARP 抑制剂维持治疗+
不具备外科手术条件/不能达到满意的肿瘤细胞减灭术	以铂类为基础的联合化疗*3~6个周期±贝伐珠单抗△→手术分期→3~6个周期化疗±贝伐珠单抗△→PARP 抑制剂维持治疗+
盆腔/腹部复发	初级治疗结束后>6个月(铂敏感型)，可行肿瘤细胞减灭术，再以铂类为基础的联合化疗*6个周期±贝伐珠单抗△→PARP 抑制剂维持治疗+
	初级治疗结束后<6个月(铂耐药型)或疾病持续存在(铂难治型)：考虑细胞减灭术，考虑其他的全身化疗药物±贝伐珠单抗
	可考虑局部/累及野放疗(IFRT)，局部复发病灶 SBRT 或姑息性放疗
全腹放射治疗	历史治疗方案；现不作为标准治疗方案

*铂类为基础的联合化疗：首选紫杉醇/卡铂。

+尤其是 BRCA1/2 突变或同源重组缺陷。

△BRCA 1/2 阴性并且有很高的复发风险(例如，胸腔积液或腹水)。

技术要点

局部复发性疾病的 IFRT 模拟定位

■ 仰卧,体位固定(体膜,也可采用 Alpha Cradle 或 Vac-Lok 真空垫)。

■ 考虑静脉及口服造影剂。

■ CT 层厚 2~3mm。

■ 盆腔复发,上肢放在胸前,站直。

■ 对于腹主动脉旁淋巴结复发,举起上肢,扫描部位包括隆突。

■ 腹股沟复发,蛙腿定位。

■ 对于阴道或阴道旁复发,考虑扫描膀胱充盈和排空情况以确定 ITV 范围。

局部复发性疾病的 IFRT 处方剂量

■ 1.8~2Gy 为标准单次剂量。

■ 亚临床病灶给予 45~50.4Gy。

■ 大体病灶考虑提高到 54~66Gy,需考虑 OAR 耐受剂量。

■ IMRT 或 3D-CRT ± 近距离放射治疗可能为更优治疗选择。

■ 对于 SBRT 有几种剂量分割模式,包括 24Gy/3fx、25~30Gy/5fx。

局部复发性疾病 IFRT 的靶区勾画

■ GTV:大体病变。

■ CTV 用于淋巴结复发:应包括受累的淋巴引流区,要参考术前和(或)化疗前的影像学资料,以确保覆盖足够的风险区域,可延伸至邻近未累及的区域。

◉ 对于盆腔淋巴引流区CTV,RTOG推荐盆腔血管周围7mm
范围。包括整个腹股沟和腹主动脉旁淋巴引流区CTV。

■ CTV用于非淋巴结复发:包括大体肿瘤及其周围区域,以及
显微镜下肿瘤区域,不包括未涉及的临床结构。根据器官运
动,考虑ITV范围。

■ 注:患者可能同时有多个区域复发或邻近区域多个病灶。因
此,确定CTV的范围前要严格检查所有先前的影像学资料,
以确保风险区域的覆盖范围。

■ PTV:根据区域性和可复发性,CTV+3～7mm。

局部复发性疾病IFRT的治疗计划

■ IMRT或3D-CRT ± 近距离放疗。

■ 如果使用3D-CRT用高能光子,IMRT采用6～10MV光子。

■ kV/kV或CBCT每日扫描。

随访检查

如无临床症状:2年内每2～4个月复查,之后3年每6个月复查,5
年后每年复查1次;复查项目应包括妇科检查;CA-125或其他初始升
高的肿瘤标记物;胸腔/腹腔/盆腔CT、MRI、PET/CT或其他临床检查。

参考研究

IFRT for Locoregionally Recurrent Ovarian Cancer(Brown,*Gy-necol Oncol* / 2013;doi: 10.1016/j.ygyno.2013.04.469)

该研究回顾性分析102例局部淋巴结转移或淋巴结外复发的卵
巢上皮细胞癌患者,患者采用IFRT治疗。5年的OS和PFS分别为

40%和24%。35%的患者在IFRT治疗后中位38个月发生无疾病状态。8例透明细胞患者5年OS和PFS较高(75%~88%)。可以肯定的是IFRT可在部分患者中可有较好的LC和DFS。

GOG 7602(Young,*J Clin Oncol* 2003; doi: 10.1200/JCO.2003. 02.154)

该研究纳入229例ⅠA/B Gr3期、ⅠC期或Ⅱ期无肉眼残留病灶的卵巢癌患者,随机分为^{32}P组、环磷酰胺+顺铂组。化疗组的复发率和死亡率呈下降趋势。^{32}P组有7%的患者分布不均匀,小肠穿孔率为3%,因此,作者认为化疗是首选的治疗方法。

Pelvic RT Versus WART[Dembo,*Cancer* 1985; doi:10.1002/1097-0142(19850501)55:9+<2285::AID-CNCR2820551436>3.0.CO;2-4]

该研究纳入190例ⅠB期及Ⅱ期无症状患者,随机分为盆腔放疗组、盆腔放疗+苯丁酸氮芥组、全腹放射治疗组,在完全切除的患者中,全腹放射治疗组较盆腔放疗+苯丁酸氮芥组改善了5、10年OS(10年OS,64%对40%)。

Chemo Versus WART-Genova Trail(Chiara,*Am J Clin Oncol* 1994; doi:10.1097/00000421-199402000-00016)

该研究为现代化疗与全腹放射治疗对比研究,由于试验效果不理想而提前终止试验,共70例患者,随机入组,化疗组5年OS为71%,全腹放射治疗组53%(P=0.16)。全腹放射治疗毒性反应更大。

SBRT for OligoMetastatic Ovarian Cancer(Lazzari,*Int J Radiat Oncol Biol Phys* 2018; doi:10.1016/j.ijrobp .2018.03.058)

该研究单中心回顾性分析82例患者寡复发或寡转移性156个病灶,不适合手术治疗,存在某种化疗禁忌。给予局部放疗,最常见的剂量为8Gy×3fx(57%),5Gy×5fx(22%)。2年LC为68%,PFS为18%。

中位全身治疗间隔为7.4个月（2～49个月）。无3级或4级毒性报道。SBRT具有良好的LC，对于暂不能接受其他治疗的患者可以延迟进一步的全身治疗。

GOG 213（Coleman, *N Engl J Med* 2019; doi:10.1056/ NEJMoa 1902626）

该研究纳入485例铂敏感复发卵巢癌患者，随机分为二次肿瘤细胞减灭术+铂类化疗联合贝伐单抗（84%）组和单纯化疗联合贝伐单抗组。尽管二次肿瘤细胞减灭术组PFS有改善的趋势（中位数为18.9个月对16.2个月），但OS有恶化的趋势（平均51个月对65个月，$P=0.08$）。

SOLO1（Moore, *N Engl J Med* 2018; doi: 10.1056/ NEJMoa 1810858）

该研究纳入391例晚期、高分期、BRCA相关的浆液性或子宫内膜样卵巢癌患者，对铂类化疗至少有部分疗效，随机分为奥拉帕利或安慰剂维持治疗组。388例患者有种系BRCA突变，无患者接受贝伐单抗治疗。奥拉帕利维持治疗组PFS优势明显，中位数随访41个月，奥拉帕利维持治疗组的疾病进展或死亡风险比安慰剂组低70%（3年，60%对27%）。

VELIA（Coleman, *N Engl J Med* 2019; doi: 10.1056/ NEJMoa 1909707）; **PRIMA**（Gonzalez-Martin, *N Engl J Med* 2019; doi:10.1056/ NEJMoa1910962）; **PAOLA-1**（Ray-Coquard, *N Engl J Med* 2019; doi: 10.1056/ NEJMoa1911361）

该研究通过3个随机对照试验比较PARP抑制剂对Ⅲ～Ⅳ期卵巢癌一线铂类为基础化疗后的维持疗效，不管BRCA突变状态如何。在3个试验中，PARP抑制剂（维拉帕利、尼拉帕利或奥拉帕利）维持治疗均改善PFS。HRD阳性(半数以上)明显受益于PARP抑制剂的维持治疗;对于HRD阴性的患者,尼拉帕利可使PFS显著升高,而奥拉帕利和维拉帕利没有。

GOG 218(Burger, *N Engl J Med* 2011; doi: 10.1056 / NEJMoa 1104390; Tewari, J Clin Oncol 2019; doi:10.1200/JCO.19.01009)

该研究纳入1873例未完全切除的Ⅲ~Ⅳ期卵巢癌患者,1:1:1随机分为卡铂/紫杉醇+安慰剂组,卡铂/紫杉醇+贝伐单抗组,卡铂/紫杉醇+贝伐单抗+贝伐单抗维持治疗组。卡铂/紫杉醇+贝伐单抗+贝伐珠单抗维持治疗组可改善PFS(中位数为14.1个月,安慰剂组为10.3个月),亚组分析显示Ⅳ期患者的OS获益。

ICON 7[Oza, *Lancet Oncol* 2015; doi:10.1016/ S1470-2045(15) 00086-8]

该研究纳入1528例新诊断为高危早期(FIGO Ⅰ~Ⅱa期、3级或透明细胞癌)或Ⅱb~Ⅳ期卵巢癌的患者,随机分为接受卡铂/紫杉醇化疗联合或不联合贝伐单抗治疗两组。联合贝伐单抗组总有效率(67%对48%)、中位PFS(24个月对22个月)和3级或4级不良事件增加(66%对56%)。除了联合贝伐单抗治疗的预后不良,患者的OS获益外,其余OS或总体生活质量没有差异。

SOLO2/ENGOT-Ov21[Pujade-Lauraine, *Lancet Oncol* 2017; doi: 10.1016/ S1470-2045(17)30469-2]

该研究纳入295例铂敏感复发型BRCA相关的高级别浆液性或子宫内膜样卵巢癌患者,之前至少接受过二线化疗,2:1随机分为奥拉帕利组或安慰剂组。研究结果显示接受奥拉帕利治疗的患者PFS获益(19.1个月对5.5个月)。

ENGOT-OV16/NOVA（Mirza, *N Engl J Med* 2016; doi: 10.1056 / NEJMoa 1611310）; ARIEL3［Coleman, *Lancet* 2017; doi: 10.1016 / S0140-6736(17)32440-6］

两项随机对照试验证明不论BRCA突变状态如何,使用PARP抑制剂(尼拉帕利或卢卡帕利)维持治疗,复发性铂敏感性卵巢癌获得了更好的缓解率和PFS。BRCA突变肿瘤获益最大,其次是HRD阳性和BRCA野生型肿瘤。

OCEANS（Aghajanian, *J Clin Oncol* 2012; doi: 10.1200/ JCO. 2012. 42.0505; Aghajanian, *Gynecol Oncol* 2015; doi: 10.1016 / j. ygy-no.2015.08.004）

该研究纳入484例铂敏感复发性卵巢癌患者,随机分为卡铂联合吉西他滨+贝伐珠单抗组或安慰剂组,治疗6～10个周期,然后用贝伐珠单抗或安慰剂维持治疗。贝伐珠单抗组可改善PFS(中位12.4个月对8.4个月)和ORR,OS无差异。

（杨微　译）

第27章　子宫内膜癌

James Laird, Yi An, Shari Damast

检查

所有病例

■ 病史和体格检查应包括妇科病史及盆腔检查。

■ 子宫内膜活检(如组织不充分可行刮宫术)。

■ 胸部影像检查。

■ CBC。

注意事项

■ 如临床或影像学怀疑直肠或膀胱受侵,应在麻醉下行膀胱镜
及肠镜检查。

■ 腹部CT、盆腔增强CT,需静脉注射或口服造影剂。

■ 如果要保留生育功能或怀疑子宫外受侵应行MRI。

■ 肝功能,代谢功能全套测试,CA-125。

■ 如果年龄<50岁,并有子宫内膜和(或)结肠直肠癌的家族史,
则进行遗传检测。

治疗建议

FIGO分期TH/BSO+分期手术后的治疗建议

手术分期包括盆腔 ± 腹主动脉旁淋巴结取样/清扫;对高危组织
学类型应行腹膜冲洗和网膜切除术。

早期子宫内膜样病变

分级	G1级	G2级	G3级
ⅠA期无MMI	观察	观察	IVRT

分级 （期）		G1级		G2级		G3级	
		−LVSI	+LVSI	−LVSI	+LVSI	−LVSI	+LVSI
ⅠA	年龄< 60岁	观察	观察或 IVRT	观察	IVRT	IVRT	
	年龄≥ 60岁	观察或 IVRT	IVRT或 观察	IVRT或 观察			
ⅠB		IVRT或 观察	IVRT	IVRT	IVRT或 WPRT	IVRT或 WPRT	WPRT或 IVRT
Ⅱ		IVRT	IVRT或 WPRT	IVRT或WPRT		WPRT±IVRT	

IVRT，阴道近距离放疗；MMI，肌层侵犯；WPRT，整个盆腔放射治疗。

■ 其他病理因素，包括肌层侵犯深度，子宫下段受累，宫颈腺体受累，肿瘤大小，淋巴结切除的情况、宫颈间质侵犯深度（Ⅱ期）。

■ GOG高-中风险定义：年龄>70岁，有1个RF，年龄>50岁有2个RF，年龄<50岁有3个RF。RF：G2～3，LVSI，侵犯深肌层。

■ PORTEC高-中风险定义：年龄>60岁，ⅠB期或3级；任何年龄出现宫颈腺体受累。

■ 对于高危组织，如浆液性癌、透明细胞癌、未分化/去分化癌、癌肉瘤，许多机构建议化疗联合IVRT。有些机构认为联合WPRT。

晚期/不能耐受手术/复发的治疗建议

ⅢA～ⅣA期	手术→放化疗→化疗
	或手术→化疗→EBRT→化疗
	或手术→化疗→EBRT
	注:IVRT可用于EBRT的补充治疗,尤其是对于宫颈间质侵犯
ⅣB期	肿瘤减灭术→化疗
不完整的分期手术	影像学检查+考虑存在危险因素时外科再次分期手术,然后按如上所述辅助治疗
不能耐受手术	单纯腔内近距离放疗(ⅠA期,侵犯子宫内膜浅肌层,1级,2级)
	EBRT+腔内近距离放疗(如>ⅠA期)
先期无EBRT阴道残端复发	EBRT+近距离放疗±化疗

IVRT技术要点

模拟定位

■ 仰卧,下肢置于马镫内。

■ 个体化阴道筒(2～4cm)置于体内,带有外部固定装置,确保治疗探头接触到阴道黏膜和顶端。

■ 排空膀胱以保障患者的舒适感。

■ 扫描前1小时考虑口服造影剂。

■ CT层厚1～2mm,从骨盆中部开始扫描。

处方剂量

■ 术后HDR的IVRT:可给予黏膜下0.5cm,3×6～7Gy/fx或4×5.5Gy/fx;也可给予黏膜表面3×10～10.5Gy/fx、5×6Gy/fx或6×4Gy/fx。

- 术后给予 HDR IVRT 补量：WPRT 给予 45Gy 后，黏膜表面 2 ~ 3 × 4 ~ 6Gy/fx。
- 对不可手术的 ⅠA 期患者单纯行 HDR 腔内近距离放疗：4 × 8.5Gy/fx、5 × 7.3Gy/fx 或 6 × 6.4Gy/fx；或处方剂量至宫腔内源中点外 2cm［或根据美国近距离放射治疗学会（ABS）至 CTV］：6 × 6.4Gy/fx 或 7 × 5.7Gy/fx。
- 对于 > ⅠA 期不可手术患者，EBRT 45Gy 后，再行 HDR 腔内近距离放疗：2 × 8.5Gy/fx、3 × 6.3Gy/fx 或 4 × 5.2Gy/fx，处方剂量至宫腔内源中点外 2cm（或根据 ABS 至 CTV）。GTV 的放射等效周剂量（EQD2）达 80 ~ 90Gy。
- WBRT 45Gy 后行 HDR IVRT：如肿瘤厚度 <0.5cm 给予黏膜下 0.5cm 5 × 4 ~ 5.5Gy/fx；如果肿瘤厚度 >0.5cm，则进行插植近距离放射治疗。

靶区勾画

- 阴道顶端 3 ~ 5cm。

计划和治疗

- 阴道残端愈合后开始，通常为术后 6 ~ 8 周。
- 2 ~ 3 次/周或根据剂量决定。

EBRT 技术要点

模拟定位

- 对于采用 IMRT 治疗患者，模拟和治疗中仰卧位热塑膜固定。
- 充盈膀胱。分别对膀胱充盈和排空状态进行扫描，以确定

ITV 范围。

■ 并给予静脉注射或口服造影剂,同时用阴道造影剂或填塞物对阴道进行标记。

■ 层厚≤3mm;从耻骨下界下方扫描至在 L2/L3 以上,如果包括腹主动脉旁淋巴结扫描上界至隆突。

处方剂量

■ 45 ~ 50.4Gy, 1.8Gy/fx,盆腔淋巴结序贯加量可至60Gy或同步加量至55Gy, 2.2Gy/fx。对于大病灶加量,必须考虑肠道的剂量限制。

靶区勾画

■ CTV$_{阴道穹隆}$=阴道残端+考虑膀胱、直肠的充盈度及阴道动度的ITV 外扩 1 ~ 2cm。

■ CTV$_{血管}$=髂总、髂外(下至股骨头),闭孔及髂内淋巴区外扩7mm,避开骨骼、肌肉和其他正常器官;如宫颈受累包括骶前淋巴结引流区;如为ⅢC2期或多个淋巴结阳性应包括腹膜后淋巴引流区。

■ PTV$_{阴道穹隆}$=CTV$_{阴道穹隆}$+1.0cm。

■ PTV$_{血管}$=CTV$_{血管}$+0.7cm。

计划/治疗

■ 术后WPRT采用IMRT以减少胃肠道及泌尿系毒性。

■ 高能量光子(10 ~ 18MV)。

■ IMRT每日扫描用kV/kV或CBCT进行(机构首选)。

随访检查

如果无临床症状,病史和体格检查:2年内每3~6个月复查1次,其后可每6个月或每年复查1次,CA-125(可选)、影像学检查、阴道细胞学检查可根据临床情况选择。

参考研究

(注:FIGO 1988分期用于2011年以前的研究)

PORTEC-1(Nout, *J Clin Oncol* 2011; doi: 10.1200/JCO.2010. 32.4590)

该研究纳入714例ⅠB期(G2级~3级)或ⅠC期(G1级~2级)并且无ⅠC期G3级的子宫内膜癌患者,已行全子宫及双附件切除,未行盆腔淋巴结清扫,术后随机分为EBRT 46Gy组和观察组。15年的LRR为5.8%对15.5%,EBRT组获益;OS无明显差异。EBRT组有较高的长期毒性反应。

GOG-99(Keys, *Gynecol Oncol* 2004; doi: 10.1016/j.ygyno.2003. 11.048)

该研究纳入448例行全子宫及双附件切除+选择性盆腔及腹主动脉旁淋巴结清扫术的子宫内膜癌患者,临床分为ⅠB期、ⅠC期和ⅡA期(隐匿性疾病)。分为随机观察组和术后盆腔EBRT 50.4Gy组,EBRT可降低2年复发率(3%对12%),OS无差异。

MRC ASTEC and NCIC CTG EN.5[Biake, *Lancet* 2009; doi: 10.1016/S0140-6736(08)61767-5]

该研究纳入905例Ⅰ~ⅡA期子宫内膜癌患者,包括ⅠA~ⅠB期G3级、ⅠC期(G1~3级),以及浆液性乳头状或透明细胞癌及所有

ⅡA期。常规 EBRT 40~46Gy 和观察组进行比较,两组均可行 IVRT,5年 OS 或 DSS 无差异。

PORTEC-2 [Nout, *J Clin Oncol* 2009; doi: 10.1200/JCO. 2008. 20.2424 & Lancet 2010; doi:10.1016/S0140-6736(09)62163-2]

该研究纳入 427 例全子宫及双附件切除的中高危子宫内膜癌患者:年龄>60 岁,ⅠC 期(G1~2 级)或ⅠB 期(G3 级)及ⅡA 期(任何年龄均可)(G3 级合并侵犯>1/2 肌层),未行 PLND。随机分为 EBRT(46Gy)组和阴道顶近距离放射治疗(HDR 或 LDR)组。

两组5年或10年阴道复发率、LRR、DM、OS 无显著差异。阴道顶近距离放射治疗毒性小,尤其是胃肠道功能和生活质量。

TCGA Analysis (Cancer Genome Atlas Research Network, *Nature* 2013; doi: 10.1038/nature12113)

该研究将 373 例子宫内膜癌患者(307 例子宫内膜样癌,66 例为浆液性或混合性)的肿瘤标本分为4组,利用基因组学、转录组学及蛋白质组学分析。POLE 超突变组具有良好的 PFS,MSI(微卫星不稳定)组和低拷贝数组 IVRT 结果位于中间,高拷贝数组(浆液样癌)PFS 较差。

GOG 249 (Randall, *J Clin Oncol* 2019; doi:10.1200/ JCO.18.01 575)

该研究将 601 例中高危子宫内膜样癌患者、Ⅱ期或Ⅰ~Ⅱ期浆液性子宫内膜癌患者随机分为 45~50.4Gy 盆腔放疗与紫杉醇联合卡铂化疗×3个周期+IVRT。各组之间或任何亚组的 RFS 或 OS 无差异;盆腔和腹主动脉旁复发在盆腔放疗中不常见。化疗组急性毒性重。

GOG 122（Randall, *J Clin Oncol* 2006;doi: 10.1200/JCO.2004.00.7617）

该研究纳入388例Ⅲ～Ⅳ期子宫内膜癌患者,已行全子宫双附件切除+手术分期(残留肿瘤直径<2cm)。将患者随机分为WART组(30Gy/20fx,局部加量15Gy)与化疗组[阿霉素+顺铂(每3周给药1次)×8个周期]。经分期校正后化疗组5年PFS和OS较好。

NSGO-9501/EORTC-5591 and MaNGO ILIADE-Iil Pooled Analysis（Hogberg, *Eur J Cancer* 2010; doi: 10.1016/j.ejca.2010.06.002）

该研究为两项随机试验的汇总分析,包括540例Ⅰ～Ⅲ期子宫内膜癌患者,行全子宫及双附件切除(选择性淋巴结清扫术)。随机分为辅助放疗和放化疗组。放化疗组5年PFS更好,OS有获益趋势。

PORTEC-3[de Boer, Lancet Oncol 2018; doi:10.1016/ S1470-2045（18）30079-2; *Lancet Oncol* 2019; doi:10.1016/ S1470-2045（19）30395-X]

该研究纳入660例早期高危患者(ⅠA期G3级伴血管受侵、ⅠB期G3级、Ⅱ期或浆液性癌/透明细胞癌)或Ⅲ期子宫内膜样癌,随机分为单纯盆腔放疗组与顺铂同步放化疗组后卡铂联合紫杉醇×4个周期。在更新的数据中,同步放化疗组提高了5年无失败生存率(76%对69%)和OS(81%对76%),浆液性癌(5年OS 71%对53%)和Ⅲ期患者(5年OS 79%对69%)可从同步放化疗中获益。

GOG 258（Matei, *N Engl J Med* 2019; doi:10.1056/ NEJMoa 1813181）

该研究纳入736例Ⅲ～ⅣA期子宫内膜癌或病理为浆液性/透明细胞癌的腹水阳性患者,随机分为单纯化疗(卡铂联合紫杉醇×6个周期)与放化疗(45Gy同步顺铂+卡铂联合紫杉醇×4个周期)。两组复发生存率无显著差异。单纯化疗组5年阴道复发率(7%对2%)和盆腔/腹主动脉旁复发率(20%对11%)较高,但远处失败率(21%对27%)较低。

NRG Oncology / RTOG 1203(Klopp, *J Clin Oncol* 2018; doi: 10.1200/JCO. 2017.77.4273; Yeung, *J Clin Oncol* 2020; doi:10.1200/JCO.19.02381)

该研究将278例子宫切除术后接受外照射治疗的子宫内膜癌或宫颈癌患者随机分为四野盆腔放疗和调强放疗,调强放疗组有较少的急性胃肠道和泌尿系统毒性,生活质量得到改善。

(杨微　译)

第28章　宫颈癌

James Laird，Melissa R. Young，Shari Damast

检查

所有病例

■ 病史和体格检查(包括全盆腔检查、双合诊、直肠检查及锁骨上淋巴结检查)。

■ 戒烟。

■ CBC、CMP、尿常规及妊娠试验。

■ 宫颈活检(四个点或锥切)。

注意事项

■ 盆腔MRI增强扫描及阴道内放置标记物(ⅠB2期或更高)。

■ PET/CT(首选)或胸部/腹部/盆腔CT(ⅠB1期或以上);对ⅠA期可考虑进行胸部X线检查。

■ 在局麻下行结直肠镜或膀胱镜检查(≥ⅠB3期)。

■ 有卵巢转移者,需咨询生殖内分泌专家。

■ HIV检查。

治疗建议

初始治疗

ⅠA1期 (无LVSI)	锥切→筋膜外子宫切除术(切缘阴性)或改良根治性子宫切除术(切缘阳性)→评估可能需要辅助治疗的危险因素 如果保留生育功能:切缘阴性的锥切手术

(待续)

（续表）

ⅠA1(LVSI)、 ⅠA2期	改良根治性子宫切除+盆腔淋巴结清扫术或前哨淋巴结活检术→评估可能需要辅助治疗的危险因素
	盆腔放疗+近距离放疗
	如要保留生育功能：锥切或广泛性宫颈切除术+盆腔淋巴结清扫术或前哨淋巴结活检术
ⅠB1、ⅠB2 及ⅡA1期	根治性子宫切除+盆腔淋巴结清扫术或前哨淋巴结活检术±腹主动脉旁淋巴结取样→评估可能需要辅助治疗的危险因素
ⅠB1、ⅠB2 及ⅡA1期	盆腔放疗+近距离放疗
	放化疗（盆腔放疗+顺铂）+近距离放疗
	如需考虑生育功能：IB1～2期可考虑行广泛性宫颈切除术+盆腔淋巴结清扫术
ⅠB3～ⅣA	放化疗+近距离放疗
ⅣB期	化疗或化疗+放疗或其他局部治疗方式

辅助治疗

■ 如存在2项或以上中危因素需行辅助放疗：LVSI,肿瘤最大直径≥4cm,>1/3间质浸润(Sedlis标准)。

■ 如存在1项或以上高危因素需行辅助放化疗：切缘阳性,宫旁浸润,淋巴结阳性(Peters标准)。

技术要点

模拟定位

EBRT

■ 如果采用3D-CRT,用体膜固定进行模拟定位和治疗。

■ 如果采用IMRT(解剖不良,淋巴结肿大,ⅢC2期,辅助性/子宫切除术前),模拟和治疗中仰卧位体膜固定,手臂向上(或手臂放在胸前）。

- 模拟/治疗时膀胱均为充盈状态,另外需扫描膀胱排空时图像以确定ITV。
- 使用口服及静脉注射造影剂、阴道造影剂/标记物,考虑在阴道内标记靶区下界。
- 对于完整的宫颈,融合MRI/PET成像可以确定肿瘤范围。

近距离放射治疗

- 近距离放射治疗:仰卧位,置入施源器,膀胱充盈,排空直肠。采用无剂量吸收的阴道填塞物,并对宫颈、阴道受侵犯部位进行标记。融合MRI与施源器置入后的图像(首选)。一些机构执行非MRI定位的近距离治疗计划。
- 近距离放射治疗施源器:包括环形施源器、卵圆形施源器、圆筒型施源器、腔内/插植混合型施源器,以及会阴插植模板。
- 选择宫腔管时,应注意子宫的长度和角度。
- 当靶区覆盖有间隙,可对宫旁区域增加插植治疗,可以获得更好的HR-CTV覆盖范围,同时尽量减少对正常组织的照射。

处方剂量

- 全盆腔放疗PTV给予45Gy,1.8Gy/fx。
- 如果对主动脉旁淋巴引流区行延伸野照射,采用IMRT技术,盆腔及腹主动脉旁PTV给予45Gy,1.8Gy/fx。
- 对于转移性淋巴结可序贯加量至60Gy,也可同步给予55Gy,2.2Gy/fx。
- 对于术后病理提示宫旁侵犯或切缘阳性,可能需要局部给予

50 ~ 60Gy。

■ 近距离放疗：高危 CTV（HR-CTV）EQD2$_{10}$ D90>80Gy（对于较大或反应较差的肿瘤为 85 ~ 90Gy）。

　◉ 常规 HDR 剂量：4 × 7Gy/fx，5 × 6Gy/fx，5 × 5.5Gy/fx，3 × 8Gy/fx。

靶区勾画

外照射放疗

■ GTV：影像学或临床检查的大体病灶。

■ CTV$_{淋巴结}$：髂总动脉、髂外动脉、髂内动脉、闭孔动脉淋巴结和骶前淋巴结水平。如果腹主动脉淋巴结阳性或有风险，则包括主动脉旁淋巴引流区。如果阴道下 1/3 受累，则包括腹股沟淋巴引流区，包括血管周围 7mm，避开肌肉、骨骼和其他器官。

■ CTV$_{妇科}$：子宫体、宫颈及任何临床检查或影像学确诊的区域，子宫旁组织，阴道上半部分（无阴道受累）、阴道上 2/3（阴道上段受累）或整个阴道（阴道广泛受累）。如果为手术后，包括阴道上部 3cm+任何标记肿瘤处。

■ 如采用 IMRT，ITV$_{妇科}$：CTV+1 ~ 2cm，要考虑全身运动及膀胱排空状态时的扫描情况。

■ PTV：CTV 或 ITV+0.7 ~ 1cm。

■ 盆腔 PTV 应接近经典的四野照射边界：上界，L3/L4 或 L4/L5；下界，肿瘤下界下 3cm 或闭孔底部；侧界，骨盆边缘外侧 2cm；前界，耻骨联合前 1cm；后界，至少到骶骨前半部分。

■ IMRT 淋巴结加量，GTV+1cm 至 PTV。

近距离放疗

- GTV：近距离放疗时，MRI扫描（T2增强）的大体肿瘤，以及妇科检查确定的肿瘤区域。
- HR-CTV：GTV+整个宫颈+任何宫旁、子宫或阴道灰色地带。
- IR-CTV：HR-CTV+0.5～1.5cm+治疗前肿瘤范围（机构之前可能存在差异）。

治疗/计划

- 尽量减少整体治疗时间，总体放疗时间应<8周。
- 高能光子。
- EBRT D_{95}=100%，D_{max}<110%处方剂量。
- 如果是3D-CRT，至少每周行图像验证（MV），kV/kV（机构偏好）或锥束计算机断层扫描，IMRT可考虑每日扫描。
- 如果进行延伸野照射，应确保扫描图像包括腰椎及骨盆。
- 治疗时确保膀胱充盈。
- 每周行CBC。
- 近距离放射治疗 HR-CTV D_{90}=100%。
  - 使用EQD2剂量转换评估正常组织的剂量。
  - 使用插植针时，要注意热点。

随访检查

近距离治疗后的前3个月，每4～6周进行盆腔检查。3～4个月可行PET/CT，如果考虑有残留或复发性疾病，可以考虑盆腔增强MRI检查。根据需要加其他影像学检查。如果无临床症状，病史和体格检查2年内每3～6个月复查，3～5年每6～12个月复查，然后每年复查1次。宫颈细胞学检查频率可根据各单位情况决定。

参考研究

Milan Trial［Landoni, *Lancet* 1997; doi: 10.1016 / S0140−6736 (97)02250−2］

该研究纳入337例FIGO Ⅰ~Ⅱa期宫颈癌患者,随机分为根治性子宫切除术+盆腔淋巴结清扫术组与单纯放疗组对比。手术组中有54%的患者术后接受了辅助放疗,两组总生存率和DFS无差异,手术组毒性更大。

GOG 92（Sedlis, *Gynecol Oncol* 1999; doi: 10.1006 / gyno. 1999. 5387）

该研究纳入277例FIGO Ⅰ B期患者,行根治性子宫切除术+盆腔淋巴结清扫术,对术后病理提示有以下2项危险因素:LVSI、>1/3间质浸润或肿瘤大小>4cm者,随机分为全盆腔放疗组和随机观察组,排除淋巴结转移患者,放疗可以改善PFS。

GOG 109（Peters, *J Clin Oncol* 2000; doi: 10.1200 / JCO. 2000. 18.8.1606）

该研究纳入243例宫颈癌FIGO Ⅰ A2~Ⅱ A期行根治性子宫切除+盆腔淋巴结清扫术患者,对于术后存在高危因素(淋巴结转移、切缘阳性、宫旁浸润)的患者随机分为WPRT组和WPRT同步顺铂/5−FU化疗组,得出同步放化疗改善了PFS(80%对63%)和OS(81%对71%)的结论。

RTOG 9001（Morris, *N Engl J Med* 1999; doi: 10.1056/MEJM 199904153401502; Eiffel, *J Clin Oncol* 2004; doi: 10.1200/JCO.2004. 07.197）

该研究纳入389例FIGO ⅡB～ⅣA期或肿瘤直径>5cm、淋巴结转移（排除伴腹主动脉旁淋巴结转移）的ⅠB～ⅡA期宫颈癌患者，随机分为WPRT同步顺铂/5-FU化疗+近距离放疗组和延伸野放疗+近距离放疗组，放化疗改善了DFS（67%对40%）和OS（73%对58%）。放化疗急性毒性反应较大（11%对1%），晚期毒性反应无差异。

GOG 120（Whitney, *J Clin Oncol* 1999; doi: 10.1200/JCO.1999. 17.5.1339; Rose, *J Clin Oncol* 2007; doi:10.1200/JCO.2006.09.4532）

该研究纳入526例Ⅱ～ⅣA宫颈癌患者，将其随机分为顺铂组，顺铂组/5-FU/联合羟基脲组，羟基脲组，所有患者均行盆腔放疗+近距离放疗。以铂类为基础的化疗可改善PFS（46%/43%/26%）和OS（53%/53%/34%）。

Argentinian（Duenas-Gonzalez, *J Clin Oncol* 2011; doi:10.1200/ JCO.2009.25. 9663）

该研究纳入515例FIGOⅡB～ⅣA期宫颈癌患者，将其随机分为WPRT+吉西他滨/顺铂+近距离放疗组和WPRT+顺铂+近距离放疗组，吉西他滨/顺铂组改进了PFS和OS，但毒性更强。

NRG Oncology/RTOG 1203（Klopp, *J Clin Oncol* 2018; doi: 10.1200/JCO. 2017. 77.4273）

该研究纳入278例子宫内膜癌或宫颈癌患者，在子宫切除术后接受外照射治疗，随机分为盆腔四野放疗组和IMRT组。IMRT组报道的急性胃肠道和泌尿系统毒性较少，生活质量得到改善。

RetroEMBRACE（Sturdza, *Radiother Oncol* 2016;doi:10.1016/j. radonc.2016.03.011）

该研究是对731例放化疗后进行图像引导的近距离放疗患者回顾性分析。在G3～G5级毒性反应（5%～7%的膀胱、胃肠道和阴道反应）有限的情况下，获得了良好的3年LC（Ⅰ～Ⅱ期为93%～98%，Ⅲ～ⅣA期为71%～79%）和总生存率。

EMBRACE（Multiple Publications, see GEC-ESTRO Gynaecology website estro.org）

对1416例放化疗后接受图像引导近距离放射治疗的患者进行的前瞻性观察研究显示HR-CTV较高剂量与LC有关。建立了器官剂量限制指南。

LACC（Ramirez, *N Engl J Med* 2018; doi: 10.1056/ NEJMoa 1806395）

该研究纳入319例ⅠA1～ⅠB1期宫颈癌患者，随机分为微创根治性子宫切除术（腹腔镜或机器人辅助）或开腹式根治性子宫切除术。微创手术与较差DFS（4.5年86%对96.5%）和OS（3年94%对99%）相关。

（杨微　译）

第29章　阴道癌

James Laird, Shari Damast

检查

所有病例

■ 病史和体格检查包括性伴侣、吸烟史、妇科和肛肠评估。

■ 妇科检查(双合诊和三合诊),宫颈涂片,阴道镜检查,外阴评估。

■ 排除肛肠、宫颈或外阴原发癌伴发阴道转移或侵犯,以及既往妇科恶性肿瘤复发性疾病。

■ 麻醉下的活检(可考虑行膀胱镜/直肠镜检查)。

■ CBC、CMP。

■ 胸部X线检查,肾脏影像学检查。

■ 盆腔增强MRI,阴道放入相应造影剂或阴道模具。

注意事项

■ HPV和HIV检测。

■ 胸部/腹部/骨盆PET/CT。

治疗建议

VAIN3(CIS)	手术(部分/完全阴道切除术) 局部5-FU,局部咪喹莫特或CO_2激光治疗 腔内近距离放射治疗
I 浸润深度 　≤0.5cm	在大多数情况下,RT是保存器官功能的首选方法 EBRT+腔内近距离放疗 仅行腔内近距离放疗(仅选择适合的病例或阴道上皮内瘤样病变)

(待续)

（续表）

I 浸润深度 >0.5cm	手术 • 上阴道、根治性阴道切除术+盆腔淋巴结清扫术+阴道重建术 • 下1/3阴道,包括腹股沟淋巴引流区 • 全阴道切除术仅适用于鳞状细胞癌;腺癌根治性全阴道切除术可治疗局部扩散 RT • EBRT+近距离放疗(如近距离放射治疗时肿瘤残余厚度>0.5cm可插植) 手术 • 上阴道、根治性子官阴道切除术+盆腔淋巴结清扫术+阴道重建术 • 下1/3阴道,包括腹股沟淋巴引流区
II	EBRT+近距离放疗 可考虑同步化疗[b]
III	放化疗[b]+近距离放疗[a]
IV A	放化疗[b]+近距离放疗[a]
IV B	姑息性放疗+化疗

[a] 在解剖学不利于近距离放射治疗的特定情况下,可考虑EBRT加量代替近距离放射治疗。

[b] 同步化疗已经在许多研究中被证实可以改善预后,常用于 II ~ IV 期患者。

技术要点

模拟定位

EBRT(IMRT)

■ 患者仰卧,蛙腿位固定,膀胱充盈,分别对膀胱充盈和排空的2次状态进行扫描,以确定ITV范围。

■ 口服造影剂并给予静脉造影。

■ 将肿瘤处进行标记并与MRI/PET图像(如果可用)融合,以确定肿瘤范围。

近距离放疗

■ 腔内施源器(浸润深度<0.5cm)。

　◎ 可以使用单通道、多通道或部分屏蔽的圆柱形阴道施源器。

■ 浸润深度>0.5cm建议使用插植施源器,可转诊至具有该技术的专家/专业治疗中心进行治疗。

　◎ 使用CT、MRI或经直肠超声检查进行实时图像引导。

处方剂量

EBRT(IMRT)

■ 45Gy,1.8Gy/fx。

■ 对于淋巴结可考虑同步加量至55Gy,2.2Gy/fx。

近距离放疗

■ 近距离放射治疗HR-CTV EQD2$_{10}$达70~80Gy。

■ 盆腔放疗45Gy后HDR常规分割方案包括:$5 \times (4.5 \sim 5.5)$Gy/fx,3×7Gy/fx,$(9 \sim 10) \times 3$Gy/fx。

■ 如果肿瘤体积大和(或)对EBRT反应不佳,可考虑将近距离放射治疗剂量增加至总剂量85Gy;对有些患者,全阴道放疗剂量为60Gy,肿瘤增加至75~85Gy。注意阴道黏膜的剂量耐受性。

靶区勾画

有关详细信息,请参阅欧洲放射肿瘤学会近距离放疗学组(GEC-ESTRO)推荐(Schmid,Radiother Oncol 2020)。

EBRT

- GTV$_{初始}$:通过检查(包括内镜检查)与盆腔 MRI 和(或)PET/CT 融合确定的原发性肿瘤。

- CTV$_{初始}$:整个阴道、阴道旁组织和 GTV+1~2cm。考虑到可能出现的器官运动,因为阴道顶端可以向 AP 方向移动2cm。

- CTV$_{盆腔/淋巴结}$:包括髂总动脉、髂内动脉、髂外动脉、骶前和闭孔淋巴引流区,如已侵犯阴道下 1/3 需包括腹股沟淋巴引流区。如有髂总或腹主动脉旁淋巴结受侵应包括腹主动脉旁淋巴引流区。盆腔血管外扩 7mm,避开骨骼/肌肉/肠道。

  - ◉ 阴道远端病例的腹股沟淋巴引流区边界:外侧界为腹股沟股动脉至内侧缝匠肌/股直肌,后界为股内侧肌前部,内侧界为耻骨肌或距血管 2.5~3cm 外,前界为缝匠肌前缘,下界为股骨小转子顶部。

- PTV:可根据机构要求,根据图像验证情况,误差的范围一般为 0.7~1cm。

- 下边界应延伸到肿瘤下界以下约3cm处。

近距离放疗

近距离放射治疗计划是高度个性化的,应参考 EBRT 治疗前和近距离放疗前的图像信息(最好是 MRI)。需要充分了解阴道解剖结构和疾病侵犯范围。强烈推荐图像引导的近距离治疗,近距离放射治疗时,必须考虑肿瘤的范围、位置和反应。

- GTV:结合影像学检查和妇科检查近距离放疗时的肉眼可见的残余肿瘤。
- HR-CTV:GTV+初始治疗时任何异常/不规则的阴道壁肿瘤侵犯区域+阴道/子宫旁灰色区域(如果适用)。
- IR-CTV:HR-CTV+≥0.5cm边缘区域+初始肿瘤范围。

治疗计划

EBRT

- IMRT通常为了OAR保留,制订计划时注意考虑内部运动。
- 治疗时充盈膀胱,尽量减少肠道反应。
- 高能光子线。
- 至少每周行图像验证,如使用IMRT,建议每日IGRT。

近距离放疗

- 鼓励图像引导的三维治疗计划。
- 注意阴道表面和周围危及器官的剂量。
- 使用EQD2模式,评估正常组织所受照射剂量(参考ABS网站上提供的电子表格)。

随访检查

放疗后3个月进行MRI检查。如果无临床症状,前2年每3个月复查,后3年每6个月复查,然后每年复查,细胞学和影像学如前所述。

参考研究

MDACC（Frank, *Int J Radiat Oncol Biol Phys* **2005; doi:10.1016/ j.ijrobp. 2004. 09.032）**

这是 1 项来自 MDACC 的回顾性研究，1970—2000 年收治了 193 例接受根治性放疗的阴道浸润性鳞状细胞癌患者［Ⅰ期（26%），Ⅱ期（50%），Ⅲ期（20%），ⅣA 期（4%）］。在Ⅲ~Ⅳ期患者中，有 5% 接受了新辅助化疗，17% 接受了同步放化疗。5 年盆腔控制Ⅰ期（86%）、Ⅱ期（84%）、Ⅲ~ⅣA 期（71%），肿瘤直径>4cm 的患者预后更差（≤4cm，85% 对 >4cm，75%）。5 年 DSS Ⅰ期（85%）、Ⅱ期（78%）、Ⅲ~ⅣA 期（58%）。5 年 DSS 肿瘤直径≤4cm 为 82%，>4cm 为 60%。复发的主要模式为局部复发（Ⅰ~Ⅱ期占 68%，Ⅲ~Ⅳ期占 83%）。

NCDB［Creasman, *Cancer* **1998; doi:10.1002/(SICI) 1097-0142 (19980901)83:5<1033:AID-CNCR30>3.0.CO;2-6］**

1985—1994 年 NCDB 报道的阴道癌，共 4885 例，为不同组织学类型。5 年相对存活率为：0 期（原位癌 96%）、Ⅰ期（73%）、Ⅱ期（58%）、Ⅲ~Ⅳ期（36%）。

NCDB Chemo-RT（Rajagopalan, *Gynecol Oncol* **2014; doi: 10. 1016/j.ygyno.2014.09.018）**

1998—2011 年 NCDB 报道，对所有期别（Ⅰ~Ⅳ期）行单纯放疗和放化疗的患者进行了比较，Ⅰ期中位生存期（单纯放疗 83 个月对放化疗 109 个月）、Ⅱ期（仅放疗 42 个月对放化疗 86 个月）、Ⅲ期（仅放疗 20 个月对放化疗 43 个月）、Ⅳ期（仅放疗 9 个月对放化疗 19 个月）。

Harvard（Miyamoto, *PLoS One* 2013; doi: 10.1371 / journal . pone.0065048）

此为单中心对71例阴道癌患者回顾性研究。51例仅用放疗,20例用同步放化疗治疗。同步放化疗可改善3年OS(79%对56%)和DFS(73%对43%);这在DFS的多变量分析中仍然很重要。

SEER（Orton, *Gynecol Oncol* 2016; doi: 10.1016 / j. ygyno . 2016. 03.011）

SEER数据库分析2517例阴道癌患者,比较单独接受EBRT治疗和接受近距离放射治疗 ± EBRT的患者。接受近距离放疗与所有分期和病理类型的OS改善相关(匹配队列HR 0.77)。对于直径>5cm的肿瘤,近距离放疗获益最大。

（杨微　译）

第30章　外阴癌

James Laird, Melissa R. Young, Shari Damast

检查

所有病例

■ 病史和体格检查。

■ 如有需要,协助戒烟。

■ 实验室检查:CBC、CMP、尿酸。

■ 组织活检病理检查。

■ 妇科检查、宫颈评估/巴氏涂片、直肠指诊。

注意事项

■ HPV、HIV检测。

■ 麻醉下行膀胱镜或肠镜检查。

■ 影像学检查:对T2或更大肿瘤行胸部/腹部/盆腔CT或PET/CT(首选),MRI检查可评估局部受侵情况。

治疗建议

早期	外科手术切除
T1、T2≤4cm和可行保留器官的切除	• 浸润深度<1mm,局部广泛切除 • 浸润深度>1mm,则行根治性局部切除或改良根治性外阴切除并进行腹股沟淋巴结清扫(前哨淋巴结采样或淋巴结剥离) • 靠近中线病变行双侧淋巴结清扫

(待续)

（续表）

早期 T1、T2≤4cm 和可行 保留器官的切除	• 对于距外阴中线 2cm 以上的病变,可行单侧淋巴结 　清扫(如不是多灶性的,可以考虑前哨淋巴结活检) • 如切缘阳性可考虑再次手术切除 辅助放疗或放疗化适应证 • 不可再切除的阳性切缘/肿瘤残留 • 切缘<8mm • 肿瘤直径>4cm • 广泛的 LVSI、深部浸润或弥漫性组织类型 • 淋巴结阳性
局部晚期和不可保 留器官的手术切 除 • 大 T2(>4cm)、T3 • 固定/溃疡 LN	放化疗 • 如影像学检查提示淋巴结阳性可行淋巴结切除或 　对较大淋巴结行细针穿刺活检 • 如治疗后有肿瘤残留可考虑手术切除
盆腔外的转移性疾病	化疗 LC 或缓解症状的姑息性放射治疗

技术要点

模拟定位

■ 患者仰卧,蛙腿位固定。

■ 如包含盆腔淋巴引流区,膀胱应充盈;排空直肠。

■ 口服和静脉注射造影剂。

■ 在手术切口部位、可触及的淋巴结、肿瘤边缘及肛门周围放置标记物。要注意手术切口与会阴处的瘢痕。

■ CT 层厚:2 ~ 3mm。

■ 如有可能,行 MRI 和 PET/CT 融合成像。

处方剂量

原发病灶/外阴/盆腔/腹股沟,45~50.4Gy,1.8Gy/fx。按如下序贯增加总剂量。

根治性放疗

■ 60~70Gy至原发大体肿瘤。

■ 60~70Gy至受累淋巴结。

术后放疗

■ 54~60Gy切缘阳性或紧贴切缘。

■ 腹股沟淋巴结+腹股沟淋巴引流区(无大体肿瘤或ECE)给予50~55Gy。

■ 腹股沟淋巴结伴ECE,给予腹股沟淋巴引流区54~64Gy。

靶区勾画

■ GTV:根据影像和体格检查确定的大体病变及累及/可疑的淋巴结。

■ CTV$_{外阴}$=GTV$_{外阴}$+1~2cm+整个外阴(皮肤、黏膜和皮下组织)。如果阴道受累,包括距GTV 3cm的阴道。如果肛门/尿道/膀胱受累,至少包括GTV外2cm。如果阴蒂受累,考虑包括阴蒂悬韧带。

■ CTV$_{淋巴结}$:双侧腹股沟和盆腔淋巴引流区。如果阴道受累,则包括骶前淋巴引流区。如果累及肛门,则包括肠周和骶前淋巴引流区。如果LN+,则包括受累淋巴结上一站淋巴引流区。

■ 腹股沟淋巴引流区:外侧界为腹股沟股动脉至内侧缝匠肌/股

直肌,后界为股内侧肌前部,内侧界为耻骨肌或距血管2.5～3cm,前界为缝匠肌前缘,下界为股骨小转子顶部。包括所有腹股沟淋巴引流区。

■ 盆腔淋巴引流区:包括髂总动脉、髂内动脉、髂外动脉、骶前和闭孔淋巴引流区,如已侵犯阴道下1/3,需包括腹股沟淋巴引流区。盆腔血管外扩7mm,避开骨骼/肌肉/肠道。

■ PTV=CTV+0.7～1cm。

■ 大体肿瘤加量PTV:PTV$_{初始}$=GTV+2cm,PTV$_{淋巴结}$=GTV+1cm。

治疗计划

■ 一旦伤口愈合,尽早开始放疗,最好在6～8周开始。

■ 6MV光子。

■ 首选调强放射治疗以改善包括股骨颈和肠道在内的OAR。

■ 对于3D-CRT,对盆腔照射加上腹股沟区域照射采用多种技术以限制股骨颈部照射剂量,包括"改进的分段加量技术"和电子线。

■ 加入填充物以确保外阴有足够的剂量。

■ 应使用组织填充物已确保外阴的远端和前部靶区覆盖,治疗时外阴会肿胀并改变位置。

■ 体内剂量测定以确保足够的皮肤覆盖。

■ 使用kV/kV或CBCT进行每日IGRT,尤其使用IMRT。

随访检查

病史和体格检查:前2年每3~6个月复查,第3～5年,每6～12个月复查。根据症状或异常检查结果进行影像学检查,宫颈/阴道细胞学检查如前所述。

参考研究

GOG 36 (Homesley HD, *Gynecol Oncol* 1993; doi: 10.1006 / gyno.1993.1127)

该研究为前瞻性分期临床试验,对 1977—1984 年的 588 例外阴鳞状细胞癌患者,腹股沟淋巴结阳性的独立预测因子(按重要性排序)包括:分化较差、可疑或固定/溃疡淋巴结、毛细血管淋巴管受累、年龄较大、肿瘤浸润深度较深。

GOG 37 (Kunos, *Obstet Gynecol* 2009; doi: 10.1097 / AOG.0b013e3181b12f99)

该研究纳入 114 例外阴鳞状细胞癌患者,行根治性外阴切除术+双侧腹股沟淋巴结清扫术,如淋巴结阳性,随机分为同侧盆腔淋巴结清扫组和双侧腹股沟及盆腔淋巴引流区放疗组。未对原发肿瘤区域行放疗。放疗组有更高的 CSS, 6 年(71% 对 49%)。总生存与 cN2 ~ N3 分期或 ≥ 2 个淋巴结阳性有关。>20% 同侧淋巴结阳性和对侧淋巴结转移、肿瘤复发及肿瘤相关性死亡相关。

UCLA / City of Hope [Heaps, *Gynecol Oncol* 1990; doi: 10.1016 / 0090-8258 (90) 90064-R]

该研究回顾性分析 135 例外阴鳞状细胞癌的手术病理特点,以预测局部复发。手术边缘<8mm 是局部复发最重要的预测因子。其他重要预测因素包括:浸润深度、肿瘤厚度增加、浸润性生长、LVSI、角蛋白增加、>10 次有丝分裂/10HPF。

GOG 88 [Stehman, *Int J Radiat Oncol Biol Phys* 1992; doi: 10. 1016/0360-3016 (92)90699-Ⅰ]

该研究计划治疗300例T1～T3期无可疑腹股沟淋巴结转移的外阴癌患者,随机分为双侧腹股沟/股深淋巴结清扫组和双侧腹股沟淋巴引流区放疗组(50Gy,3cm深度)。由于放疗组有18%的患者复发而手术组为0,故入组52例后提前终止。放疗组和手术组OS分别为63%和88%。文章指出,给予3cm深度的照射,大多数患者淋巴结剂量不足。

GOG 205(Moore, *Gynecol Oncol* 2012; doi: 10.1016 / j. ygyno. 2011.11.003)

该研究为1项对58例局部晚期不可切除的外阴癌患者行放疗(57.6Gy/1.8Gy/fx)联合顺铂(40mg/m²),每周方案同步化疗的二期临床研究。69%的患者完成了治疗。37例(64%)患者出现完全临床反应,78%的患者有完全的病理反应。放疗+每周顺铂同步化疗的临床和pCR高,毒性可接受。

GROINSS-VⅠ(Van der Zee, *J Clin Oncol* 2008; doi: 10.1200/ JCO.2007.14.0566; Te Grootenhuis, Gynecol Oncol 2016; doi: 10.1097/ AOG.0b013e3181b12f99)

此为1项前瞻性临床研究,403例T1～T2期,<4cm的外阴鳞状细胞癌且临床检查腹股沟淋巴结阴性的外阴癌患者,均行前哨淋巴结活检,如阴性则不行腹股沟淋巴结清扫。前哨淋巴结阴性患者3年有2.3%出现腹股沟淋巴转移,3年OS为97%。淋巴水肿发生率(2%对25%),前哨淋巴结阴性和腹股沟淋巴清扫局部复发率分别为0.4%和16%。10年的研究结果显示,在377例单病灶患者中,前哨淋巴结阴性患者DSS 91%,而前哨淋巴结阳性患者DSS为65%(*P*<0.0001),

但两组的局部复发率都很高,分别为36%和46.4%。

GROINSS-V Ⅱ(Abstract Only‐Oonk, *Int J Gynecol Cancer* **2019; doi:10.1136/ijgc-2019-ESGO.16)**

此为早期外阴鳞状细胞癌Ⅱ期患者的前瞻性研究,其纳入1552例患者,肿瘤直径<4cm,临床淋巴结阴性。对前哨淋巴结阳性患者,行腹股沟放疗。中期分析显示如前哨淋巴结转移>2mm或ENE腹股沟复发风险增加;在这之后,这些患者的原治疗方案改变,对于腹股沟淋巴引流区进行放疗。放疗剂量仅50Gy。≤2mm前哨淋巴结转移单独放疗是安全的,孤立腹股沟复发单独放疗组1.6%,未接受放疗的患者为7.1%。

NCDB(Rao, *Gynecol Oncol* **2017; doi:10.1016/j.ygyno .2017. 06. 022)**

NCDB中1352例外阴鳞状细胞癌患者接受了放疗(*n*=353)或同步放化疗治疗(*n*=999)。

在多变量分析和倾向评分匹配中,同步放化疗治疗5年OS(50%)高于放疗(27.4%)。

妇科系统治疗计划的限制剂量

妇科系统组织耐受量

来源	器官	限制类型	剂量限值
QUANTEC	大肠	Vol（mL）	≤195mL，剂量>45Gy
多家机构经验	直肠	Vol（mL）	<5mL，剂量>55Gy
RTOG	股骨头	Vol（%）	<15%，剂量>30Gy； <50%，剂量>30Gy
GEC-ESTRO	股骨头	最大量	50Gy

子宫切除术后组织耐受量

来源	器官	限制类型	剂量限值
TIME-C	大肠	Vol（%）	靶区<30%，剂量>40Gy
TIME-C	膀胱	Vol（%）	靶区<35%，剂量>45Gy
TIME-C	骨髓	Vol（%）	靶区<90%，接受10Gy
TIME-C	骨髓	Vol（%）	靶区<37%，接受40Gy
TIME-C	直肠	Vol（%）	靶区<80%，剂量>40Gy

宫颈癌的近距离放射治疗

来源	器官	限制类型	剂量限值
GEC-ESTRO	直肠	Vol（mL）	<2mL剂量，总的 $EQD2_3$ >65Gy（限值75Gy）
GEC-ESTRO	乙状结肠	Vol（mL）	<2mL剂量，总的 $EQD2_3$ >70Gy（限值75Gy）
GEC-ESTRO	膀胱	Vol（mL）	<2mL剂量，总的 $EQD2_3$ >80Gy（限值90Gy）
GEC-ESTRO	小肠	Vol（mL）	<2mL剂量，总的 $EQD2_3$ >70Gy（限值75Gy）

（待续）

（续表）

来源	器官	限制类型	剂量限值
GEC-ESTRO	直肠-阴道参考点	Vol（mL）	<2mL 剂量,总的 EQD2$_3$ >65Gy（限值 75Gy）
GEC-ESTRO（阴道癌）	阴道表面	最大量	总 EQD2$_3$<130G（限值 140Gy）

（杨微　译）

第 7 部分

泌尿生殖系统肿瘤

第31章 前列腺癌根治放疗

David G. Wallington, Brandon R. Mancini

检查

所有病例

■ 病史和体格检查(伴随疾病/预期生存期,泌尿及勃起功能,直肠指诊)。

■ 前列腺特异性抗原(PSA)(倍增时间、密度)。

■ 经直肠超声(或MR/超声融合)引导穿刺获取Gleason评分(GS评分)或国际泌尿病理协会(ISUP)分级结果。

■ 询问家族史或已知的高危种系突变情况。

注意事项

■ 骨扫描:T1期且PSA>20ng/mL,或T2期且PSA>10ng/mL,或GS评分≥8分,或T3/T4分期,或有骨转移症状时。

■ 盆腔CT或MRI:T1/T2分期且淋巴结转移可能性超过10%,或T3/T4分期。

■ 拟行近距离放疗时,进行耻骨弓干涉评估。

■ 种系检测:高危或极高危组,出现家族史阳性(初诊年龄<60岁,分级>1级或有与前列腺癌导致死亡的直系亲属)或组织学提示为导管内癌时。

ISUP 分级	GS评分	GS类型
1	6	3+3
2	7	3+4
3	7	4+3

治疗建议

极低危组： T1c 期，ISUP 1 级，PSA≤10ng/mL，<3 个穿刺组织条，每个穿刺组织条的癌占比≤50%，PSA 的密度<0.15ng/(mL·g)		LE≥20 年	积极随访(首选) 或 EBRT 或近距离放疗 或前列腺根治切除术(RP)
		LE10~20 年	积极随访
		LE<10 年	观察
低危组： ≤T2a 期，ISUP 1 级，PSA≤10ng/mL		LE≥10 年	积极随访(首选) 或 EBRT 或近距离放疗 或 RP
		LE<10 年	观察
中危组： 无高危或极高危因素，且具备 1 项或以上中危因素(T2b~2c 期，ISUP 2 级或 3 级，PSA 10~20 ng/mL)	预期良好： 1 项中危因素，且 ISUP 1 级，受累穿刺组织条癌占比<50%	LE≥10 年	积极随访 或 EBRT 或近距离放疗 或 RP±PLND
		LE<10 年	观察(首选) 或 EBRT 或近距离放疗
	预期不良： 2~3 个中危因素，或 ISUP 3 级，或受累穿刺组织条癌占比≥50%	LE≥10 年	EBRT+ADT(4 个月) 或 EBRT+近距离放疗+ADT(4 个月) 或 RP±PLND
		LE<10 年	观察(首选) 或 EBRT+ADT(4 个月) 或 EBRT+近距离放疗+ADT(4 个月)

(待续)

（续表）

高危组： T3a 期或 GS 评分 ≥8 分，或 PSA≥ 20ng/mL 极高危组： T3b～T4 期，或 GS 主要结构评分为 5 分，或 4 个以上核心结构 GS 评分 4～5 分	LE≥5 年或症 状明显 LE<5 年或无 症状	EBRT+ADT(1.5～3 年) 或 EBRT+近距离放疗+ ADT(1.5～3 年) 或 RP+PLND 观察(首选) 或 ADT 或 EBRT

技术要点

模拟定位

- 清空直肠：可选取多种肠道准备方案，如灌肠、大便软化剂、栓剂等。

- 充盈膀胱：定位前和放疗前 30～60 分钟嘱患者饮水 18～24 盎司(500～700mL)。

- 直肠充气(必要时)，以固定前列腺，推挤开前列腺后部的直肠壁。

- CT 定位前 10～14 天放置 SpaceOAR®水凝胶(除外直肠受累或 T3 分期伴向后侵犯的情况)。

- 固定下肢：采用 MedTech 或 Vac-Lok 真空垫。

- 等中心点设置在前列腺中央层面。

- 每天进行校准：采用植入设备、CBCT 和(或)电-磁靶向追踪。

治疗类型或 风险组	极低风险,低风 险,预期良好 中风险	预期不良 中风险	高危或极 高危	淋巴结 阳性
常规分割 EBRT	√	√±4 个月 ADT	√+1.5~3 年 ADT	√+ADT
中等分割 EBRT	√	√±4 个月 ADT	√+1.5~3 年 ADT	√+ADT
SBRT	√			
近距离放疗	√			
EBRT+近距离放疗		√±4 个月 ADT	√+1~3 年 ADT	

处方剂量

EBRT

- 常规分割放疗:总剂量 72~80Gy,2.0Gy/fx,或总剂量 75.6~81Gy,1.8Gy/fx。

- 中等剂量分割放疗:总剂量 70Gy,2.5Gy/fx,或总剂量 60Gy,3.0Gy/fx,或总剂量 70.2Gy,2.7Gy/fx。

- SBRT:总剂量 36.25Gy,7.25Gy/fx,或总剂量 37Gy,7.4Gy/fx,或总剂量 40Gy,8.0Gy/fx。

近距离放疗

- ^{125}I PTV 剂量 145Gy;^{103}Pd PTV 剂量 125Gy;^{131}Cs PTV 剂量 115Gy,BID 总剂量 27Gy,13.5Gy/fx 或总剂量 38Gy,9.5Gy/fx。

EBRT+近距离放疗

- EBRT 总剂量 45~50.4Gy,1.8~2.0Gy/fx,加 ^{125}I PTV 剂量 115Gy,

或 ^{103}Pd PTV 剂量 90～100Gy，或 Cs PTV 剂量 85Gy（采用 LDR 时）、21.5Gy（10.75Gy/fx）（采用 HDR 时）；或 EBRT 总剂量 37.5Gy，2.5Gy/fx，加单次 HDR 12～15Gy 近距离照射。

靶区勾画

勾画前列腺及精囊（SV）± 盆腔淋巴结

■ CTV

　◉ 低危组：前列腺（如果肿瘤体积大且累及基底部，同时照射近侧 1cm 范围 SV）。

　◉ 中危组：前列腺+近侧 1cm 范围 SV。

　◉ 高危组：前列腺+双侧精囊（邻近正常组织耐受量允许的情况下）。

■ PTV

　◉ 常规分割 EBRT：CTV+5～10mm，同时注意向后外扩范围。

　◉ 中等分割 EBRT：依据单次分割剂量不同而异，通常为 CTV 均匀外扩 5～10mm（除向后外扩 0～4mm 外）。

　◉ 近距离放疗：向后方向不外扩，上下外扩 5mm，其余方向外扩 3mm。

　◉ SBRT：向后方向 3mm 以下，其余方向外扩 3～5mm。

■ 对高危组考虑行盆腔淋巴结照射。

治疗计划

■ 应采用高适形度放疗技术，优先考虑 IMRT/IGRT。

■ VMAT 能够减少治疗时间且可提供更佳的适形度。

■ 6MV 光子能量较 18MV 光子更佳。

- 常规分割 EBRT 危及器官限量要求（基于 RTOG 0815 研究）：直肠 $V_{65}<35\%$，$V_{70}<25\%$，$V_{75}<15\%$；膀胱 $V_{65}<50\%$，$V_{75}<25\%$。

- 中等剂量分割 EBRT（28fx）危及器官限量要求（基于 NRG GU−005 研究）：直肠 $V_{70}<25\%$，$V_{75}<15\%$；膀胱 $V_{65}<50\%$，$V_{70}<35\%$，$D_{0.03mL}<73.5Gy$。

- 中等剂量分割 EBRT（20fx）危及器官限量要求（基于 CHHiP 研究）：直肠 $V_{20}<85\%$，$V_{30}<57\%$，$V_{40}<38\%$，$V_{50}<22\%$，$V_{60}<0.01\%$。

- SBRT（36.25Gy/5fx）（基于 NRG GU−005 研究）：直肠 $D_{50\%}<18.13Gy$，$D_{20\%}<29Gy$，$D_{10\%}<32.63Gy$，$D_{3mL}<34.4Gy$，$D_{0.03mL}<38.06Gy$，膀胱 $D_{50\%}<18.12Gy$，$D_{0.03mL}<38.06Gy$。

随访检查

- 每 6～12 个月复查 PSA，随访 5 年，其后每年复查。
- 每年查 DRE（如果 PSA 值无法测出，可省略）。

参考研究

ProtecT（Donovan, *N Engl J Med* 2016; doi: 10.1056/ NEJMoa 160622）

该研究纳入 1643 例可测出 PSA 的前列腺癌患者，被随机分为手术、放疗组和密切随访组。患者以低风险为主：GS 评分 6 分占 77%，GS 评分 7 分占 21%，GS 评分 8～10 分占 2%，76% 的患者为 T1c 分期。随访 10 年的结果显示：三组间全因死亡率（10%）或前列腺癌相关死亡率（1%）均无显著差异；密切随访组疾病进展和远处转移更多见，手术组和 RT 组间疾病进展和远处转移情况则无显著差异。

Klotz Active Surveillance（Klotz, *J Clin Oncol* 2014; doi: 10. 1200/JCO.2014.55.192）

该研究纳入450例前列腺癌患者,绝大多数为低危组,确诊后前2年每3个月复查PSA,其后每6个月复查PSA;确诊后6～12个月再次行穿刺活检,其后每3～4年行穿刺活检,PSA及穿刺活检均随访至80岁。如果PSA倍增时间<3年,GS评分增加至7分或疾病进展,即中断随访接受治疗。仍处于随访观察阶段患者占比:5年76%、10年64%、15年55%。15年CSS高达94.3%。

MD Anderson Dose Escalation（Kuban, *Int J Radiat Oncol Biol Phys* 2008; doi:10.1016/j.ijobp.2007.06.054）

该研究纳入301例T1～T3分期拟行根治性放疗前列腺癌患者,随机分为不同根治性放疗剂量组（70Gy对78Gy）,均未接受ADT,随访8年。结果显示:高剂量组（78Gy）可改善8年PSA生化复发率或临床复发率（78%对59% SS）;高低剂量组间总生存率无明显差异;高剂量组消化道3级不良反应发生率更高（7%对1% SS）,但结果优于前期研究。

RTOG 94-08（Jones, *N Engl J Med* 2011; doi:10.1056/NEJMoa 1012348）

该研究纳入1979例前列腺癌患者（T1b～2b分期,PSA<20ng/mL）,依据复发风险因素或接受全盆腔放疗（剂量66.6Gy）,或接受前列腺放疗（剂量68.4Gy）,随机分为ADT组（新辅助ADT 2个月+同步ADT 2个月）与无ADT组。结果显示:ADT增加了OS（62%对57%）,减少了生化复发率（26%对41%）。进一步亚组分析显示ADT获益仅表现于中危组患者而不表现于低危组患者。

D'Amico Short Course（D'Amico, *JAMA* 2008; doi: 10.1001/jama.299.3.289）

该研究纳入 206 例中高危组前列腺癌患者(T1b~T2b 分期,PSA≥10ng/mL,GS 评分≥7 分,包膜外侵犯或影像学 T3 分期)行前列腺放疗(剂量 70Gy),随机分为 ADT 组(新辅助 ADT 6 个月)与无 ADT 组。结果显示:ADT 增加了 8 年 OS(74% 对 61% SS),进一步亚组分析显示 ADT 获益仅表现于无/极少并发症人群。

Radiation Therapy Oncology Group 92-02（Horwitz, *J Clin Oncol* 2008; doi: 10.1200/JCO.2007.14.9021）

该研究对 1554 例前列腺癌患者(T2c~T4 分期,PSA<150ng/mL,无淋巴结转移)行新辅助 ADT 2 个月+放疗(全盆腔 45Gy,后前列腺局部加量 20~25Gy),同步 ADT 2 个月治疗,后随机分为长期 ADT 组(2 年)与无长期 ADT 组。结果显示:长期 ADT 降低了 PSA 生化复发率、局部复发率、远处转移率,增加了 DFS、CSS,而 OS 获益仅在 GS 评分 8~10ng/mL 亚组体现。

European Organisation for Research and Treatment of Cancer 22863［Bolla, *Lancet Oncol* 2010; doi: 10.1016/S1470-2045(10)70223-0］

该研究对 415 例前列腺癌患者(T1~T2 分期并 G3 分级或 T3~T4 分期且任何组织学分级,N0~1)行放疗(全盆腔 50Gy,后前列腺局部加量 20Gy),随机分为 ADT 组(同步/辅助戈舍瑞林)和无 ADT 组。结果显示:ADT 明显改善了 10 年 OS(58% 对 40% SS),局部失败率从 24% 降低为 6%,两组 10 年心血管死亡率无明显差异。

Radiation Therapy Oncology Group（RTOG）94-13［Roach, *Lancet Oncol* 2018; doi:10.1016/S1470-2045(18)30528-X］

该研究纳入1322例临床诊断为局限性前列腺癌的患者（淋巴结转移风险>15%，PSA<100ng/mL），被随机分为WPRT组、前列腺放疗组和新辅助内分泌治疗组、辅助内分泌治疗组。中位随访8.8年。结果显示：新辅助内分泌治疗+WPRT（28.4%）相较辅助内分泌治疗+WPRT（19.4%）或新辅助内分泌治疗+前列腺RT（23.5%）可显著改善PFS。RTOG 0924研究正在进行，以进一步探索在更高放射剂量或更广泛淋巴结覆盖的情况下，进行WPRT的临床价值研究。

ASCENDE-RT（Morris, *JCO* 2017; doi:10.1200/ jco. 2015. 33.7_suppl.3）

该研究纳入398例接受12个月ADT+46Gy WPRT的中-高危前列腺癌患者，被随机分为LDR近距离放疗加量组和EBRT加量组，随访9年的结果显示，LDR近距离放疗加量组BFS有显著改善（83%对62%），然而OS却无显著改善。治疗后前5年，LDR近距离放疗加量组3级泌尿系毒性反应发生率更高（18%对5%），两组间胃肠道毒性反应则无显著差别。

TROG 03.04 RADAR Trial（Joseph, *Int J Radiat Oncol Biol Phys* 2020; doi:10.1016/j.ijrobp.2019.11.415）

该研究纳入1051例局部晚期前列腺患者，随机分为6个月雄激素抑制（AS）治疗与18个月AS治疗 ± 18个月唑来膦酸+ 66/70/74Gy EBRT或46Gy EBRT+HDR加量，结果显示：无论放疗剂量如何，18个月AS治疗相较6个月AS治疗可降低远处转移发生率；亚组分析结果显示：更长时间的AS治疗+70Gy EBRT或46Gy EBRT+HDR加量患者表现出更低的远处转移发生率，而66Gy、74Gy EBRT患者则未显现；

相较 70Gy EBRT, 46Gy EBRT+HDR 加量患者的远处转移发生率更低, 无论 AS 治疗时间长短; 随访 1 年, 66/70/74Gy EBRT 或 46Gy EBRT+HDR 加量照射四组校正后的远处转移累计发生率分别为 26.1%、26.7%、24.9%、19.7%。

CHHiP [Dearnaley, *Lancet Oncol* 2016; doi:10.1016/S1470-2045 (16)30102-4]

此为 1 项纳入 3213 例局限性前列腺癌患者的非劣效性研究, 对比 74Gy/37fx, 60Gy/20fx, 57Gy/19fx 三种 EBRT 分割模式的疗效和毒性反应。主要研究终点为生化或临床失败率。5 年随访结果显示: 60Gy 组 BFS 不劣于常规分割 70Gy 组 (90.6% 对 88.3%), 然而 57Gy 组未观察到非劣效结果 (BFS=85.9%); 大分割组急性期肠道毒性反应发生时间更早, 发生率也略高相较常规分割组, 但放疗后 2 年各组间肠道及泌尿系毒性反应发生率相近。

HYPO-RT-PC [Widmark, *Lancet* 2019; doi: 10.1016 / S0140-6736(19)31131-6]

此为 1 项纳入 1200 例前列腺癌患者的非劣效性研究, 中危患者占比 89%, 高危患者占比 11%, 所有患者被随机分为 78Gy/39fx 组 (常规放疗组) 与 42.7Gy/7fx 组 (SBRT 组, 3 次/周)。两组中位随访 5 年的无失败生存率均为 84%, SBRT 组中急性期 (SBRT 组对常规放疗组为 28% 对 23%) 及放疗后 1 年 (SBRT 组对常规放疗组 6% 对 2%) 2 级以上泌尿系毒性反应更高, 而在放疗后 5 年毒性反应发生率则无差别。

PACE-B Trial [Brand, *Lancet Oncol* 2019; doi:10.1016/S1470-2045(19)30569-8]

该研究将 874 例低-中危前列腺癌患者 (除外 GS 评分 4+3 的患者) 被随机分为常规 (78Gy/39fx) 或中等剂量分割 (62Gy/20fx) RT 组对

SBRT组(36.25Gy/5fx),结果显示两组间RT后12周2级以上泌尿系毒性反应(12%对10%)和肠道毒性反应(27%对23%)均无差别。

Jackson SBRT Meta-Analysis(Jackson, *Int J Radiat Oncol Biol Phys* 2019; doi:10.1016/j.ijrobp.2019.03.051)

该研究为纳入38项SBRT前瞻性研究共计6116例前列腺癌患者(低危45%、中危47%、高危8%)的Meta分析,中位时间随访39个月,中位单次RT剂量为7.4Gy(5~10Gy),中位RT为5fx(4~9fx)。结果显示:5年、7年BFS分别为95.3%和93.7%,3级以上晚期泌尿系和肠道毒性反应分别为2%和1.1%。

(范文骏　译)

第32章　前列腺癌辅助/挽救性放疗

David G. Wallington , Brandon R. Mancini

检查

所有病例

■ 病史和体格检查(预期生存期,共存病)。

■ 挽救性RT:经直肠MRI、腹部/盆腔CT、骨扫描、PSA史及倍增时间。

■ 肝功能检测(包括碱性磷酸酶)。

注意事项

■ 影像学检查可见术后瘤床复发或盆腔肿大淋巴结时,应考虑穿刺活检。

■ 分子影像可用于病灶定位。FDA目前批准的药物包括 ^{11}C –胆碱、^{18}F –NaF、^{18}F –氟氯乙烯。但考虑到相关研究的高昂费用,以及分子影像对肿瘤疗效的改善作用尚缺乏证据,因此应慎重选择。

■ 可行的情况下,常规推荐组织学活检明确诊断。

治疗建议

高危病理因素(切缘+、SV受侵、ECE)或RP后PSA持续阳性	前列腺术后瘤床区辅助RT±6个月雄激素去势治疗(ADT) 或观察
RP中或后发现阳性淋巴结	ADT±盆腔RT 或观察

(待续)

（续表）

RP后生化复发	前列腺术后瘤床区±盆腔淋巴结挽救性 RT±ADT
	或仅行ADT(如果高度怀疑远处转移)
	或观察
EBRT后生化复发(依据Phoenix标准,PSA升高超过低限2ng/mL) 同时伴活检阳性及低转移风险	近距离放疗(首选)
	或RP+PLND
	或冷冻疗法
	或HIFU(高强度聚焦超声治疗)

技术要点

模拟定位

- 清空直肠:可选取多种肠道准备方案,如灌肠、大便软化剂、栓剂等。

- 充盈膀胱:定位前和RT前30~60分钟嘱患者饮水500~700mL。

- 直肠充气(必要时)以固定前列腺,推挤开前列腺后部的直肠壁。

- CT定位前10~14天放置SpaceOAR®水凝胶(除外直肠受累或T3分期伴向后侵犯的情况)。

- 固定下肢:采用MedTech或Vac-Lok真空垫。

- 等中心点设置在前列腺中央层面。

处方剂量

- 辅助/挽救性RT

  - 总剂量64~72Gy,1.8~2.0Gy/fx。

  - 病理活检证实复发需采用更高剂量照射。应使患者充分知晓高剂量可能导致并发症发生的风险增加。

靶区勾画

依据ROTG前列腺癌辅助/挽救性RT靶区勾画原则进行勾画。

- 上界:耻骨联合上方2~3cm或输精管断端下缘上方5mm,应包括手术夹钳和SV残余(如有)。
- 下界:阴茎球顶部到耻骨联合的位置。
- 前界:耻骨联合以下层面以耻骨联合为界,耻骨联合以上层面以膀胱颈为界。
- 后界:直肠及直肠系膜前壁。
- 侧界:闭孔内肌中部。
- 必要的情况下,CTV应适当扩大以覆盖术前影像学检查提示的前列腺瘤床范围或SV残余。
- PTV:如能每日行图像引导定位,后方外扩3~5mm,其余放疗外扩5~7mm;如不能,PTV各方向外扩1.5cm。

治疗计划

- 推荐6MV光子IMRT,可显著减少直肠及膀胱受量。
- OAR限量要求
  - 直肠:$V_{70}<20\%$,$V_{50}<50\%$。
  - 膀胱:$V_{70}<40\%$,$V_{50}<60\%$。
  - 乙状结肠:$D_{max}\leqslant66Gy$。
  - 小肠:$D_{max}\leqslant54Gy$。
- 推荐RT期间每日行膀胱超声或CBCT以确认膀胱充盈状况,纠正2mm以上的偏差。

随访检查

- 复查病史和体格检查及PSA：前2年每3个月复查，2～5年每6个月复查，以后每年复查。
- 影像学检查：仅在有相应临床指征时进行。

参考研究

SWOG 8794（Thompson, *J Urology* 2009; doi: 10.1016 / j. juro. 2008.11.032）

该研究纳入431例前列腺癌根治术后患者，其术后病理示：pN0M0伴ECE或切缘阳性或精囊受侵。将患者随机分为术后放疗组和随访观察组（组内有约1/3的患者最终接受了放疗），随访10年。结果显示：相较随访观察组，术后放疗增加了OS（RT组对随访组：74%对66%）、DMFS（RT组对随访组：71%对61%）；降低了生化复发率（RT组对随访组：47%对74%）及局部复发率（RT组对随访组：8%对22%）。

German ARO 96-02（Wiegel, *Eur Urology* 2014; doi:10.1016/j. eururo.2014.03.011）

该研究纳入338例前列腺癌根治术后患者，其术后病理示：pT3N0或切缘阳性。将患者随机分为术后放疗组和随访观察组。结果显示：术后放疗显著增加了PFS（RT组对随访组：56%对35%）。

European Organisation for Research and Treatment of Cancer 22911[Bolla, *Lancet* 2012; doi:10.1016/S0140-6736(12)61253-7]

该研究纳入1005例前列腺癌根治术后患者，临床分期为T0～T3期，其术后病理示：pN0伴ECE或切缘阳性或精囊受侵。将患者随机分为术后放疗组和随访观察组。结果显示：术后放疗显著降低了生化复发率（RT组对随访组：39%对59%），两组间OS及DMFS无显著差异。切缘状态是术后放疗获益的最佳预测因子。

Multi-Institutional Salvage RT（Stephenson, *J Clin Oncol* 2007; doi:10.1200/JCO.2006.08.9607）

该研究纳入 1540 例前列腺癌根治术后生化复发（PSA≥0.2ng/mL 且随访呈持续增高趋势或单次 PSA≥0.5ng/mL）患者,均行挽救性 RT,中位 RT 剂量 64Gy,随访 6 年。结果显示:6 年总体无生化复发率 32%,挽救性 RT 在 PSA≤0.2ng/mL、GS 评分 4～7 分、切缘阳性、PSA 倍增时间>10 个月的患者中效果更为显著。

Johns Hopkins Retrospective Review（Trock, *JAMA* 2008; doi:10.1001/jama.299.23.2760）

此为回顾性研究,纳入 635 例前列腺癌根治术后 PSA>0.2ng/mL 的患者,对比分析无进一步治疗、挽救性 RT（IMRT）和挽救性 RT+内分泌治疗三种治疗方式的前列腺癌相关存活率（PCSS）。结果显示:RT 后未测得 PSA、倍增时间<6 个月、挽救性 RT 时 PSA<2ng/mL 的患者 PCSS 改善最为显著。

American Urological Association/American Society for Radiation Oncology Guidelines on Adjuvant/Salvage Radiation After Prostatectomy（Thompson, *J Urol* 2013; doi:10.1016/j.juro.2013.05.032）

此为关于辅助 RT 及挽救性 RT 的指南。

RTOG 96-01（Shipley, *J Clin Oncol* 2016; doi:10.1200/jco. 2016. 34.2_suppl.3）

该研究纳入 761 例 pT2～T3N0 分期、切缘阳性伴 PSA 0.2～4.0ng/mL （其中 0.2～1.5ng/mL 占比 85%）的前列腺癌根治术后患者,将其随机分为单纯 RT 组和 RT+24 个月比卡鲁胺 ADT 组,结果显示:加入 ADT 组 12.6 年 OS 显著优于单纯 RT 组（82% 对 78%）,但是亚组分析结果显示对于治疗前PSA在0.6ng/mL以下的病例,加入ADT并未改善OS。

GETUG-AFU 16[Carrie, _Lancet Oncol_ 2019; doi:10.1016/S1470-2045(19)30486-3]

该研究纳入743例pT2~T4分期(T4分期仅限侵犯膀胱颈部)的前列腺癌根治术后患者,术后PSA从0.1ng/mL升高至2ng/mL,随机分为单纯RT组和RT+6个月戈舍瑞林ADT组。10年的随访结果显示:加入ADT组PFS高于单纯RT组(64%对49%),但是两组间OS无显著差异。

SPPORT RTOG 0534(Pollack, _Int J Radiat Oncol Biol Phys_ 2018; doi:10.1016/j.ijrobp.2018.08.052)

该研究纳入1792例前列腺癌根治术后拟行术后瘤床区挽救性放疗(PBRT)的患者,随机分为3组:单纯PBRT组、PBRT+6个月ADT组、PBRT+(4~6)个月ADT+盆腔淋巴结照射组。中位随访时间5.4年,结果显示:单纯PBRT组FFP最低,为71.7%,加入ADT提升至82.7%,加入盆腔淋巴结照射及ADT进一步提升至89.1%。随访至8年的患者中,3组远处转移发生率分别为45%、38%、25%,ADT和盆腔淋巴结照射效果相似。

RAVES(Kneebone, _Int J Radiat Oncol Biol Phys_ 2019; doi:10.1016/j.ijrobp.2019.06.456)

此为非劣效性研究,纳入333例行前列腺癌根治术的具有不良病理特征的高危患者,所有患者被随机分为辅助RT组与挽救性RT组(PSA升高至0.20ng/mL及以上时进行RT)。两组间无生化复发率(PSA>0.40ng/mL)相似,但挽救性RT组肠道毒性反应发生率更低,表明挽救性RT是可靠的方式。但值得注意的是,本研究中的结果相较其他挽救性RT研究结果似乎更优。

(范文骏 译)

第33章　膀胱癌

David G. Wallington，*Brandon R. Mancini*

检查

所有病例

- 病史和体格检查。
- 尿液分析及尿脱落细胞检查。
- 经尿道膀胱肿瘤切除(TURBT)并随机活检。
- 影像学检查:胸部、腹部及盆腔平扫+增强CT。
- 实验室检查:CBC、血尿素氮、血肌酐、碱性磷酸酶。

注意事项

- 胸部影像学检查(首选CT):Ⅱ期患者。
- 骨扫描:有骨转移症状或碱性磷酸酶升高的Ⅱ期患者。
- 分子/基因检测:ⅢB期患者。

按分期的治疗建议

0期(Ta)	观察
	或辅助膀胱内治疗:卡介苗(BCG)(高级别首选)、吉西他滨或丝裂霉素
0期(Tis)	膀胱内BCG
Ⅰ期	重复TURBT或膀胱切除术(高级别病灶)
	病灶残留:
	BCG
	或膀胱切除术
	病灶无残留:
	BCG
	或膀胱内化疗

（待续）

（续表）

Ⅱ期	**拟行膀胱切除术者：** 新辅助化疗+全部/部分膀胱切除术 或仅行膀胱切除术(不能行化疗者) 或行同步放化疗 **不行膀胱切除术者：** 同步放化疗(首选) 或 RT 或 TURBT
ⅢA期	**拟行膀胱切除术者：** 新辅助化疗+全部/部分膀胱切除术 或仅行膀胱切除术(不能行化疗者) 或行同步放化疗 **不行膀胱切除术者：** 同步放化疗(首选) 或 RT
ⅢB期	系统治疗降期 或放化疗
ⅣA期	**M0病变：** 系统治疗 或放化疗 **M1a病变：** 系统治疗
ⅣB期	系统治疗 和(或)姑息性 RT
局部复发 (0~1级)	膀胱内治疗,如无效果,行膀胱切除术 或直接行膀胱切除术 或 TURBT
局部复发 (≥2级)	如前期行保留膀胱治疗,则行膀胱切除术 或放化疗(前期未行 RT) 或系统治疗 或姑息性 TURBT

技术要点

模拟定位

仰卧位,行两次CT扫描:膀胱排空状态(全膀胱照射)和膀胱充盈状态(IGRT条件下肿瘤局部加量)。

处方剂量

根治性同步放化疗

■ 全膀胱野39.6~50.4Gy,1.8~2.0Gy/fx,后续肿瘤局部加量至60~66Gy,1.8~2.0Gy/fx。同步化疗药物通常选用顺铂或5-FU。

根治性RT

■ 单纯RT应被视为姑息性治疗,总剂量同根治性同步放化疗。可以考虑全膀胱野55Gy/20fx。

■ 膀胱切除术后辅助RT

  ◉ 全膀胱野45~50.4Gy,1.8Gy/fx,后续存在切缘阳性或ECE时可局部加量至54~60Gy,1.8~2.0Gy/fx。

靶区勾画

■ GTV:膀胱镜、CT/MR图像等确定的原发肿瘤区域。

■ CTV初始野:照射野范围包括膀胱、前列腺尿道部(男性患者)及闭孔、髂内外血管旁淋巴引流区(上界至S1/S2水平);如为膀胱切除术后复发病例,淋巴引流区范围应扩展至L5/S1水平。

■ CTV加量野:术后瘤床或GTV。

■ PTV：采用3D-CRT时，CTV+1.0～1.5cm，采用IMRT时，CTV+0.5～1.0cm。

治疗计划

■ 首程RT时需排空膀胱，局部加量的程度依据膀胱镜及CT/MR检查确定，如病灶位置不能确定，可对排空的膀胱行全膀胱加量照射。

■ 15～18MV光子3D-CRT或6MV光子IMRT均可用；每日照射前行图像引导，推荐CBCT。

■ 直肠限量要求：$V_{30}<50\%$，$V_{55}<10\%$。

■ 股骨头限量要求：$D_{0.03mL}<50Gy$，$V_{45}<50\%$。

■ 小肠限量要求：$D_{0.03mL}<55Gy$，$V_{50}<15mL$，$V_{45}<100mL$，$V_{40}<130mL$。

随访检查

■ 依据临床分期而定。病史和体格检查、尿脱落细胞学及膀胱镜检查：放疗后第3个月，其后依据风险程度分级确定复查时间间隔。

■ 对于膀胱切除术后的非肌层浸润型膀胱癌，每年复查腹部/盆部CT；对于保留膀胱治疗的肌层浸润型膀胱癌，每3～6个月复查腹部/盆部CT。

参考研究

Massachusetts General Hospital Long-term Outcomes-Bladder Preservation（Efstathiou, *Eur Urol* 2012; doi: 10.1016/j.eururo.2011. 11.010）

该研究纳入1986—2006年348例采用保留膀胱治疗的膀胱癌患者，其中经严格筛选的患者（占比>70%）所获研究结果基本同膀胱全切除术者。

Pooled Analysis of Radiation Therapy Oncology Group Bladder-Preserving Trials（Mak, *J Clin Oncol* 2014; doi: 10.1200/JCO. 2014.57.5548）

该研究汇总了6个RTOG保留膀胱治疗的临床研究长期随访结果。保留膀胱治疗的研究结果与最新膀胱切除术的研究结果基本一致。

Toxicity Related to Bladder-Sparing（Efstathiou, *J Clin Oncol* 2009; doi:10.1200/JCO.2008.19.5776）

ROTG保留膀胱治疗临床研究中设计毒性反应的研究包括：8903、9506、9706及9906。毒性反应发生率：晚期3级盆腔毒性反应7%、胃肠道反应6%、泌尿系反应2%，无4级毒性反应。

Bladder-Preservation With Two Trimodality Techniques（Zapatero, *Urology* 2012; doi:10.1016/j.urology.2012.07.045）

该研究表明新辅助化疗（甲氨蝶呤+顺铂+长春碱方案）+RT治疗模式与同步放化疗（化疗采用每周顺铂方案）治疗模式结果类似，尽管同步放化疗治疗模式CR及DFS相对较高。

ICUD-EAU Guidelines on Muscle-invasive Bladder Cancer (Gakis, *Euro Urol* 2012; doi:10.1016/j.eururo.2012.08.009)

此为关于膀胱根治术与保留膀胱方式治疗伴肌肉受累的膀胱尿路上皮癌的综述。

Adjuvant Chemo-RT Versus Chemo Alone After Cystectomy (Zaghloul, *JAMA Surg* 2018; doi:10.1001/jamasurg.2017.4591)

此为Ⅱ期 RCT 研究，对比膀胱癌膀胱全切除术后辅助放化疗和辅助化疗的疗效，共纳入膀胱全切除术后男性患者 120 例，每例患者至少具备 1 项高危因素（病理 T 分期≥T3b，分级 3 级，N+）。结果显示：辅助放化疗组相较单纯化疗组，可显著提高 2 年无局部复发生存率（96% 对 69%）。

BC-2001 Long-Term Outcomes（Hall, *JCO* 2017; doi:10.1200/JCO.2017.35.6_suppl.280）

此为Ⅲ期 RCT 研究，纳入 458 例膀胱癌患者，将其分为 RT 组、放化疗组，部分患者 RT 采用标准 RT 方案（stRT），部分采用减少高剂量区体积放疗方案（RHDVRT），中位随访时间 118 个月。结果显示：放化疗组相较 RT 组 LRC 和 ILRC 显著改善，但两组间 OS 无显著差异；放化疗组表现出改善 BCSS 的趋势，经校正预后相关因素后，差异具有显著意义；放化疗组相较 RT 组 2 年挽救性膀胱切除率显著减低（11% 对 17%）；采用 stRT 与采用 RHDVRT 相应预后指标无显著差异。本次更新数据证实了放化疗（化疗药物 5-FU 或 MMC）可作为此类患者标准治疗方案。

（范文骏　译）

第34章 精原细胞瘤

David G. Wallington、Brandon R. Mancini

检查

所有病例

- 病史和体格检查,生育情况。

- 影像学检查:胸部X线、睾丸超声、腹部及盆腔CT。

- 实验室检查:AFP、β-HCG、生化检测(睾丸切除术前及术后)。

注意事项

- 胸部CT:如腹部CT或腹部X线检查异常。

- 脑部MR:如β-HCG>5000或出现广泛肺转移。

- 精子保存(如精子银行)。

治疗建议*

ⅠA,ⅠB期	pT1~3期患者推荐随访观察
	或单药卡铂化疗1~2周期
	或腹主动脉旁淋巴引流区放疗
ⅠS期	重复测量血清肿瘤标志物以判断升高状况,同时行胸部/腹部/盆腔CT检查以评估病情
ⅡA期	腹主动脉旁及患侧盆腔淋巴引流区RT
	或依托泊苷+顺铂(EP)方案化疗4周期
	或博来霉素+依托泊苷+顺铂(BEP)方案化疗3周期
ⅡB期	EP方案化疗4周期(首选)
	或BEP方案化疗3周期
	或腹主动脉旁及患侧盆腔淋巴引流区RT(病灶≤3cm)

(待续)

（续表）

ⅡC、Ⅲ期	EP方案化疗4周期
（预后风险较好）	或BEP方案化疗3周期
ⅡC、Ⅲ期	BEP方案化疗4周期
（预后风险中等）	或依托泊苷+异环磷酰胺+顺铂方案化疗4周期

* 高位睾丸摘除术后。

技术要点

模拟定位

■ 平扫CT,仰卧位,双手置于身体两侧,可能的情况下均需对阴囊区进行遮挡。

处方剂量

■ Ⅰ期:腹主动脉旁照射20～25.5Gy,1.5～2.0Gy/fx。

■ Ⅱ期:腹主动脉旁及患侧盆腔淋巴引流区照射20～25.5Gy,1.5～2.0Gy/fx(改良狗腿野),随后ⅡA期肿瘤区局部加量至30Gy,ⅡB期肿瘤区加量至36Gy,1.8～2.0Gy/fx。

靶区勾画

■ Ⅰ期:腹主动脉旁淋巴引流区,上界至T11椎体下缘,下界至L5椎体下缘,侧界包括双侧横突。

■ Ⅱ期:腹主动脉旁淋巴引流区,上界至T11椎体下缘,下缘至髋臼顶,内侧界为健侧L5横突与患侧闭口连线,外侧界为患侧L5横突与同侧髋臼上外侧缘连线。勾画腹主动脉、下腔静脉、患侧髂动静脉,距边缘1.2～1.9cm。

- 应依据CT图像确定异常淋巴结覆盖范围,勾画受累淋巴结。
- 局部加量:CTV外扩2cm,每日行图像引导。

注意:疝气修补术、睾丸固定术等盆腔手术可能改变患侧盆腔淋巴引流状况,此种情况下推荐行患侧盆腔及腹股沟淋巴引流区RT,也可以考虑行化疗。

治疗计划

- 推荐采用前后对穿野3D-CRT技术。应避免采用IMRT技术以保护肾脏,降低继发恶性肿瘤的风险。
- 采用6MV以上光子。
- 单侧肾脏$D_{50\%}<8Gy$;如仅有一只肾脏,$D_{15\%}<20Gy$。

随访检查

I 期且仅行睾丸切除术

- 病史和体格检查:第1年每3~6个月复查,第2年每6个月复查,第3年每6~12个月复查,其后每年复查。
- 腹部/盆腔CT:术后第3、6、12个月复查,第2年每6个月复查,第3年每6~12个月复查,其后每1~2年复查。

I 期RT或化疗后

- 病史和体格检查:前2年每6~12个月复查,其后每年复查。
- 腹部/盆腔CT:每年复查,复查3年。

参考研究

Medical Reseach Council Optimal Target Volume Trial（Fossa, *J Clin Oncol* 1999; http://jco.ascopubs.org/content/17/4/1146.long）

此为纳入478例Ⅰ期精原细胞瘤患者的随机对照研究,治疗时间为1989—1993年,辅助放疗剂量30Gy,对比放疗范围:腹主动脉旁淋巴引流区与腹主动脉旁淋巴引流区+患侧盆腔淋巴引流区。结果显示:两组RFS分别为96%、97%,且不良反应发生率均较低。

Medical Research Council TE 18-European Organization for Research and Treatment of Cancer 30942（Jones, *J Clin Oncol* 2005; doi:10.1200/JCO.2014.59.1503）

此为纳入625例Ⅰ期精原细胞瘤患者的随机对照研究,治疗时间为1995—1998年,对比辅助放疗剂量:30Gy对20Gy,放疗范围均为腹主动脉旁淋巴引流区。结果显示:相较30Gy组,20Gy组复发风险增加不足3%,且并发症发生率更低。

British Columbia（Kollmannsberger, *J Clin Oncol* 2015; doi: 10.1200/JCO.2014.56.2116）

此为纳入2483例睾丸肿瘤患者的回顾性研究,患者均为Ⅰ期精原细胞瘤及非精原细胞瘤,均未行治疗,仅随访观察。精原细胞瘤复发率低(复发率13%),5年特殊疾病相关生存率达99.7%。

Medical Research Council TE19/European Organization for Research and Treatment of Cancer 30982（Oliver, *J Clin Oncol* 2011; doi:10.1200/JCO.2009.26.4655）

此为纳入1447例Ⅰ期精原细胞瘤患者的随机对照研究,对照治疗模式:1周期卡铂方案化疗与放疗(放疗剂量,20~30Gy,2Gy/fx;放疗范围,腹主动脉旁淋巴引流区或腹主动脉旁及患侧盆腔淋巴引流区)。结果显示:两组RFS无显著差异,但卡铂化疗组对侧生殖细胞瘤发生率明显减低(化疗组2%、放疗组15%)。

German (Classen, *J Clin Oncol* 2003; doi: 10.1200 / JCO. 2003. 06.065)

该研究纳入96例接受放疗的精原细胞瘤患者。放疗剂量:ⅡA期30Gy,ⅡB期36Gy;放疗范围:腹主动脉旁及患侧盆腔淋巴引流区。随访6年的结果显示:RFS极佳,ⅡA期为95.3%,ⅡB期为88.9%,且均无晚期毒性反应。

Spanish Chemotherapy (Garcia-Del-Muro, *J Clin Oncol* 2008; doi:10.1200/JCO.2007.15.9103)

该研究纳入72例ⅡA、ⅡB期精原细胞瘤患者,行EP方案化疗4周期,或行BEP方案化疗3周期。结果显示:PFS达90%,总生存率达95%。

泌尿生殖系统治疗计划的限制剂量

前列腺癌根治性放疗

剂量分割模式	危及器官	剂量限值
常规分割	直肠	$V_{75Gy} \leq 5\%$
		$V_{70Gy} \leq 20\%$
		$V_{65Gy} \leq 35\%$
		$V_{60Gy} \leq 50\%$
	膀胱	$V_{80Gy} \leq 15\%$
		$V_{75Gy} \leq 20\%$
		$V_{70Gy} \leq 35\%$
		$V_{65Gy} \leq 50\%$
	阴茎海绵体	平均 $\leq 52.5Gy$
适度低分割(28fx)	直肠	$D_{15\%} \leq 75Gy$
		$D_{25\%} \leq 70Gy$
		$D_{35\%} \leq 65Gy$
		$D_{50\%} \leq 60Gy$
	膀胱	$D_{0.03mL} \leq 73.5Gy$
		$D_{35\%} \leq 70Gy$
		$D_{50\%} \leq 65Gy$
		$D_{90\%} \leq 35Gy$
	肠	$D_{0.03mL} \leq 50.4Gy$
	阴茎海绵体	平均 $\leq 52.5Gy$
适度低分割(20fx)	直肠	$V_{60Gy} < 0.01\%$
		$V_{50Gy} < 22\%$
		$V_{40Gy} < 38\%$
		$V_{30Gy} < 57\%$
		$V_{20Gy} < 85\%$

（待续）

（续表）

剂量分割模式	危及器官	剂量限值
SBRT	膀胱	$D_{50\%}$<处方剂量的68%
		$D_{25\%}$<处方剂量的81%
		$D_{5\%}$<处方剂量的100%
	左/右股骨头	$D_{50\%}$<处方剂量的68%
		$D_{1\%}$<处方剂量的75%
	直肠	$D_{0.03mL}$≤38.06Gy
		D_{3mL}≤34.4Gy
		$D_{10\%}$≤32.63Gy
		$D_{20\%}$≤29Gy
		$D_{50\%}$≤18.13Gy
	膀胱	$D_{0.03mL}$≤38.06Gy
		$D_{50\%}$≤18.12Gy
	肠	$D_{0.03mL}$≤30Gy
	尿道	$D_{0.03mL}$≤38.78Gy
	阴茎海绵体	$D_{0.03mL}$≤100%
		D_{3mL}≤55%
	左/右股骨头	D_{10mL}≤30%
		D_{1mL}≤43%

前列腺癌辅助/挽救性放疗

器官	剂量限值
直肠	$V_{64.8\sim70.2Gy}$≤20%
	V_{50Gy}≤50%
膀胱-CTV	$V_{64.8\sim70.2Gy}$≤40%
	V_{50Gy}≤60%
阴茎海绵体	平均≤52.5Gy
左/右股骨头	V_{50Gy}≤20%

（待续）

（续表）

器官	剂量限值
肠	$V_{45Gy} \leqslant 195mL$
	$D_{0.1mL} \leqslant 50Gy$

膀胱癌

器官	剂量限值
直肠	$V_{30Gy} \leqslant 50\%$
	$V_{55Gy} \leqslant 10\%$
左/右股骨头	$D_{0.03mL} \leqslant 50Gy$
	$V_{45Gy} \leqslant 50\%$
小肠	$D_{0.03mL} \leqslant 55Gy$
	$V_{50Gy} \leqslant 15mL$
	$V_{45Gy} \leqslant 100mL$
	$V_{40Gy} \leqslant 130mL$
	$V_{40Gy} \leqslant 30\%$
	$V_{30Gy} \leqslant 150mL$

精原细胞瘤

器官	剂量限值
左/右肾	$D_{50\%}$（任一肾）$\leqslant 8Gy$
	$D_{10\%} \leqslant 20Gy$（如果只有1个肾）
小肠	合理最低剂量

（范文骏　译）

第 8 部分

淋巴瘤

第35章 霍奇金淋巴瘤

Shang-Jui Wang，*Rahul R. Parikh*

检查

所有病例

- 病史和体格检查(包括体重改变、体力状态评分、全身症状、盗汗、瘙痒、饮酒导致的疼痛)。

- 影像学检查：PET/CT，胸部X线检查。

- 实验室检查：CBC、红细胞沉降率(ESR)、CMP、白蛋白、LDH、HIV检测。

- 活检：切除淋巴结活检优于针穿活检。

- 骨髓活检：不再符合现代PET分期，除非是在细胞减少的情况下。

分期

分期	定义
I	单个淋巴结区域或淋巴结构受累(I，例如，脾脏，韦氏环)或单个结外淋巴结构(I_E)
II	在横膈同侧≥2个淋巴结区域(II)±局部累及1个结外器官和其淋巴区域(II_E)
III	横膈膜两侧淋巴结区受累(III)±脾受累(IIIs)±局部邻近性1个结外器官受累(III_E)或两者均有(III_{E+s})
IV	广泛侵犯≥1个淋巴结外器官±相关淋巴结受累或孤立淋巴结外器官累及远处淋巴结
A	无系统症状
B	发热(>38℃)；持续夜间盗汗；6个月内体重减轻>10%

风险分层

早期(Ⅰ~Ⅱ期)

■ 预后良好型——无风险因素。

■ 预后不良型——≥1个风险因素。

风险因素	GHSG	EORTC	NCCN
年龄	–	≥50岁	–
ESR和B症状	如果A症状,ESR>50 如果B症状,ESR>30	如果A症状,ESR>50 如果B症状,ESR>30	ESR≥50 或 任 何 B症状
纵隔胸腔比	MMR>0.33	MMR>0.35	MMR>0.33
淋巴区域	>2	>3	>3
结外病变	任何	–	–
大体积	–	–	>10cm

GHSG,德国霍奇金淋巴瘤研究组;EORTC,欧洲癌症研究及治疗组;MMR,纵隔胸腔比。

高风险期(Ⅲ~Ⅳ期)

国际预后评分(IPS-7)

风险因素	分值	5年无进展生存率	5年总生存率
● 白蛋白<40g/L	0	84%	89%
● 血红蛋白<105g/L	1	77%	90%
● 男	2	67%	81%
● 年龄≥45岁	3	60%	78%
● Ⅳ期	4	51%	61%
● 白细胞≥15000/mm³	≥5	42%	56%
● 淋巴细胞<8% 或 <600/mm³			

治疗建议

Ⅰ/Ⅱ(预后良好)	● 化疗→放疗 －ABVD×2周期→ISRT 20Gy(HD10/HD16) －ABVD×2周期→PET重新分期(DS 1~3)→ABVD×1周期(DS 1~2)或2周期(DS 3)→ISRT30Gy(参考H10/UK-RAPID) －ABVD×2周期→PET重新分期(DS 4~5)→进一步BEACOPP×2周期→ISRT 30Gy(H10) ● 单独化疗 ● 单独放疗[结节性淋巴细胞为主型霍奇金淋巴瘤(NL-PHL)] －ISRT 30Gy
Ⅰ/Ⅱ(预后不良 非大块型的)	● 化疗→放疗 －ABVD×2周期→PET重新分期(DS 1~3)→ABVD×2周期→ISRT 30Gy －ABVD×2周期→PET重新分期(DS 4~5)→进一步BEACOPP×2周期→ISRT 30Gy ● 单纯化疗
Ⅰ/Ⅱ(预后不良 大块型的)	● 化疗→放疗 －ABVD×2周期→PET重新分期(DS 1~3)→ABVD×2周期→ISRT 30~36Gy －ABVD×2周期→PET重新分期(DS 4~5)→进一步BEACOPP×2周期→ISRT 30~36Gy
Ⅲ/Ⅳ	● 单纯化疗 ● 化疗±ISRT(PET阳性部位,初诊时大包块部位)

DS,多维尔分数。

多维尔准则

霍奇金淋巴瘤和某些非霍奇金淋巴瘤治疗反应的PET/CT评估:

分数	PET/CT结果	反应?
1	无FDG摄取	是
2	摄取≤纵隔	是
3	摄取>纵隔,但≤肝	是(除外随机临床试验)
4	适度摄取>肝	否
5	显著摄取>肝和(或)新病变	否
X	新的摄取不太可能和淋巴瘤相关	—

技术要点

模拟定位

■ 采取仰卧位,模拟定位应用静脉造影和呼吸控制(例如,深吸气后屏住呼吸);选择合适体位:如果治疗颈部或锁骨上窝,应双手置于腰间;治疗腋下,应双手上举。

■ 在治疗女性时,考虑将乳房组织置于放射野外。

■ 如果条件允许,考虑化疗前做PET/CT。化疗前影像与模拟定位CT融合。

处方剂量

■ 单纯放疗(不常见,除NLPHL外)

　● NLPHL:ISRT 30Gy,1.5 ~ 2Gy/fx(大肿块36Gy)。

■ 综合治疗

　● Ⅰ ~ Ⅱ期,预后良好型:ISRT 20 ~ 30Gy,1.5 ~ 2Gy/fx(如果

接受 ABVD 治疗）。

- ◉ Ⅰ～Ⅱ期，预后不良型非大块型：ISRT 30Gy，1.5～2Gy/fx。
- ◉ Ⅰ～Ⅳ期，大块型：ISRT 30～36Gy，1.5～2Gy/fx。

靶区勾画

- ■ 对于化疗后 GTV 的 ISRT，以化疗前 GTV 为基础勾画 CTV。
- ■ ITV = GTV 结合 4D 运动评估。
- ■ CTV = 包括化疗前 GTV 和 ITV + 1.0～1.5cm，化疗后淋巴结病变消退后，移除邻近的未受累区域（如骨骼、肌肉、肺、肾）。
- ■ PTV = CTV + 0.3～1.0cm，基于治疗技术、病灶部位及每日图像引导（例如，相对 3D–CRT，可选择 IMRT 联合每日 kV 或 CBCT 扫描）。

其他的靶区勾画信息，请参考：

- ■ Modern radiation therapy for Hodgkin lymphoma: field and dose guidelines from the International Lymphoma Radiation Oncology Group（ILROG）. Specht et al. *IJROBP* 2014

治疗计划

- ■ 3D–CRT 或 IMRT（根据适用的部位选择）。
- ■ 在某些情况下考虑质子束治疗来降低 OAR（如肾、心、肺、胸）的剂量。
- ■ 异质性修正。

随访检查

- ■ 如果无症状：
  - ◉ 病史和体格检查及实验室检查前两年每3~6个月复查，第

3年每6~12个月复查,其后每年复查。

● 如果放疗颈部及上纵隔,每6个月复查TSH。

● 治疗后6、12、24个月或有临床指征时复查CT。

● 女性开始乳腺癌筛查的时间在放疗后8年或在纵隔治疗后年龄>40岁(满足两者中任意一项)。

参考研究

HD4(Duhmke, *J Clin Oncol* 2001; doi: 10.1200/ JCO. 2001. 19. 11. 2905)

该研究纳入376例无危险因素的Ⅰ~Ⅱ期患者。患者均未接受化疗。所有患者均接受IFRT 40Gy,扩大野照射(EFRT)30Gy,与40Gy组进行对比。两组7年RFS(83%对78%)和OS(96%对91%)相当。

EORTC H8-F and H8-U(Ferme, *N Engl J Med* 2007; doi: 10. 1056/ NEJMoa064601)

该研究纳入1538例Ⅰ~Ⅱ期间质霍奇金淋巴瘤患者,根据预后情况进行试验。H8-F对比"MOPP-ABV×3周期+IFRT"方案与STNI。5年无事件生存率综合治疗为98%,STNI 74%(SS)。10年总生存率分别为97%和92%(SS)。建议化疗后IFRT。

H8-U比较"MOPP-ABV×6周期+IFRT"方案、"MOPP-ABV×4周期+IFRT"方案与"MOPP-ABV×4周期+STNI"方案。5年无事件生存率分别为84%、88%和87%,10年总生存率分别为88%、85%和84%(NS)。推荐4周期化疗后IFRT。

HD7(Engert, *J Clin Oncol* 2007; doi:10.1200/JCO.2006.07. 0482)

该研究纳入650例ⅠA~ⅡB期无风险因素的霍奇金淋巴瘤患

者,随机分为放疗 ± ABVD × 2周期两组。放疗为 EFRT 30Gy,然后 IFRT 10Gy。7年 DFS 联合治疗组88%对单纯放疗67%(SS)。7年总生存率联合治疗组94%对单纯放疗92%(NS)。综合疗法优于单纯放疗。

HD10 (Engert, *N Engl J Med* 2010; doi: 10.1056 / NEJMoa 1000067);Update (Sasse, *J Clin Oncol* 2017; doi:10.1200/JCO. 2016. 70.9410)

该研究纳入1190例无危险因素的 I ~ II 期患者,随机分为4组: ABVD × 2周期后 IFRT 30Gy、ABVD × 2周期后 IFRT 20Gy、ABVD × 4周期后 IFRT 30Gy、ABVD × 4周期后 IFRT 20Gy。在 OS,无治疗失败及 PFS 上均无明显差异。10年的数据更新表明,ABVD × 2周期后 IFRT 20Gy 组在长期生存数据上显示非劣效性,与 ABVD × 4周期后 IFRT 30Gy 组一样,10年 PFS 为87%,OS 为94%。

HD16 [Fuchs et al., *J Clin Oncol* 2019; 37(31):2835 - 2845;doi: 10.1200/JCO.19.00964]

该研究纳入1150例无危险因素的 I ~ II 期霍奇金淋巴瘤患者,随机分为两组:ABVD × 4周期 + IFRT 20Gy(CMT组),和使用 PET 指导治疗,即 PET-2 阴性(Deauville 评分<3)后省略放疗(ABVD组)。中位随访时间45个月。628例 PET-2 阴性患者,CMT 组 5 年 PFS 为 93.4%(95% CI,90.4% ~ 96.5%),ABVD 组 5 年 PFS 为 86.1%(95% CI, 81.4% ~ 90.9%),两组相差 7.3%(95% CI,1.6% ~ 13.0%);危险比 1.78 (95% CI,1.02 ~ 3.12)。CMT 组 5 年总生存率为98.1%(95% CI,96.5% ~ 99.8%),ABVD 组为98.4%(95% CI,96.5% ~ 100.0%)。

EORTC/GELA H10-F and H10-U (Raemaekers, *J Clin Oncol* 2014; doi:10.1200/JCO.2013.51.9298); Update (Andre, *J Clin Oncol* 2017; doi:10.1200/JCO .2016.68.6394)

该研究纳入1950例Ⅰ~Ⅱ期隔上霍奇金淋巴瘤患者,根据预后情况进行试验。所有患者在两个周期治疗后接受PET检查。

H10-F将患者随机分为2组:ABVD×3周期+INRT 30Gy、AB - VD×2周期。如果PET(-),则ABVD×2周期;如果PET(+),则BEACOPP×2周期+INRT 30Gy。

H10-U将患者随机分为2组:ABVD×4周期+INRT 30Gy、AB - VD×2周期。如果PET(-),则ABVD×4周期;如果PET(+),则BEACOPP×2周期+INRT 30Gy。

中期分析显示,联合治疗组早期进展几率低,并停止了PET(-)患者进行ABVD治疗的入组。在PET(+)患者中(联合治疗或不联合治疗),强化BEACOPP方案可改善5年PFS(90.6%对77.4%)和OS(96.0%对89.3%)。

UK RAPID (Radford, *N Engl J Med* 2015; doi: 10.1056/ NEJ-Moa1408648)

该研究对接受ABVD×3周期后的ⅠA/ⅡA期霍奇金淋巴瘤患者(*n*=571)行PET检查。将PET阴性的患者随机分为30Gy IFRT组和观察组;如果PET阳性,则接受第四周期ABVD和30Gy IFRT。PET阴性患者中观察组的非劣效性无法显示,3年IFRT组PFS为94.6%,观察组PFS为90.8%。中期PET阳性患者的情况证明及时的PET是有预知性的。尽管接受了额外的治疗,其3年的PFS仍下降至87.6%。

(赵志飞　译)

第36章 非霍奇金淋巴瘤

Shang-Jui Wang , Rahul R. Parikh

检查

所有病例

■ 病史和体格检查(包括B症状、脾大)。

■ 影像学检查:CT C/A/P ± PET。

■ 实验室检查:CBC、CMP、LDH、HIV、乙型肝炎状态。

■ 活检:切除淋巴结活检优于针穿活检,标本免疫表型。

■ 骨髓检查:大多数病例。

胃黏膜相关淋巴组织(MALT)淋巴瘤

■ 胃镜活检及幽门螺杆菌检查。

伯基特淋巴瘤

■ 腰椎穿刺,HIV,乙型、丙型肝炎病毒。

结外NK/T细胞淋巴瘤(鼻型)

■ EBV载量。

常见易位

■ 卵泡 - t(14;18)。

■ 胃MALT - t(11;18)。

■ 套细胞 - t(11;14)。

■ 伯基特 - t(8;14)。

分期

■ 参见第35章(霍奇金淋巴瘤)。

风险分类

国际预后指标(IPI)

风险因素	风险组	分值	5年无复发生存率	5年总生存率
年龄>60岁	低	0~1	70%	73%
血清LDH超过正常				
ECOG PS≥2	中低	2	50%	51%
Ⅲ/Ⅳ期	中高	3	49%	43%
结外>1处	高	4~5	40%	26%

NCCN-IPI

风险因素	风险因素分值	风险组	分值	5年无复发生存率	5年总生存率
年龄40~60岁	1	低	0~1	91%	96%
年龄60~75岁	2				
年龄≥75岁	3	中低	2~3	74%	82%
LDH 1~3	1				
LDH >3	2	中高	4~5	51%	64%
Ⅲ/Ⅳ期	1				
结外病变	1	高	≥6	30%	33%
ECOG PS ≥2	1				

治疗建议

慢性淋巴细胞白血病（CLL）/小淋巴细胞淋巴瘤（SLL）	Ⅰ期:观察或放疗(姑息性) Ⅱ～Ⅳ期:观察或全身治疗或临床试验或移植
滤泡型淋巴瘤（Gr1～2）节点边缘带淋巴瘤（NMZL）	Ⅰ～Ⅱ期:放疗或免疫治疗±化疗或观察 Ⅲ～Ⅳ期(无症状):观察 Ⅲ～Ⅳ期(有症状):化疗及免疫治疗和(或)姑息性放疗
原发于胃的边缘区B细胞淋巴瘤(MALT)	Ⅰ～Ⅱ期(幽门螺杆菌阳性):抗生素治疗 Ⅰ～Ⅱ期(幽门螺杆菌阴性或t11:18阳性):放疗或利妥昔单抗 Ⅳ期(无症状):观察 Ⅳ期(有症状):化疗及免疫治疗,或姑息性放疗
非胃MALT	Ⅰ～Ⅱ期:放疗或免疫治疗或手术或观察(如果无症状) Ⅳ期:按照滤泡淋巴瘤(FL)Ⅳ期前处理
套细胞淋巴瘤（MCL）	Ⅰ～Ⅱ期:放疗或化疗及免疫治疗±放疗或观察 Ⅲ～Ⅳ期:化疗及免疫治疗±移植
弥漫性大B细胞淋巴瘤(DLBCL)	Ⅰ～Ⅱ期(肿块<7.5cm): 如果IPI=0:RCHOP×3周期→放疗 如果IPI≥1:RCHOP-14×(4～6)周期±放疗 Ⅰ～Ⅱ期(肿块≥7.5cm):RCHOP×6周期→放疗 Ⅲ～Ⅳ期:化疗→放疗(大肿块肿瘤或未CR)或化疗
原发纵隔大B细胞淋巴瘤/侵袭性B细胞淋巴瘤	化疗→放疗 或化疗±放疗
伯基特淋巴瘤	化疗→±姑息性放疗

(待续)

（续表）

AIDS 相关 B 细胞淋巴瘤	Burkitt：化疗
	DLBCL：化疗
	浆母细胞瘤：化疗
	原发性中枢神经系统淋巴瘤：化疗或姑息性放疗
间变性大细胞淋巴瘤（ALCL）（ALK 阳性）	Ⅰ～Ⅱ期：化疗→放疗或化疗±放疗
	Ⅲ～Ⅳ期：化疗±放疗
其他外周 T 细胞淋巴瘤（PTCL）	临床试验或化疗±放疗
结外 NK/T 细胞淋巴瘤（鼻型）	Ⅰ～Ⅱ期：放疗或放化疗
	Ⅳ期：放化疗或临床试验或联合放化疗
结外 NK/T 细胞淋巴瘤（非鼻型）	Ⅰ～Ⅳ期：放化疗或临床试验或联合放化疗

技术要点

模拟定位

根据肿瘤的部位：如果条件允许，模拟定位应用静脉造影和呼吸控制（例如，4DCT 用于胃 MALT 淋巴瘤或深吸气后屏住呼吸用于纵隔疾病）；可以进行 PET/CT 模拟定位，将化疗前成像与模拟定位影像融合。

处方剂量

- 根治性放疗（1.5～2Gy/fx）
  - 惰性淋巴瘤（FL、MZL、SLL 和 MCL）
    24～30Gy。
    胃 MALT：24～30Gy。
    早期 MCL：24～36Gy。

- ◉ 侵袭性淋巴瘤（DLBCL、PTCL）

  化疗后 CR：30 ~ 36Gy。

  化疗后 PR：36 ~ 45Gy。

  难治性：40 ~ 55Gy。

  单独放疗：40 ~ 55Gy。

  结合干细胞移植：20 ~ 36Gy。

- ■ 姑息性放疗

  - ◉ 惰性淋巴瘤（FL、MZL、SLL 和 MCL）

    2Gy × 2fx 或 4Gy × 1fx（可达 30Gy）。

  - ◉ 侵袭性淋巴瘤（DLBCL、PTCL）

    20 ~ 30Gy/5 ~ 10fx。

- ■ 其他

  - ◉ 原发性中枢神经系统淋巴瘤

    化疗后 CR：WBRT 23.4Gy，1.8Gy/fx。

    化疗后 PR：WBRT 30 ~ 36Gy→大病变 45Gy。

    单独放疗：WBRT 24 ~ 36Gy→大病变 45Gy。

  - ◉ NK/T 细胞淋巴瘤

    单独放疗：50 ~ 55Gy。

    放疗联合化疗：45 ~ 56Gy。

靶区勾画

- ■ 对于化疗后受累部位放疗，CTV 需以化疗前 GTV 为基准。
- ■ ITV=GTV 结合 4DCT 评估。
- ■ CTV=化疗前 GTV 和 ITV+1 ~ 1.5cm，化疗后淋巴结病变消退后，移除邻近的未受累区域（如骨、肌肉、肺、肾）。

■ PTV=CTV+摆位误差0.3～1cm,基于治疗技术、病变部位和每日的图像引导(例如,相对常规放疗,可选择IMRT联合每日kV/CBCT扫描)。

其他的靶区勾画信息,请参考:

■ Modern radiation therapy for extranodal lymphomas: field and dose guidelines from the International Lymphoma Radiation Oncology Group. Yahalom et al., *IJROBP* 2015; doi:10.1016/j.ijrobp.2015.01.009

■ Modern radiation therapy for nodal non-Hodgkin lymphoma-target definition and dose guidelines from the International Lymphoma Radiation Oncology Group. Illidge et al., *IJRBOP* 2014; doi:10.1016/j.ijrobp.2014.01.006

治疗计划

■ 3D-CRT或IMRT(根据适用的部位选择)。

■ 多野IMRT通常用于胃MALT或头颈部病例,以降低OAR的剂量(如肾脏、心脏、肺、头颈部结构)。

■ 如果OAR限制不能满足预设条件,可以考虑质子束治疗。

随访检查

■ 根据肿瘤的部位进行复查。如果无症状,一般前5年每3～6个月复查,然后每年或按临床要求复查。

■ MALT淋巴瘤:每3～6个月进行病史和体格检查,持续5年,其后根据临床要求复查;胃MALT淋巴瘤,每6个月复查胃镜,持续5年,然后每年复查。

- FL(1~2级):每3~6个月进行病史和体格检查及实验室检查,持续5年;疾病部位的CT扫描2年内每6个月1次。
- DLBCL:每3~6个月进行病史和体格检查及实验室检查,持续5年;CT扫描2年内每6个月1次。
- Burkitt:病史和体格检查及实验室检查1年内每2~3个月进行1次,第二年每3个月1次,然后每6个月1次。
- 结外NK/T细胞淋巴瘤(鼻型):重复初始放疗后影像学检查(例如,CT、MRI和PET/CT),胃镜活检每年复查,并检查EBV载量。

参考研究

FoRT(Hoskin, *Int J Radiat Oncol Biol Phys* 2012; doi: 10.1016/j.ijrobp.2012.11.016)

该研究为需要姑息或根治治疗的FL/MZL随机非劣效性试验。局部PFS 93.7%(24Gy)对80.4%(4Gy),总生存率没有差异。低剂量放疗在姑息治疗中有效,但是当需要进行根治治疗时效果较差。

IELSG(Wirth, *Ann Oncology* 2013; doi:10.1093/annonc/mds623)

该研究为纳入102例患者的回顾性多中心试验(44例复发病例),患者的中位放疗剂量40Gy/22fx。15年无治疗失败率为88%,中位随访时间7.9年。原发性和复发性低级别胃MALT应用单独放疗有更高治愈率。

MSKCC Gastric MALT Experience (Schechter, *J Clin Oncol* 1998; doi:10.1200/JCO.1998.16.5.1916)

该研究回顾性分析17例Ⅰ~Ⅱ期胃MALT的患者,患者中位放疗剂量30Gy,1.5Gy/fx。活检证实CR为100%。中位随访时间27个月,无事件生存率为100%。

Korea Nasal-Type NK／T-Cell Lymphoma(Kim, *J Clin Oncol* 2009; doi: 10.1200／JCO.2009.23.8592)

该研究为纳入30例ⅠE~ⅡE鼻型结外NK/T细胞淋巴瘤患者的Ⅱ期试验。中位放疗剂量40Gy,同步每周1次的顺铂和诱导VIPD×3周期。3年PFS为85%,总生存率为86%。

RTOG 9310(DeAngelis, *J Clin Oncol* 2002; doi: 10.1200／JCO.2002.11.013; Fisher, J Neurooncol 2005; doi: 10.1007／s11060-004-6596-9)

该研究为纳入98例HIV(—)患者的Ⅱ期单臂试验。放疗前行MTX、长春新碱、丙卡巴肼和脑室内MTV治疗,后给予全脑放疗45Gy,然后给予大剂量安西他滨。如果诱导化疗后达CR,全脑放疗36Gy,2fx/d。<60岁患者的中位OS为50.4个月;>60岁者OS为21.8个月。15%出现了严重延迟神经毒性。综合治疗方法优于单纯放疗。

ECOG 1484(Horning, *J Clin Oncol* 2004; doi: 10.1200／JCO.2004.06.088)

该研究纳入352例Ⅰ期伴风险因素、ⅠE、Ⅱ和ⅡE期弥漫性侵袭性淋巴瘤患者,将患者随机分为CHOP×8周期后IFRT 30Gy组和观察组(如果PR,放疗剂量为40Gy),10年总生存率分别为68%对56%(NS),但6年DFS分别为73%(放疗)、56%(观察)。低剂量放疗可改善LC。

MDACC RCHOP + RT(Phan, *J Clin Oncol* 2010; doi: 10.1200／JCO.2009.27.3441)

此为纳入469例DLBCL患者(190例患者为Ⅰ期或Ⅱ期)的回顾性研究。70%患者至少接受6周期RCHOP,30.2%患者行IFRT 30~

39.6Gy。配对分析显示，Ⅰ/Ⅱ期DLBCL患者，行6～8周期RCHOP化疗和放疗，相对未接受放疗的患者，OS和PFS得到改善。

ILROG Definitive RT for Follicular Lymphoma（Brady, Blood 2019; doi:10.1182/blood-2018-04-843540）

该研究为按照PET分期的Ⅰ/Ⅱ期FL患者（$n=512$）回顾性分析，患者均接受≥24Gy放疗。5年FFP和总生存率分别为68.9%和95.7%。5年时Ⅰ期患者的FFP为74.1%，而Ⅱ期患者为49.1%。单纯放疗LC 97.6%，1.6%在放射原位复发，0.8%在边缘复发。本系列研究的结果优于早期系列研究，表明精确放疗对局部FL的效果曾被低估。

RICOVER-noRTh（Held, *J Clin Oncol* 2014; doi:10.1200/ JCO. 2013.51.4505）

该研究纳入164例侵袭性B细胞淋巴瘤患者，随机分为RCHOP 14×6周期组和RCHOP14+IFRT组，IFRT治疗初始巨大肿块（≥7.5cm）或淋巴管外受累区域共36Gy。未接受IFRT的患者无事件生存率较低（风险比2.1）。符合方案分析也证实加入放疗后可改善患者的PFS及OS。

SEER Limited Stage DLBCL（Odejide, *Leuk Lymphoma* 2015; doi:10.3109/10428194.2014.930853）

该研究回顾性分析SEER数据库874例老年DLBCL患者，患者均≥66岁，接受6～8个疗程RCHOP治疗或3～4个疗程RCHOP联合放疗。倾向性分析显示，两个治疗组的OS相近，但RCHOP联合放疗后会应用二线治疗（复发的替代治疗）的概率更低，并降低发热性中性粒细胞减少的概率。这个研究表明RCHOP联合放疗对老年患者来说是更好的方案。

RT in Non-Bulky Limited Stage DLBCL（Lamy, *Blood* 2018; doi:10.1182/blood-2017-07-793984）

该研究纳入局限期非巨大肿块 DLBCL 患者（*n*=324），随机分为 4～6 周期 RCHOP 组和 4~6 周期 RCHOP 后接受 40Gy 放疗组。5 年无事件生存率和总生存率无显著性差异，放疗组分别为 92% 和 96%，无放疗组分别为 89% 和 92%。研究表明，在这个患者队列中 RCHOP 并不逊色于 RCHOP+放疗。

IELSG-10 Primary Testicular DLBCL（Vitolo, *J Clin Oncol* 2011; doi:10.1200/JCO.2010.31.4187）

此为 II 期非随机研究。研究评估 53 例 I / II 期原发性睾丸淋巴瘤（PTL）患者，患者均接受 6～8 个周期的 RCHOP21 治疗，鞘内注射 4 次甲氨蝶呤，对侧睾丸行 30Gy 放疗，局部淋巴结 30～36Gy。5 年 PFS 和总生存率分别为 74% 和 85%。对侧睾丸无失败，5 年后中枢神经系统复发率为 6%。研究表明，照射对侧睾丸可避免 PTL 复发。

（赵志飞　译）

第37章 多发性骨髓瘤/浆细胞瘤

Shang-Jui Wang, *Rahul R. Parikh*

检查

所有病例

■ 病史和体格检查。

■ 实验室检查:差异性CBC,外周血涂片,CMP,LDH,β2微球蛋白,无血清单克隆轻链(FLC),24小时尿蛋白,血清/尿蛋白电泳和免疫固定电泳。

■ 影像学检查:骨骼检查,如果骨痛伴X线检查阳性或压缩性骨折,应行平扫CT,PET/CT,MRI。

■ 活检:单侧骨髓穿刺和活检,免疫表型,细胞遗传学和FISH分析。

国际骨髓瘤工作组(IMWG)的标准:活动性(症状性)多发性骨髓瘤(MM)

■ 克隆骨髓浆细胞≥10%或经活检证实浆细胞瘤。

■ 具有以下1个或以上标准:高钙血症,肾功能不全,贫血,X线片、CT或PET/CT显示溶骨性病变。

■ 具有1个或以上恶性肿瘤生物标志物:(≥60%的克隆浆细胞,受累/非受累FLC≥100,MRI上超过1个局灶性病变)。

IMWG的标准:冒烟型(无症状性)MM

■ 血清M蛋白≥30g/L。

■ 本周蛋白≥500mg/24h。

- 10%～59%的克隆性骨髓浆细胞。
- 没有骨髓瘤定义事件或淀粉样变性。

孤立性浆细胞瘤(SP)的标准

- 活检证实单个骨/软组织病变。
- 正常骨髓。
- 骨骼检查和脊柱/骨盆MRI均阴性。
- 无贫血、高钙血症和肾功能不全。

是否应用双膦酸盐治疗

骨密度测定法。

是否应用同种异体移植

HLA分类。

分期

分期	国际分期系统(ISS)	修订版ISS(R-ISS)
I	血清β2微球蛋白<3.5mg/L 人血白蛋白≥35g/L	ISS I 期 标准危险染色体异常# 血清乳酸脱氢酶≤正常上限
II	既不符合ISS I 期又不符合III期	既不符合R-ISS I 期又不符合III期
III	血清β2微球蛋白≥5.5mg/L	ISS III期 高危染色体异常$ 或血清乳酸脱氢酶>正常上限

标准危险：无高危染色体异常。

$ 高危：染色体17p缺失和(或)(4;14)异位和(或)(14;16)异位(需符合2条)。

治疗建议

孤立性浆细胞瘤(SP)	• 骨(SBP):单纯放疗
	• 髓外(SEP):放疗和(或)手术
冒烟型 MM	• 观察(每3~6个月1次)
活动性MM(多于40%病例需要放疗)	• 全身治疗+双膦酸盐
	• 考虑干细胞移植 ±放疗±手术±维持全身治疗
	• 放疗指征:无法控制的疼痛,潜在病理性骨折和脊髓压迫

技术要点

模拟定位

根据病变部位进行固定和设置。标记浅表病变+边缘。

处方剂量

SP

■ NCCN建议:肿瘤区域放疗40~50Gy,1.8~2Gy/fx,无论肿瘤大小及位置。

■ ILROG:

◉ SBP <5cm:35~40Gy。

◉ SBP ≥5cm 或 SEP:40~50Gy。

MM

■ 低剂量姑息性放疗(疼痛控制、潜在病理性骨折或脊髓压迫)。

■ 8Gy × 1fx(不推荐用于脊髓压迫)。

■ $10 \sim 30Gy$, $2.0 \sim 3.0Gy/fx$。

靶区勾画

对于椎骨SP或MM,除以下建议外,可考虑预防性照射上下各1个未累及的椎体。

SP

■ GTV=所有影像的可见病变(例如,MRI、PET/CT、术前扫描)。

■ CTV=GTV+$2.0 \sim 3.0cm$。

■ PTV=CTV+$0.3 \sim 0.5cm$的设置误差。

MM

■ 射野包括症状性病变。

■ 肿瘤位于长骨或椎体时,可放疗整块骨骼。

■ 尽量避免对未累及的骨盆和长骨进行放疗,以保存骨髓(例如,干细胞采集)。

治疗计划

SP

■ 3D-CRT、IMRT或SBRT(基于部位)。

MM

■ 通常对穿野,必要时可选择更复杂的技术。

■ 基于位置选择能量($6 \sim 10MV$)。

随访检查

SP

■ 骨髓瘤实验室检查每$3 \sim 6$个月进行1次,必要时可行骨髓活检和影像学检查。

■ SP进展为MM的风险。

SBP：10年内65%~85%。

SEP：10年内10%~30%。

MM

■ 每3个月进行骨髓瘤实验室检查，每年进行骨骼检查；如有症状，必要时行骨髓穿刺、活检或影像学检查。

参考研究

Radiation Therapy for Solitary Plasmacytoma and Multiple Myeloma: Guidelines From the International Lymphoma Radiation Oncology Group. （Tsang, *Int J Radiat Oncol Biol Phys* 2018; doi: 10.1016/j.ijroBp.2018.05.009）

国际淋巴瘤放射治疗协作组（ILROG）提出以标准化的方法对原发性浆细胞瘤进行根治性放疗。在新的系统治疗时代，对姑息支持性放疗在MM治疗中的作用也进行了讨论。

Düisseldorf MM（Matuschek, *Radiat Oncol* 2015; doi: 10.1186 / s13014-015-0374-z）

此为回顾性研究：纳入107例1989—2013年间接受姑息性放射治疗的MM患者。中位剂量为25Gy（范围8~50Gy）。疼痛缓解率为85%（31%CR，54%PR）。更高剂量的放疗（30Gy对20Gy）有更高的疼痛缓解率和骨骼复钙作用。

Spinal cord Compression MM（Rades, *Int J Radiat Oncol Biol Phys* 2006; doi: 10.1016/j. jrobp. 2005. 10.018）

此为国际多中心回顾性研究，纳入172例有脊髓压迫的MM患者，患者均行放疗。61例患者接受短程放疗（8Gy×1,4Gy×5），111

例患者接受长疗程放疗（3Gy×10，2.5Gy×15，2Gy×20）。中位生存期为17个月，LC为92%。长疗程放疗方案及更高的EQD2（>30Gy）可改善运动功能。

MDACC SP（Reed, *Cancer* 2011; doi:10.1002/cncr.26031）

该研究回顾性分析了84例1988—2008年间接受精准放疗的SP患者（59例骨，25例髓外）。放疗中位剂量为45Gy（范围36～53.4Gy）。5年总生存率为78%，LC为92%。47%进展为MM。进展的预测因子：骨骼部位和确诊时的血清蛋白。7例患者有局部复发（2个边界，5个野），与剂量无关。

Multicenter SP（Ozsahin, *Int J Radiat Oncol Biol Phys* 2006; doi:10.1016/ j.ijrobp.2005.06.039）

该研究回顾性分析了258例1977—2001年间19个欧洲和北美治疗中心（罕见肿瘤监测网络）接受放疗的SP患者（206例骨，52例髓外），放疗中位剂量为40Gy（范围20～66Gy）。5年总生存率为74%，LC为86%，45%进展为MM。进展为MM的预测因子：骨骼部位。剂量>30Gy者未发现剂量相关疗效。

Extramedullary SP［Alexiou, *Cancer* 1999; doi: 10.1002/（SICI）1097-0142（19990601）85:11<2305::AID-CNCR2> 3.0.CO; 2-3］

该文献综述纳入869例髓外SP患者［714例上呼吸消化道（UAD）病变和155例非UAD病变］，患者分别采用3种方法进行治疗：单独放疗、手术+放疗或单独手术。UAD联合治疗者的OS和RFS有显著优势。非UAD病变的患者没有生存差异。

（赵志飞　译）

第38章　皮肤淋巴瘤

Shang-Jui Wang, Rahul R. Parikh

检查

所有病例

■ 病史和体格检查(包括全身皮肤检查和淋巴结检查)。

■ 影像学检查:胸部/腹部/盆腔 CT ± PET/CT。

■ 实验室检查:CBC、CMP、LDH。

■ 活检:切除性、切口性或穿刺性活检,免疫表型和皮肤病理学检查。

■ 如果 CBC 显示淋巴细胞增多,则应检查外周血细胞计数。

如果考虑利妥昔单抗

■ 乙型肝炎和丙型肝炎检测。

如果考虑真菌病(MF)或 Sézary 综合征(原发于皮肤的 T 细胞淋巴瘤)

■ 可疑淋巴结活检,外周血评估 Sézary 细胞。

分期

MF/SS 临床分期[#]

TNMB 分期		定义
皮肤	T1	有限的斑块、丘疹和(或)斑块覆盖<10%皮肤
	T2a	仅斑块

（待续）

（续表）

TNMB 分期		定义
	T2b	丘疹±斑块
	T3	1个或多个肿瘤（≥1cm深的结节状病变）
	T4	融合性红斑≥80%身体表面积
淋巴结	N0	无异常淋巴结
	N1	异常淋巴结,Dutch 1 级
	N2	异常淋巴结,Dutch 2 级
	N3	异常淋巴结,Dutch 3~4 级
	NX	异常淋巴结,无组织学证实
内脏	M0	未累及内脏组织
	M1	内脏受累（有组织学证实）
	MX	内脏异常,无组织学证实
血液	B0	没有明显的血液受累：≤5%的外周血淋巴细胞为非典型性（Sézary）
	B1	血液肿瘤负荷低：非典型性（Sézary）外周血淋巴细胞>5%
	B2	血液肿瘤负荷高：Sézary 细胞≥1000/μL

临床分期	T(皮肤)	N(淋巴结)	M(内脏)	B(血液)
ⅠA（有限皮肤）	T1	N0	M0	B0~1
ⅠB（仅皮肤）	T2	N0	M0	B0~1
ⅡA	T1~2	N1~2	M0	B0~1
ⅡB（肿瘤病变）	T3	N0~2	M0	B0~1
ⅢA（红皮病型）	T4	N0~2	M0	B0
ⅢB（红皮病型）	T4	N0~2	M0	B1
ⅣA1(Sézary)	任何分期	N0~2	M0	B2
ⅣA2(Sézary)	任何分期	N3	M0	任何分期
ⅣB（Sézary）	任何分期	任何分期	M1	任何分期

其他分期见第36章。

治疗建议

PCBCL （PCMZL/ PCFCL）	T1 ~ T2	放疗、切除或局部治疗
	T3	观察、皮肤局部治疗、局部放疗、利妥昔单抗或其他全身疗法
腿型 DLBCL		RCHOP ± 放疗
PCTCL（ALCL）	局限性	手术 ± 受累部位放疗
	多灶性	皮肤局部治疗、全身治疗或观察（如无症状）
MF/ Sézary 综合征	ⅠA ~ ⅡA（病灶局限）	皮肤局部治疗或放疗
	ⅠB ~ ⅡA（范围较广）	皮肤局部治疗、TSEBT 或全身治疗
	ⅡB（肿瘤局限）	局部放疗和（或）皮肤局部治疗或全身治疗
	ⅢA（B0）	TSEBT 或联合治疗（皮肤局部治疗+全身治疗）
	ⅢA（B1）	联合治疗
	Ⅳ	联合治疗

PCBCL，原发性皮肤 B 细胞淋巴瘤；PCMZL，原发性皮肤边缘区 B 细胞淋巴瘤；PCFCL，原发皮肤滤泡性淋巴瘤；PCTCL，原发性皮肤 T 细胞淋巴瘤。

技术要点

模拟定位

■ 皮肤病变应用铅丝标记病灶的边界。

■ TSEBT 治疗通常根据临床设置。

处方剂量

- PCMZL/PCFCL:24 ~ 30Gy,1.5 ~ 2Gy/fx。
- 腿型原发性皮肤 DLBCL:40 ~ 55Gy。
- PCTCL(ALCL):24 ~ 36Gy。
- MF/Sézary综合征:
  - 局部治疗:24 ~ 30Gy,1.5 ~ 2Gy/fx。
  - 个别斑块或肿瘤病灶可至8 ~ 12Gy。
- TSEBT:
  - 12 ~ 36Gy,1 ~ 2Gy/fx(周期为1天或2天,每周2或4天,每周总剂量4 ~ 6Gy)。
  - 个别肿瘤可加量4 ~ 12Gy。

靶区勾画

- 按轮廓勾画或根据临床设置。
- GTV=可见或切除前/化疗前病变。
- CTV=GTV+1.0 ~ 2.0cm。
- PTV=CTV+ 0.5 ~ 1.0cm。

其他的靶区勾画信息,请参考:

- Modern Radiation Therapy for Primary Cutaneous Lymphomas: Field and Dose Guidelines From the International Lymphoma Radiation Oncology Group
- Specht et al. *Int J Radiat Oncol Biol Phys* 2015;doi:10.1016/j.jrobp.2015.01.008

治疗计划

- 2D或3D(根据部位选择)。
- 大多数浅表病变可以用6MeV或9MeV电子,并加组织等效物(保证用于皮肤的剂量充足)或表浅放疗(如100kV)。
- 大肿瘤可能需要对穿野并加组织等效物,或MV级光子。
- TSEBT:大野电子线照射(斯坦福),需要补量或补充屏蔽区域(包括头皮、鞋底、足和会阴)。各种电子束技术可降低靶区皮肤表面最大剂量,80%的剂量可达0.7~1cm深。

随访检查

- 如果有任何症状:病史和体格检查及实验室检查,第1年和第2年每3~6个月进行1次,然后每6~12个月1次,直到第3年,然后每年检查。
- 患者必须进行全身皮肤检查。
- 若需要,则每6个月检查TSH(例如,接受TSEBT的患者)。

参考研究

Yale(Smith, *J Clin Oncol* 2004; doi: 10.1200/JCO.2004.08.044)

该研究纳入34例接受根治性放疗(中位剂量40Gy,范围20~48Gy)的PCBL患者。WHO标准诊断为弥漫性大细胞亚型者占68%。剂量>36Gy的患者5年无局部复发生存率为90%,剂量<36Gy的为50%。腿型患者结果更差,表明需要的剂量更高。

NCI MF(Kaye, *N Engl J Med* 1989; doi: 10.1056/NEJM 198912 283212603)

该研究纳入103例接受30Gy的MF患者TSEBT,并随机分为同步全身化疗组和序贯局部治疗组。接受联合治疗的患者具有更高的CR率（38%对18%），但OS和DFS无差异，中位时间75个月。与采用初始局部治疗的保守治疗相比，早期积极的同步治疗并未改善预后。

MDACC（Akhtarl, *Leuk Lymph* 2015;doi:10.3109/10428194. 2015. 1040012）

此为回顾性研究。纳入39例患者，患者中共发现42个病灶为惰性PCBCL。所有病例均通过根治性放疗实现了CR。低剂量（<12Gy）与高剂量（>12Gy）放疗相比，PFS无差异。所有7个野外复发病例通过放疗进行挽救治疗。建议初次治疗采用低剂量放疗。

Stanford TSEBT（Navi, *JAMA Dermatol* 2011;doi:10.1001/arch-dermatol.2011.98）

此为回顾性研究。纳入180例1970—2007年间接受≥30Gy TSEBT±氮芥治疗的患者。总体反应率为100%，60%达到CR。5年、10年总生存率分别为59%和40%。接受二期TSEBT治疗的患者总体反应率为100%。

Low-Dose TSEBT（Morris, *Int J Radiat Oncol Biol Phys* 2017; doi:10.1016/j.ijrobp.2017.05.052）

此为纳入103例蕈样肉芽肿患者的前瞻性研究，患者均采用斯坦福方案在2周内完成TSEBT，共12Gy/8fx。CR为18%，PR为69%，SD为8%，PD为5%。中位PFS为13.2个月，ⅠB期较ⅡB期和Ⅲ期明显延长，分别为26.5、11.3和10.2个月。这种低剂量方案比高剂量方案毒性更低，是一种有效的选择。

淋巴系统治疗计划的限制剂量

器官	默认值	不可接受值	最大值限定范围
心脏	平均<5Gy	平均>30Gy	冠状血管
乳腺	平均<4Gy	平均>30Gy	腺组织
肺	V_5<55%	V_5>60%	
	V_{20}<30%	平均>13.5Gy	
	平均<10Gy		
甲状腺	V_{25}<62.5%		全甲状腺

Table adapted from Dabaja BS, Hoppe BS, Plastaras JP, et al. Proton therapy for adults with mediastinal lymphomas: the International Lymphoma Radiation Oncology Group guidelines. Blood. 2018; 132(16):1635 – 1646. doi:10.1182/blood-2018-03-837633

（蔡博宁　赵志飞　译）

第 9 部分

肉瘤

第39章 软组织肉瘤

Andrew J. Bishop, B. Ashleigh Guadagolo

检查

所有病例

■ 病史和体格检查(考虑现有功能和治疗后功能)。

■ 原发部位行 MRI(四肢和浅表躯干首选)± CT 检查(头颈部、胸、腹首选)。

■ 胸部 CT(对小的低级别软组织肉瘤可选择胸部 X 线检查)。

■ 精准活检(穿刺活检,若穿刺活检不可行则切取活检)。

■ 病理学检查证实组织学亚型和分级。

■ 专业中心多学科评估。

如果组织学亚型是黏液样脂肪肉瘤

■ 腹部/盆腔 CT 检查。

■ ± 全脊柱 MRI。

如果组织学亚型是腺泡状软组织肉瘤或血管肉瘤

■ 颅脑 MRI。

治疗建议

四肢软组织瘤

ⅠA(T1,G1)	最大限度手术切除
ⅠB(T2~4,G1)	如果切缘阳性,再次手术或术后放疗
	如果肿瘤位于术后复发影响功能的重要位置（如手、足、头、颈等）,考虑行术前放疗,然后争取手术
Ⅱ(T1,G2/G3),可切除	手术→放疗
	或放疗→手术
	某些特定情况下考虑广泛切除（如浅表、边界模糊等）
ⅢA(T2,G2/G3),可切除	手术→放疗→±化疗
ⅢB(T3~4,G2/G3),可切除	或放疗→手术→±化疗
	或化疗→放疗→手术
Ⅱ或Ⅲ,不可切除	放疗→±化疗
	或化疗→放疗
局限Ⅳ(寡转移)	原发病灶以化疗为主
	寡转移病灶可采取:手术或SBRT或消融治疗
广泛Ⅳ	姑息性化疗、放疗或手术
	或对症支持治疗

腹膜后肉瘤

可切除	±放疗→手术→±化疗
	或手术±术中放疗→±化疗
	根据STRASS初步数据,脂肪肉瘤患者术前放疗未改善生存率,但可提高LC。最终的建议取决于最后的试验结果(2020年底或2021年)
不可切除	尝试同步放化疗,肿瘤缩小后再评估手术可能
	或姑息治疗

纤维瘤病

可切除	观察(稳定且无症状的肿瘤首选)
	或系统治疗
	或手术
	或放疗
不可切除	系统治疗
	或放疗
	或观察

技术要点

模拟定位

根据原发肿瘤的位置和计划照射的模式,进行模拟定位。

■ 四肢:把手和足伸入托架,以固定肢体,或用面罩或透明模具固定远端肢体。

■ 腹膜后肉瘤:进行呼吸运动评估(4DCT)。

■ 对于非常表浅的肿瘤或皮肤肿瘤:可考虑使用组织等效物。对瘢痕/引流部位进行放疗时,不需要使用组织等效物。

处方剂量

四肢、躯干和头颈部软组织肉瘤

■ 术前放疗:EBRT 50~50.4Gy,1.8~2.0Gy/fx。

◉ 如果术前放疗后R1切除,需评估阳性切缘是否紧邻正常的解剖结构(即"预期内的阳性切缘")或肿瘤是否浸润性过强(即"预期外的阳性切缘")。对于预期内的阳性切缘,不建议行术后放疗,因为其局部复发率<10%。对于预期外的阳性切缘,以及考虑到各种挽救措施的发病率,可术

后给予外照射16~20Gy,2Gy/fx,或近距离照射14~16Gy,3~4Gy/fx,BID,或术中放疗10~12.5Gy。

- 术后放疗
  - 常规放疗:EBRT 50Gy,2Gy/fx,缩野加量放疗(切缘阴性者增加10Gy,总剂量为60Gy;切缘阳性/边缘不确定者增加16~20Gy,总剂量为66~70Gy)。
  - IMRT/VMAT技术:建议采用补量照射方法(切缘阴性者CTV1为50.4Gy/28fx;CTV2为59.92Gy/28fx,缩野)。

纤维瘤病

- 单纯放疗:56~60Gy,2Gy/fx。

靶区勾画

- 融合术前术后MRI和CT图像能更好地确认靶区的边界。
- 勾画靶区时,应考虑解剖间隔、关节和骨骼。

术前放疗(四肢、躯干、头颈部)

- 仔细评估T1对比增强(或CT)以确定病变范围。
- GTV=根据影像确定病变位置(T1强化的部分,不包括T2的水肿部分)。
- CTV=GTV基础上纵向外扩3~4cm,径向外扩1.5cm(包括水肿部分)。

对于皮下组织中的肿瘤(不深入肌筋膜),考虑到解剖边界和肌筋膜,各方向应外扩3~4cm,因为没有筋膜平面限制肿瘤沿着肌纤维生长。

■ PTV=根据病变位置各个方向外扩0.5～1cm。

术后放疗（四肢、躯干、头颈）

■ 与外科医生确定边界，GTV=根据术前肿瘤位置或术后瘤床来确定靶区。

■ 选择性CTV1=GTV基础上纵向外扩4cm，径向外扩1.5cm，确保覆盖瘤床及银夹。

■ 加量的CTV2=GTV基础上纵向外扩2cm，径向外扩1.5cm。

■ PTV=根据病变位置各个方向外扩0.5～1cm。

腹膜后脂肪肉瘤的术前放疗

■ 不建议行腹膜后脂肪肉瘤的术后放疗。

■ GTV=根据增强图像确定肿瘤。

■ iGTV=勾画所有呼吸时相的GTV来获得iGTV。

■ ITV=GTV+1.5cm，避开骨和实质性器官，向肠道内扩5mm。

■ PTV=ITV+0.5～1cm（根据原发病灶的位置、可重复性、IGRT、放疗技术）。

治疗计划

■ 6～18MV光子。

■ 根据解剖位置选择3D-CRT放疗（如肢体远端和某些浅表躯干位置）。

■ 在某些情况下，IMRT可改善LC，并降低骨折、水肿、纤维化的风险。

■ 浅表病变考虑使用组织等效物。

随访检查

■ 评估功能恢复情况,直至达到最大功能。

■ 2～3年内每3～6个月行病史和体格检查,而后每年检查。

■ 胸部影像学检查(CT或平片),2～3年内每3～6个月1次,然后每6个月1次,持续2年,而后每年1次。

■ 原发病变位置,2～3年内每3～6个月检查1次CT或MRI,然后每6个月1次,持续2年,连续5年监测。

参考研究

The Treatment of Soft-Tissuue Sarcomas of the Extremities:Prospective Randomized Evaluations(Rosenberg,*Ann Surg* 1982; doi:10.1097/00000658-198209000-00009)

该研究将四肢软组织肉瘤患者随机分为截肢手术组和保留肢体手术联合放疗组。LC、DFS、OS均无明显差异,建议将保留肢体手术联合放疗作为标准治疗方法。

Randomized Prospective Study of the Benefit of Adjuvant Radiation Therapy in the Treatment of STS of the Extremity(Yang, J *Clin Oncol* 1998; doi: 10.1200/JCO.1998.16.1.197)

该研究将四肢软组织肉瘤患者随机分为2组,单纯保留肢体手术组和保留肢体手术联合放疗组,手术联合放疗组可改善LC,但是副作用更强,如肢体肌力降低、严重的水肿、关节活动度下降。

Pre-Op versus Post-Op RT in STS of the Limbs:A Randomized Trial〔O'Sulivan,*Lancet* 2002;doi: 10.1016/S0140-6736(02)09292-9〕

该研究将软组织肉瘤患者随机分为术前放疗组(50Gy)和术后放

疗组（66Gy），两组疾病控制率相同。但术前放疗组手术切口相关并发症的发生率较高，术后放疗组迟发性并发症的发生率较高（肢体功能）。

Comparison of Local Recurrence With Conventional and IMRT for Primary STS of the Extremity（Folkert, *J Clin Oncol* 2014; doi: 10.1200/JC0.2013.53.9452）

该研究回顾性对比分析了 IMRT 和传统 EBRT 治疗四肢软组织肉瘤的效果，在 MV 分析中，IMRT 是降低局部复发率的独立影响因素（HR 0.46，$P = 0.02$）。

RTOG Contouring Consensus（Wang, *Int J Radiat Onco Biol-Phys*, 2011; doi: 10.1016/j.ijrobp.2011.04.038）; Review of RT for Extremity STS（Haas, *Int J Radiat Oncol Biol Phys* 2012; doi: 10.1016/j.ijrobp.2012.01.062）

这两项研究提供了一致的建议，收录于本章的摘要中。

Treatment Guidelines for Pre-Op Radiation Therapy for Retroperitoneal Sarcoma: Preliminary Consensus of an International Expert Panel（Baldini, *Int J Radiat Oncol Biol Phys* 2015; doi: 10.1016/j.ijrobp.2015.02.013）

国际专家共识：腹膜后肉瘤行术前放疗。

肉瘤治疗计划的限制剂量

四肢/躯干浅表的限制剂量

四肢	保留约2cm皮肤免于照射
	如果应用IMRT,确保15~20Gy剂量线<100%全周
大关节	V_{45}<50%
承重骨	50G<100%全周
	平均<37Gy
	V_{40}<64%
	D_{max}<59Gy

腹膜后肉瘤的限制剂量

肠	V_{45}<195mL
	V_{15}<830mL

（刘彦立 译）

第 10 部分

皮肤癌

第40章　鳞状细胞和基底细胞癌

Anna Likhacheva

检查

所有病例

■ 病史和体格检查(皮肤检查)。

■ 影像学检查:有临床指证时行CT/MRI/PET。

注意事项

■ 放射治疗是一种保存器官的治疗方式,对于不能手术或手术风险较高的患者,放射治疗可以作为主要的治疗方法。

■ 在有放射敏感性升高倾向的遗传疾病时,禁止行放射治疗(如痣样基底细胞癌综合征、共济失调毛细血管扩张症、利-弗劳梅尼综合征)。当最终治疗方案选择放疗而不是手术时,还应考虑患者年龄,因为放疗相关恶性肿瘤的风险是终生累积的。在容易反复损伤或循环不良的区域,不良反应的风险增加(腰部、足、胫骨前部皮肤)。H(面罩)、M(面颊、前额、头皮、颈部及胫骨前部皮肤)、L(躯干和四肢)区域有不同的局部复发的风险。

治疗建议

原发病变可切除	广泛局部切除手术或Mohs显微外科手术→术后放疗:明显PNI,切缘近/阳性,复发病变,T3/T4,鳞状细胞癌(cSCC)较基底细胞癌(BCC)易复发且治疗阈值更低

(待续)

（续表）

	不建议卡铂同步化疗。如考虑应用全身治疗,建议参加临床试验
原发病变不可切除	原发病变局部放疗
区域淋巴结未受累	对于高危的 cSCC 患者可行前哨淋巴结清扫
	对选择性区域淋巴结放疗存在争议,不适用于 BCC 患者;如 cSCC 病变厚度>6mm,建议行区域淋巴结放疗
区域淋巴结受累可手术	区域淋巴结清扫术→如多处淋巴结受累且有 ECE 则行辅助放疗。单个淋巴结<3cm 且无 ECE,可不行辅助放疗。不建议卡铂同步化疗。如考虑应用全身治疗,建议参加临床试验
区域淋巴结受累不可手术	原发病变部位及受累的淋巴结行放疗。如考虑应用全身治疗,建议参加临床试验
M1	BCC:Hedgehog(Hh)通路抑制剂索尼德吉或维莫德吉
	cSCC:免疫治疗(西米普利单抗)
	顺铂±5-FU
	推荐临床试验

技术要点

治疗方式

■ 电子束治疗

   ◉ 最常见的治疗方式。

   ◉ 最大深度剂量(D_{max})为90%。

   ◉ 独立机器调试数据可为皮肤表面剂量和覆盖深度提供参考。

   ◉ 如果使用皮肤准直器,应该在计划软件中正确建模。

■ IMRT

   ◉ 适用于大的皮肤病变、神经束或淋巴结的照射。

■ 正电压 X 射线

   ◉ 用于表浅的病变。

◉ 固定的 D_{max}（皮肤表面）。

■ 低能电子线

◉ 适合治疗表浅的 T1/T2 期 BCC 和 cSCC，浸润深度达 5mm。

◉ 基于探头大小和处方点计算剂量和治疗时间。

■ 基于放射性核素的近距离放疗

◉ 治疗深度 3～5mm。

◉ 固定形状的治疗探头提供屏蔽，基于探头大小和处方点计算剂量和治疗时间。

■ 对于过大的或不平整的表面，可使用根据靶区定制的表面模具，因此应基于CT制订治疗计划。

模拟定位

大多数接受电子束治疗、IMRT 和术前放疗的病例行 CT 模拟定位。对于接受正电压治疗、ELS、皮肤表面近距离放疗或姑息治疗的病例，应根据临床设置。

■ 用适当厚度的组织等效物增加皮肤剂量。

■ 电子野<4cm时，应使用皮肤准直器，靠近眼睛、鼻部的病变建议使用皮肤准直器，因为这些部位等剂量线横向收缩可能出现问题。

■ 用不透射线的线勾勒病变区域和CTV。

■ 脑神经受累患者的IMRT计划应包括颅底。

处方剂量

根治性放疗

ASTRO临床治疗指南：BCC 和 cSCC 根治性放疗和术后放疗的

BED范围。

- 根治性放疗
  - 常规分割(180~200cGy/fx):BED_{10} 70~93.5。
  - 大分割(210~500cGy/fx):BED_{10} 56~88。
- 术后放疗
  - 常规分割(180~200cGy/fx):BED_{10} 59.5~79.2。
  - 大分割(210~500cGy/fx):BED_{10} 56~70.2。
- 常规分割计划
  - 用于大多数病变且最利于保持美观:66Gy/33fx,或55Gy/20fx,每天1次。
  - 对于<2cm的病变:50Gy/15fx或35Gy/5fx,每天1次,或40Gy/10fx,每周4次。
  - 皮肤表面的近距离放疗:40Gy/8fx,或44Gy/10fx,每周2次或3次,间隔至少48小时。

原发区域的辅助放疗
- 60Gy/30fx或50Gy/20fx,每天1次。

淋巴引流区域的放疗
- 辅助性放疗(淋巴结切除术后):60~66Gy/30~33fx(2Gy/fx)。
- 选择性放疗(未行淋巴结切除术):50~54Gy/25~27fx(2Gy/fx)。

靶区勾画
- 根据病变大小和组织学确定最优CTV边界。
- 对于<2cm的原发病灶,边界为1~1.5cm。

■ 对于>2cm的原发病灶,高危cSCC或浸润性的BCC,边界为
1.5~2cm。

随访检查

■ BCC:每6~12个月做1次全面的皮肤检查及病史和体格
检查。
■ 局限SCC:病史和体格检查,2年内每3~12个月检查1次,第
3~5年每6~12个月检查1次,以后每年检查1次。
■ 区域性SCC:病史和体格检查,1年内每1~3个月检查1次,
第2年每2~4个月检查1次,第3~5年每4~6个月检查1
次,以后每6~12个月检查1次。

参考研究

Definitive and Postoperative Radiation Therapy for Basal and Squamous Cell Cancers of the Skin: An ASTRO Clinical Practice Guideline(Likhacheva et al., *Pract Radiat Oncol* 2020; doi:10.1016/j. prro.2019.10.014)

该研究为循证建议,对BCC和cSCC患者应行根治性放疗和术后放疗。

Treatment Outcomes in BCC: Meta-Analysis(Drucker AM et al., *Ann Intern Med* 2018; doi:10.7326/M18-0678)

该研究纳入关于原发性皮肤BCC治疗的40项随机研究和5项非随机研究。切除(3.8%)、Mohs手术(3.8%)和外照射放疗(3.5%)的复发率相近。

Randomized Phase Ⅲ TROG 05.01 Trial (Porceddu et al., *J Clin Oncol* 2018; doi:10.1200/JCO.2017.77.0941)

对于局部晚期 cSCC 切除的患者,辅助放疗同时加用卡铂并不能改善预后。

CTV Margins in Radiotherapy Planning for NMSC (Khan, *Radiother Oncol* 2012; doi: 10,1016/j.radonc.2012.06.013)

此为前瞻性单臂临床研究,纳入 159 例患者,共 150 处病变。显微镜下显示大的肿瘤病灶范围向外延伸 1~15mm,平均 5.3mm。显微镜下的肿瘤范围与病变大小及组织病理类型相关。建议 CTV 边缘:BCC<2cm 时为 10 mm,BCC>2cm 时为 13mm,SCC<2cm 时为 11mm,SCC>2cm 时为 14 mm。

Radiotherapy for Epithelial Skin Cancer [Locke, *IntJ Radiat Oncol Biol Phys* 2001; doi: 10.1016/S0360-3016(01)01656-X]

此为回顾性研究,纳入 468 例患者,共 531 处病灶。单纯放疗的控制率:BCC 为 95%(如果复发为 86%),cSCC 为 89%(如果复发为 68%)。

(刘彦立 译)

第41章　恶性黑色素瘤

Anna Likhacheva

检查

所有病例

■ 病史和体格检查(皮肤检查)。

■ 影像学检查:有特定病灶或有症状或分期≥Ⅲ期(LN+)者,行 CT/MRI/PET检查。

注意事项

是否对称、边界、颜色、直径、侵犯范围。全层活检(非刮取活检)确定其厚度并决定是否行SLNB(>8mm)。

治疗建议

Ⅰ~Ⅱ期	广泛局部切除手术,边界外扩1~2cm
	对于溃疡性的和厚度>0.8mm的病变,需行前哨淋巴结活检;对于结缔组织增生性黑色素瘤的原发部位、广泛的PNI、无法通过手术清除的受累边缘或局部复发病变,需行术后放疗
Ⅲ期	广泛局部切除手术和淋巴结清扫
	→对于结缔组织增生性黑色素瘤的原发部位、广泛的PNI或局部复发病变,需行术后放疗
	→有高危因素的患者考虑行术后放疗*
	→使用检查点抑制剂行全身治疗,BRAF-600激活突变的患者应用B-raf抑制剂
	→使用T-VEC溶瘤病毒对卫星灶/转移灶进行瘤内注射

(待续)

（续表）

Ⅳ期	系统治疗
（寡转移）	→全身治疗有效的患者,考虑对残留的病变行辅助放疗
	→对进展缓慢的患者可考虑局部辅助放疗

* 高危因素:ECE,腮腺 LN≥1 个,颈部/腋窝 LN≥2 个,腹股沟 LN≥3 个,宫颈旁 LN ≥3cm,腋窝/腹股沟 LN≥4cm。

技术要点

模拟定位

根据原发病变部位采用不同的技术。行 CT 模拟定位时使用合适厚度组织等效物,以保证足够的皮肤剂量。用不透射线的线勾勒病变区域。

处方剂量

临床上分次剂量是不同的,一些方案受放射生物实验的影响,认为黑色素瘤的放射敏感性与分次剂量成正比。

■ 在随机 TROG 试验中剂量为 48Gy/20fx(脊髓和脑的最大剂量为 40Gy)。

■ 30Gy/6fx,每周 2 次,总共 2.5 周(脊髓、脑、肠道、臂丛神经最大剂量为 24Gy,对于这种方式的分次剂量应时常监测,因为剂量的不均匀性被扩大。光子治疗时靶区被 27Gy 的等剂量线所覆盖是可行的)。

靶区勾画

术后原发病变区域联合放疗,CTV 为术后瘤床外扩 2cm。

淋巴结的放疗目标区域为同侧淋巴引流区。

- 颈部淋巴引流区——可以使用中立位或开放颈部的姿势。对于后者,使用电子野(组织等效物用来限制颞叶及喉的剂量)。
- 腋窝淋巴引流区——只照射腋窝淋巴结,一般不照射锁骨上淋巴结,除非其被累及。
- 腹股沟淋巴引流区——相对于颈部及腋窝,该区靶区范围更小,以降低下肢淋巴水肿的风险。一般不照射髂总及髂外淋巴引流区,除非其被累及。

治疗计划

- 为保证皮肤表面获得足够的剂量,必须使用组织等效物。

寡转移病变的治疗

虽然常规分割放疗可用于寡转移病变治疗,但是较高剂量的SRS和SBRT可明显延长Ⅳ期患者的生存期。

随访检查

- 每年做1次全面的皮肤检查。
- ⅠA～ⅡA:病史和体格检查,5年内每3~12个月检查1次,以后每年检查1次;不建议常规实验室检查和影像学检查。
- ⅡB～Ⅳ:病史和体格检查,2年内每3~6个月检查1次,然后每3~12个月检查1次,持续3年,以后每年检查1次;5年内行常规实验室检查,酌情行影像学检查。

参考研究

ANZHTG 01.02/TROG 02.01 [Henderson, *Lancet Oncol* 2015; doi: 10-1016/S1470-2045(15)00187-4]

该研究纳入217例患者,随机分为观察组和高危淋巴引流区放疗组(48Gy/20fx),中位随访时间73个月,两组OS和RFS无明显差异,但是放疗组LRC改善(HR 0.52)。放疗组下肢淋巴水肿的概率增加(15%对7.7%)。上肢淋巴水肿无明显差异。

Combination of RT and Systemic Immunotherapy in Metastatic Melanoma(Hiniker et al., *Int J Radiat Oncol Biol Phys* 2016; doi: 10.1016/j.ijrobp.2016.07.005)

该研究纳入22例IV期黑色素瘤患者,患者均接受姑息性放疗和4周期的伊匹单抗治疗。50%的患者完全或部分缓解。

MDACC Experience(Ballo, *Cancer* 2003; doi: 10.1002/cncr.11243)

此为回顾性研究,纳入160例恶性黑色素瘤伴颈部淋巴结转移的患者。中位剂量为30Gy/5fx,每周2次。联合放疗的10年的LC为94%。

Fractionation for Malignant Melanoma(Chang, *Int J Radiat Oncol Biol Phys* 2006; doi: 10.1016/j.ijrobp.2006.05.056)

此为回顾性研究,纳入56例患者。术后放疗有非常好的LC,远处转移是死亡的主要原因。超分割和常规分割效果无明显差异。

RT for Desmoplastic Melanoma(Guadagnolo, *Cancer* 2014; doi: 10.1002/cncr.28415)

此为回顾性研究,纳入130例结缔组织增生性黑色素瘤患者。

无术后放疗患者的局部复发率为24%,术后放疗患者的局部复发率为7%。

RT for Axillary Metastases（Beadle, *IntJ Radiat Oncol Biol Phys* **2009; doi: 10.1016/j.ijrobp.2008.06.1910）**

此为回顾性研究,纳入200例恶性黑色素瘤伴腋窝淋巴结转移的患者,95例患者(48%)放疗部位为腋窝淋巴引流区,105例患者(52%)放疗部位为腋窝和锁骨上窝淋巴引流区。两组LC相同。但是仅放疗腋窝组放疗相关并发症发生率更低。

RTOG 83-05〔Sause, *Int J Radiat Oncol Biol Phys* **1991; doi: 10.1016/0360-3016(91)90053-7〕**

该研究纳入126例患者,随机分为两组:32Gy/4fx,每周1次和50Gy/20fx,每周5次。两组之间无明显差异。

（刘彦立　译）

第42章 Merkel细胞癌

Anna Likhacheva

检查

所有病例

- 病史和体格检查(皮肤检查和淋巴结检查)。
- 影像学检查:有临床指征时行CT/MRI/PET检查。
- 原发病灶及可疑淋巴结活检。

注意事项

　　Merkel细胞癌是一种对放射敏感,但是术后复发率很高,预后很差的恶性肿瘤。虽然通常于术后行放射治疗,但是在特殊情况下,放疗也可作为原发性病灶及未清扫的受累淋巴结的根治性治疗。隐匿或明显淋巴结转移的概率分别是30%～50%和20%～25%。

治疗建议

原发病变可手术	广泛局部切除手术,边界外扩1～2cm或Mohs显微外科手术→ 联合放疗(切缘不足,直径>1cm的肿瘤,脉管侵犯,免疫抑制)
原发病变不可手术	原发病变放疗,范围要足够
无区域淋巴结受累	SLNB 对不能行SLNB的或SLNB假阴性的高危患者,考虑行区域淋巴结选择性放疗
区域淋巴结受累可手术	区域淋巴结清扫→辅助放疗 或淋巴引流区行根治性放疗

(待续)

（续表）

区域淋巴结受累不可手术	淋巴引流区行根治性放疗
M1	临床试验(推荐)
	或免疫治疗(推荐)
	或细胞毒性化疗

技术要点

模拟定位

CT模拟定位

■ 用合适厚度组织等效物,以保证足够的皮肤剂量。

■ 用不透射线的线勾勒病变区域、瘢痕和外扩5cm的CTV。

处方剂量

■ 因为其放射敏感性的增加,放疗的剂量低于皮肤鳞状细胞癌和基底细胞癌。

■ 根治性放疗剂量:60~66Gy,2Gy/fx。

■ 微小病灶:56~60Gy,2Gy/fx。

■ 切缘阴性:46~56Gy,2Gy/fx。

■ 选择性淋巴引流区照射:46~50Gy,2Gy/fx。

靶区勾画

■ 尽可能在原发病灶边缘外扩5cm。加量区域外扩1~2cm。对于头颈部的病变,应包括所有同侧淋巴引流区。原发病灶和淋巴引流区尽可能连续照射。

治疗计划

■ 如果是简单的表浅病变,可选择电子束治疗。如果使用皮肤准直器,需要在计划软件上准确地建模。电子束剂量定义为90%最大深度剂量。选择合适的强度以提供足够的表面剂量并且保证肿瘤底部达到90%的剂量线。

■ 大病变或淋巴结引流区的放疗推荐 IMRT。

■ 使用组织等效物以保证电子束治疗和 IMRT 时皮肤表面获得足够的剂量。

随访检查

病史和体格检查,全面的皮肤和淋巴结检查,每3~6个月检查1次,持续2年,以后每6~12个月检查1次。高危患者考虑定期行影像学检查。

参考研究

MDACC(Bishop, *Head Neck* 2015; doi: 10.1002/hed.24017)

此为回顾性研究,纳入106例头颈部 MCC 患者,其中22例未行淋巴结清扫而单纯给予放疗的患者无局部复发。淋巴结病变对远处无转移患者的生存有影响(*P*<0.001)。

NCDB Analysis(Bhatia et al., *J Natl Cancer Inst* 2016; doi:10.1093/jnci/djw042)

该研究纳入6908例 Merkel 细胞癌的患者。Ⅰ~Ⅱ期患者辅助放疗可提高 OS。Ⅲ期患者辅助放疗和化疗均不能提高 OS。

Effect of RT Dose and Volume on Relapse in MCC (Foote, *IntJ Radiat Oncol Biol Phys* 2010; doi: 10.1016/j-ijrobp.2009.05.067)

此为回顾性研究,纳入112例患者,原发病变区域野内复发率为3%,接受>50Gy照射剂量的患者复发率明显较低。

Features Predicting Sentinel Node Positivity in MCC (Schwartz, *J Clin Oncol* 2011; doi: 10-1200/JC0.2010.33.4136)

此为回顾性研究,纳入95例患者,肿瘤大小、厚度、有丝分裂率及肿瘤的浸润生长方式等因素与前哨淋巴结活检阳性的可能性明显相关。

High-Risk Merkel Cell Carcinoma of the Skin Treated With Synchronous Carboplatin/Etoposide and Radiation TROG 96:07 (Poulsen, *J Clin Oncol* 2003; doi:10.1200/JCO.2003.03.154)

该研究为2期临床试验,纳入53例高危的非转移性MCC患者(首次治疗后复发、淋巴结受累、原发病灶直径>1cm、术后残留、隐匿的原发淋巴结)。放疗50Gy/25fx联合依托泊苷化疗,3年的OS、LRC和DC分别为76%、75%和76%。肿瘤部位和淋巴结转移是预测LC和生存期的因素。多变量分析表明影响生存期的主要因素是存在淋巴结转移。

RCT of Adjuvant Prophylactic Regional Radiotherapy Versus Observation in Stage I Merkel Cell Carcinoma (Jouary et al., *Ann Oncol* 2012; doi:10.1093/annonc/mdr318)

该研究纳入83例患者。OS没有改善,但局部复发的可能性明显降低。观察组的局部复发率为16.7%,而治疗组为0%。

（刘彦立 译）

第 **11** 部分

儿童恶性肿瘤

第43章　室管膜瘤

Amit Roy, Sahaja Acharya, Stephanie M. Perkins

检查

所有病例

■ 病史和体格检查。

■ 颅脑MRI(术前和术后48小时内)。

■ 脊椎MRI(术前或术后10~14天,避免假阳性)。

■ 腰椎穿刺脑脊液细胞学(术后10~14天,避免假阳性)。

■ 实验室检查:CBC、CMP。

注意事项

■ 儿童主要在颅内发病(幕下最常见),成人通常累及椎管。

■ 如果有脑积水,应避免术前腰椎穿刺;如果无法立即手术,可以考虑脑室造瘘术缓解症状。

■ 肿瘤完全切除(GTR)是最重要的预后因素,次全切除(STR)可考虑化疗及二次手术。

治疗建议

可切除肿瘤,GTR WHO Ⅱ级,位于幕上	最大程度安全切除→瘤床辅助放疗 (术后观察前瞻性临床试验ACNS0821)
可切除肿瘤,GTR 所有其他情况	最大程度安全切除→瘤床辅助放疗
可切除肿瘤,STR	最大程度安全切除→考虑化疗和二次手术→瘤床辅助放疗

(待续)

（续表）

不可切除肿瘤	根治性放疗
腰椎穿刺阳性或 脊髓 MRI 阳性	最大程度安全切除→全中枢放疗→瘤床补量和脊柱 病变补量
复发	最大程度安全切除→考虑再程放疗和（或）化疗

技术要点

模拟定位

■ 热塑膜固定。

■ 年幼患者可能需要麻醉。

■ 融合术前和术后 MRI 辅助计划。如果手术切除腔较大，模拟
  定位时瘤腔可能会明显缩小，建议复查颅脑 MRI。

处方剂量

■ 瘤床辅助放疗：54～59.4Gy，1.8Gy/fx。

■ 根治性放疗：54～59.4Gy，1.8Gy/fx。

■ 腰椎穿刺阳性或脊髓 MRI 阳性：全中枢 36Gy，瘤床加量至
  54～59.4Gy，脊髓病变加量至 45Gy，均为 1.8Gy/fx。

■ 年龄<18 个月的肿瘤全切除患儿：瘤床 54Gy，1.8Gy/fx。

靶区勾画

■ 基于术前 MRI 和定位 CT 勾画。

■ 应当考虑术前肿瘤范围，但瘤床勾画主要基于术后影像。

■ GTV=瘤床和残留病变。

■ CTV=GTV+10mm，不超过解剖边界。

■ PTV=CTV+3～5mm。

■ CTV/PTV外扩可进入脑干。

治疗计划

■ 考虑质子束放疗。

■ 根据肿瘤部位不同,IMRT相较于3D-CRT可减少海马或耳蜗剂量。

■ 每日IGRT可以减少PTV外扩。

■ 至少95%处方剂量覆盖100%PTV。

■ 如果治疗剂量达到59.4Gy,应考虑缩野照射以限制脊髓剂量,在达到54Gy后考虑缩野照射以限制视交叉和(或)脑干剂量。

■ OAR:脑干、视交叉、耳蜗、垂体和下丘脑。

■ OAR剂量限制参照正常组织耐受剂量表。

随访检查

■ 如果无症状:3年内每4个月复查颅脑MRI及病史和体格检查,随后2年每6个月复查,以后每6～12个月复查。5年内每年复查脊柱MRI。更多信息见ACNS 0831随访时间表。

■ 定期检查监测后遗症:神经认知评估、神经精神病学评估、神经内分泌评估、视觉和听力检查。注意继发性恶性肿瘤。

参考研究

ACNS0121（Merchant, *J Clin Oncol* **2019; doi:10.1200/JCO. 18. 0175）**

此为Ⅱ期研究,2003—2007年间纳入356例患者,分成3组:经典

Ⅱ级幕上肿瘤全切除后未行放疗,次全切除接受化疗后进行第二次手术和辅助放疗,其他患者均接受辅助放疗。放疗剂量59.4Gy,<18个月的儿童接受54Gy放疗。5年无事件生存率分别为61.4%、37.2%和68.5%。所有患者5年总生存率为83.8%。1q扩增被确定为幕下肿瘤的不利预后因素(5年无事件生存率分别为82.8%和47.4%)。

ACNS0121 Neurocognitive Outcomes(Merchant, *J Clin Oncol* 2004; doi: 10.1200/JCO.2004.11.142)

在 ACNS 0121 研究中,88 例接受治疗患者的神经认知功能稳定,且在正常范围内,其中超过半数患者测试时间为 24 个月或更长。

St. Jude Experience[Merchant, *Lancet Oncol* 2009; doi:10.1016/S1470-2045(08)70342-5]

此为Ⅱ期研究,纳入 153 例患者,大多数患者术后接受 59.4Gy 的光子治疗(三维适形或 IMRT)。7 年 LC、无事件生存率和总生存率分别为 88.7%、76.9% 和 85.0%。总生存率取决于病理分级和切除程度。

MGH Proton Therapy Experience(MacDonald, *Neuro Oncol* 2013; doi: 10.1093/neuonc/not121)

该研究在 2000—2011 年共纳入 70 例儿童,患者均接受质子束治疗。3 年 LC、PFS 和总生存率分别为 83%、76% 和 95%。

正常组织耐受性

组织结构	剂量限值
脑干	$D_{0.1mL}<56.6Gy$，可接受范围为 $56.6\sim68Gy$
耳蜗	平均$<30Gy$，可接受范围为 $30\sim36Gy$
海马头	平均$<5Gy$
海马尾	平均$<20Gy$
下丘脑	平均$<5Gy$
泪腺	平均$<34Gy$，可接受范围为 $34\sim41Gy$
视交叉	$D_{0.1mL}<55Gy$，可接受范围为 $55\sim60Gy$
视神经	$D_{0.1mL}<55Gy$，可接受范围为 $55\sim60Gy$
垂体	平均$<30Gy$
视网膜	$D_{0.1mL}<50Gy$，可接受范围为 $50\sim55Gy$
头皮	$V_{30Gy}<5mL$
脊髓	$D_{1mL}<50.4Gy$，可接受范围为 $50.4\sim52.2Gy$，最大剂量$54Gy$
颞叶	$V_{20Gy}<10\%$

University of Florida dose constraints：Data from Haas-Kogan D, Indelicato D, Paganetti H, et al. National Cancer Institute Workshop on Proton Therapy for Children: considerations regarding brainstem injury. *Int J Radiat Oncol Biol Phys.* 2019; 101（1）:152–168. doi:10.1016/j.ijrobp.2018.01.013

（黄祥 译）

第44章 髓母细胞瘤

Amit Roy, *Sahaja Acharya*, *Stephanie M. Perkins*

检查

所有病例

■ 病史和体格检查。

■ 颅脑 MRI(术前和术后48小时内)。

■ 脊椎 MRI(术前或术后10~14天,避免假阳性)。

■ 腰椎穿刺脑脊液细胞学(术后10~14天,避免假阳性)。

■ 实验室检查:CBC、CMP。

注意事项

■ 如果有脑积水,应避免术前腰椎穿刺。

■ 大约30%患者需要行脑室腹膜分流术。

■ 术后12小时可发生后颅窝综合征:缄默症,共济失调,吞咽困难。不可延迟 RT。

■ 基线听力测试,智商测试,促甲状腺激素与生长激素测定。

■ M分期是最重要的临床预后因素。

■ 遗传亚型:WNT(预后最好),SHH,3型(预后最差),4型。

治疗建议

标准风险:年龄≥3岁,残留病灶≤1.5cm²,无远处转移	最大程度安全切除→CSI,后颅窝补量,同步长春新碱化疗→化疗

(待续)

（续表）

高风险：残留病灶 >1.5cm^2，或有远处转移	最大程度安全切除→CSI，后颅窝和转移区域补量，同步长春新碱化疗→化疗
高风险：年龄<3岁	最大程度安全切除→化疗至3岁→CSI，后颅窝补量
	如果完整切除，组织学提示促结缔组织增生，可以考虑不做放疗

技术要点

模拟定位

■ 使用热塑膜固定，仰卧位或俯卧位模拟定位，颈部伸展（后-前脊柱野避免穿过口腔），肩部向下放置（使脊柱野和颅野之间有间隔）。

■ 幼年患者可能需要麻醉。

■ 融合术后MRI辅助计划。

处方剂量

■ 标准风险：CSI 23.4Gy，1.8Gy/fx，后颅窝/瘤床补量至54Gy，1.8Gy/fx。

■ 高风险：CSI 36Gy，1.8Gy/fx，后颅窝补量至54～55.8Gy；根据病变位置，颅内补量至50.4Gy，局灶性脊髓下段补量至50.4Gy，局灶性脊髓上段补量至45Gy，弥漫性脊髓播散补量至39.6Gy（参照 ACNS 0332）。

靶区勾画

后-前脊柱野(首先计划)

■ 上界:肩部上方。下界:硬膜囊(通常位于S2~S3处,可以通过诊断性MRI来帮助勾画)。侧界:椎体外侧1cm,下端包括骶神经根。

左右对穿颅野

■ 旋转准直器以匹配脊柱的散射[准直器角度= arc tan^{-1}(0.5 ×脊柱野长度/SSD)]。

■ 向铅门推床以避免颅野向脊柱野的发散。[床角=arc tan^{-1}(0.5 × 颅野长度/SAD)]。

■ 后颅窝:基于术后MRI和定位CT勾画后颅窝。边界如下:下界,C1椎体;上界,小脑幕(最好参照MRI可见);侧界,颞骨和枕骨;前界,脑干前部。

■ 补量区域:术后瘤床和残留病变。

■ 高风险CTV=后颅窝(如前所述)。

■ 标准风险CTV=IP+10 ~ 15mm,解剖学边界修回。

■ PTV=CTV+3 ~ 5mm。

■ 参照ACNS 0331勾画指南和图谱。

治疗计划

■ CSI可考虑质子束放疗。

■ 华盛顿大学采用分段照射,每5次位移1cm接野。目的是避免热点和冷点。

■ CSI期间每周监测全血细胞计数。

- 至少95%的处方剂量覆盖95% PTV,并将处方剂量$V_{110\%}$限制到10%PTV。
- OAR:脑干、视交叉、耳蜗、垂体和下丘脑。
- OAR剂量限制参照正常组织耐受剂量表。

随访检查

- 如果无症状:2年内每3个月复查颅脑/脊柱MRI,随后2年每6个月复查,此后每年复查。更多信息见ACNS1422随访时间表。
- 定期检查监测后遗症:神经认知评估、神经精神病学评估、神经内分泌评估、视觉和听力检查。注意继发性恶性肿瘤。

参考研究

COG ACNS0331（Michalski, *ASTRO* 2016 meeting abstract；doi：10.1016/j.ijrobp.2016.09.046）

该研究将标准风险患者随机分为2组:后颅窝补量组和瘤床补量(IFRT)组。将年龄3~7岁的患者再随机分为2组:CSI 18Gy组和23.4Gy组。所有患者均应用相同的化疗方案。后颅窝与IFRT组的5年PFS和总生存率没有差异;然而,与23.4Gy CSI组相比,18Gy CSI组的5年PFS和总生存率更差。建议23.4Gy CSI与IFRT作为标准风险患者的标准治疗模式。等待最终研究结果公布。

SFOP M4［Bouffet, *Int J Radiat Oncol Biol Phys* 1992；doi：10.1016/0360-3016(92)91025-1］

该研究纳入采用最大程度安全切除和基于风险分层化疗的患者。患者接受后颅窝54Gy和脊柱36Gy的放疗,不包括幕上区。由于早期神经损伤,试验提前结束。9/13损伤位于幕上区。幕上区放疗是必要的。

CCG 9892（Packer, *J Clin Oncol* 1999; http://jco.ascopubs .org/content/17/7/2127.abstract）

此为Ⅱ期研究,标准风险组患者接受 CSI 23.4Gy,后颅窝补量至 55.8Gy,同步长春新碱化疗。随后行顺铂/洛莫司汀/长春新碱辅助化疗。5 年 PFS 为 79%,与 36Gy 治疗组的历史对照相似。

Baby POG I（Duffner, *Neuro-Oncol* 1999; doi: 10.1093/neuonc/1.2.152）

此为Ⅱ期试验,年龄<3 岁并接受了肿瘤最大程度安全切除的婴儿推迟放疗,先化疗至 3 岁或疾病进展后再放疗。对于完全切除且没有远处转移的婴儿,给予全中枢 24Gy,后颅窝补量至 50Gy 的放疗。5 年总生存率为 69%。总体而言,GTR38%,总生存率 40%。放疗延迟 1 年或 2 年无差异。

POG 8631/CCG 923（Thomas, *J Clin Oncol* 2000; doi: 10.1200/JCO.2000.18.16.3004）

该研究将标准风险患者随机分为 2 组:CSI 36Gy 与 CSI 23.4Gy,后颅窝均加量至 54Gy(无化疗)。由于低剂量组复发率高,试验提前结束(5 年无事件生存率:标准剂量组 67%,低剂量组 52%)。

CCG A9961（Packer, *J Clin Oncol* 2006;doi: 10.1200/JCO. 2006.06.4980）

该研究纳入标准风险患者,患者均接受 CSI 23.4Gy,后颅窝补量至 55.8Gy 的放疗,同步长春新碱化疗,后随机分为 2 组:①洛莫司汀、顺铂和长春新碱与②环磷酰胺、顺铂和长春新碱。5 年无事件生存率为 81%,总生存率为 89%。2 种化疗方案无差异。降低 CSI 剂量联合化疗可以有效避免高剂量 CSI 的毒性。

正常组织耐受性

组织结构	剂量限值
脑干	目标 $D_{50\%} \leqslant 52.38Gy$, $D_{10\%} \leqslant 52.92Gy$, $D_{0.1mL} \leqslant 53.46Gy$
	最大 $D_{50\%} \leqslant 53.46Gy$, $D_{10\%} \leqslant 54.0Gy$, $D_{0.1mL} \leqslant 54.54Gy$
耳蜗	目标 $D_{50\%} \leqslant 35Gy$; 首选 $D_{50\%} \leqslant 20Gy$
晶状体	目标 $D_{50\%} \leqslant 10Gy$ 且 $D_{10\%} \leqslant 35Gy$
	最大 $D_{50\%} \leqslant 20Gy$ 且 $D_{10\%} \leqslant 54Gy$
视交叉	目标 $D_{50\%} \leqslant 54Gy$ 且 $D_{10\%} \leqslant 56Gy$
	最大 $D_{50\%} \leqslant 56Gy$ 且 $D_{10\%} \leqslant 58Gy$
视神经	目标 $D_{50\%} \leqslant 54Gy$ 且 $D_{10\%} \leqslant 56Gy$
	最大 $D_{50\%} \leqslant 56Gy$ 且 $D_{10\%} \leqslant 58Gy$
脊髓	目标 $D_{50\%} \leqslant 26Gy$ 且 $D_{10\%} \leqslant 57Gy$
（>6cm）	最大 $D_{50\%} \leqslant 50Gy$ 且 $D_{10\%} \leqslant 59Gy$

From St. Jude Children Research Hospital. MB12 protocol. https://clinicaltrials.gov/ct2/show/NCT01878617?term=A+Clinical+and+Molecular+Risk-Directed+Therapy+for+Newly+Diagnosed+Medulloblastoma%2FPNET&draw= 2&rank=1

（黄祥　译）

第45章 神经母细胞瘤

Amit Roy, Sahaja Acharya, Stephanie M. Perkins

检查

所有病例

- 病史和体格检查。

- 原发部位CT或MRI、胸部CT、腹部CT、盆腔CT、间碘苄胍（MIBG）扫描、骨扫描（如果肿瘤不是MIBG型）。

- 如果诊断时无法手术切除，建议治疗前行组织学活检。

- 实验室检查：CBC、CMP、血清铁蛋白、LDH、尿酸、尿香草扁桃酸/儿茶酚胺。

- 双侧骨髓活检。

注意事项

- 最常发生在肾上腺。

- 神经母细胞瘤往伴随其他疾病。

- 肿瘤通常有钙化，穿过中线和肾脏换位（与Wilm瘤相反）。

- 颅骨和眶骨是常见的转移部位。

- N-myc扩增、DNA指数=1、年龄>5岁与预后较差相关。

- 大部分婴儿有自发性退行性变。

分期

INSS		INRGSS	
Ⅰ	局部肿瘤完全切除,同侧淋巴结阴性	L1	肿瘤局限在1个身体隔间,没有影像学定义的风险因素
ⅡA	局部肿瘤次全切除,同侧淋巴结阴性	L2	≥1个影像学定义的风险因素
ⅡB	同侧淋巴结阳性		
Ⅲ	不可切除单侧肿瘤穿过中线或中线肿瘤双侧延伸或对侧淋巴结阳性		
Ⅳ	远处转移(ⅣS除外)	M	远处转移(MS除外)
ⅣS	年龄<12个月,远处转移局限于皮肤、肝脏和(或)骨髓	MS	年龄<18个月,远处转移仅限于皮肤、肝脏和(或)骨髓(≤10%受累)

INSS:国家神经母细胞瘤分期系统。

INRGSS,神经母细胞瘤国际委员会危险度分期系统。影像学定义的风险因素包括邻近结构(即颅底或气管)受累/压迫、关键血管系统(即主动脉或腔静脉)被包绕。完整列表见INRGSS分期系统表1。

Data from Brodeur GM, Pritchard J, Berthold F, et al. Revisions of the international criteria for neuroblastoma diagnosis, staging, and response to treatment. J Clin Oncol. 1993;11(8):1466-1477. doi:10.1200/JCO.1993.11.8.1466;

Monclair T, Brodeur GM, Ambros PF, et al. The International Neuroblastoma Risk Group (INRG) staging system: an INRG Task Force report. J Clin Oncol. 2009;27 (2):298–303. doi:10.1200/JCO.2008.16.6876

治疗建议

基于COG危险度分级

低危(根据ANBL00B1定义)

■ 所有1期。

■ 2期、N-myc未扩增、切除≥50%。

■ 4S期、N-myc未扩增、DNA指数>1、组织学类型良好、无临床症状。

中危(根据ANBL0531定义)

■ 2期、N-myc未扩增、活检或切除<50%。

■ 3期、年龄<547天。

■ 3期、年龄≥547天、组织学类型良好。

■ 4期、年龄<365天。

■ 4期、年龄≥365天、DNA指数>1、组织学类型良好。

■ 4S期、N-myc未扩增、非低危。

高危(根据ANBL0532定义)

■ 2期、N-myc扩增。

■ 3期、N-myc扩增。

■ 3期、年龄≥547天、N-myc未扩增、组织学类型不良。

■ 4期、N-myc扩增。

■ 4期、年龄在365~546天、DNA指数=1。

■ 4期、年龄在365~546天、组织学类型不良。

■ 4期、年龄≥547天。

■ 4S期、N-myc扩增。

低危	最大程度安全切除→观察
	4S期患者活检后观察
	残留或复发后可考虑化疗
	不建议放疗
中危	最大程度安全切除→基于组织病理学化疗
	首次不能切除或不完全切除的患者可考虑二次手术
	放疗存在争议
	ANBL0531研究中,放疗推荐用于残留或复发肿瘤对其他治疗均无效时
高危	诱导化疗→最大程度安全切除→巩固化疗和干细胞移植→原发灶和MIBG阳性转移灶放疗→维A酸+抗GD2抗体维持治疗
脊髓压迫	先考虑化疗→化疗无效者建议放疗或手术
有症状的肝大	全肝放疗
转移部位	诱导化疗后进行MIBG阳性病灶评价,移植后建议放疗

技术要点

模拟定位

■ 仰卧位,双臂超过头顶或仰臂,以避免手臂遮挡射线。使用体架固定。

■ 年幼患者可能需要麻醉。

■ 位于胸部和上腹部的肿瘤有动度,建议行4DCT。

■ 结合化疗前后及术前CT/MRI结果辅助制订放疗计划。

处方剂量

■ 高危:21.6Gy,1.8Gy/fx,不用考虑切除范围。

■ 脊髓压迫:<3岁者,9Gy,1.8Gy/fx;≥3岁者,21.6Gy,1.8Gy/fx。

- 全肝放疗:4.5Gy,1.5Gy/fx。
- 转移灶:21.6Gy,1.8Gy/fx。

靶区勾画

高危病变

- GTV:影像学病变(诱导化疗后和术前)+术中任何肿瘤可能受累区域+淋巴走行区域,进行术后肿瘤容积修正,而不是附着点。
- CTV:GTV+1.0~1.5cm,不超过解剖学边界。
- PTV:CTV+0.5 ~ 1.0cm。
- 对于位于胸部或上腹部的肿瘤,应评估其呼吸动度。PTV外扩应包括运动这部分范围。

治疗计划

- 合理计划单侧肿瘤。
- 考虑3D适形、IMRT或质子放疗,降低正常组织剂量。
- 如果椎体的任何部分包括在PTV中,整个椎体(椎体、椎弓根、横突和棘突)应至少接受18Gy,以降低脊柱侧弯的风险。
- 至少95%处方剂量覆盖100%PTV。
- OAR:肾脏、肝脏、肺。
- OAR剂量限制参照正常组织耐受剂量表。

随访检查

- 如果没有症状:1年内每3个月进行1次实验室检查和儿茶酚胺检查,后5年每6个月复查1次。1年内每3个月进行1次原发部位 CT/MRI 检查,后3年每6个月复查1次。3个月时检查骨扫描和 MIBG(仅在诊断为阳性或肿瘤为 MIBG 型时需要),随后3年每6个月复查1次。参见 ANBL0532 随访时间表。

■ 定期检查监测治疗后遗症:内分泌评估、肌肉骨骼评估,以及视觉和听力检查,关注继发性恶性肿瘤。

参考研究

COG ANBL0532(Park, *JAMA* 2019; doi: 10.1001 / jama. 2019. 11642)

该研究纳入355例高危神经母细胞瘤患者,使其接受诱导化疗、手术、巩固化疗、放疗和维 A 酸维持治疗,随机分为单次移植和串联移植。串联移植提高了3年无事件生存率(61.6% 对48.4%),但没有总生存率获益(74.1% 对69.1%)。对同时在 COG ANBL0032 上接受抗 GD2 抗体治疗患者的事后分析显示:与单次移植亚组相比,串联移植亚组的3年 EFS 和总生存率获益显著(73.3% 和84% 对54.7% 和73.5%)。因此,本研究定义了当前的标准治疗。

Dose-Escalation Subgroup Analysis From COG ANBL0532(Liu, *ASTRO* 2019 Meeting Abstract; doi:10.1016/j.ijrobp.2019.06.383)

ANBL0532研究中133例高危神经母细胞瘤患者在次全切除后放疗剂量增加到36Gy,而 COG A3973研究中47例患者在次全切除后放疗剂量为21.6Gy。分析显示:剂量增加并未提高5年 LC、EFS 和总生存率。因此,当前 COG 方案 ANBL1531建议:无论切除范围如何,所有患者采用21.6Gy 的放疗剂量。

CCG 3891（Matthay, *J Clin Oncol* 2009; doi: 10.1200/JCO.2007. 13.8925）

该研究纳入379例高危神经母细胞瘤患者,使其接受诱导化疗和手术切除,随机分为清髓化疗组、10Gy全身放射治疗(TBI)组、自体骨髓移植组和强化化疗组。然后患者再随机分为cis-RA治疗组和无cis-RA治疗组。ABMT/cis-RA治疗组有生存获益,分别是AB‐MT/cis-RA组59%,ABMT/无cis-RA治疗组41%,化疗/cis-RA治疗组38%,化疗/无cis-RA治疗组36%。

CCG 3891 RT Secondary Analysis［Haas-Kogan, *Int J Radiat Oncol Biol Phys* 2003; doi: 10.1016/s0360-3016(02)04506-6］

在CCG 3891研究中,原发肿瘤部位行10Gy EBRT,再加上10Gy的TBI的患者,LC由22%提高到了52%。预示着局部放疗的剂量-效应关系。

IMRT versus Conventional RT（Paulino, *Pediatr Blood Cancer* 2006; doi: 10.1002/pbc.20456）

该研究表明,对于靠中线的肿瘤,IMRT降低了肾脏剂量。对于靠一侧的肿瘤,IMRT不优于AP/PA野对穿。

正常组织耐受性

组织结构	剂量限值
对侧肾	$V_{18Gy}<25\%$
同侧肾	$V_{18Gy}<75\%$，$V_{14.4Gy}<100\%$，平均$\leqslant18Gy$
肝脏	平均$<15Gy$
脊椎(如果脊椎包括 在 PTV 内)	整个椎骨/附件至少 18Gy
双肺	$V_{20Gy}\leqslant30\%$
同侧肺	$V_{20Gy}\leqslant30\%$
对侧肺	$V_{20Gy}\leqslant10\%$

From ANBL1531 protocol. https://clinicaltrials.gov/ct2/show/NCT03126916

（黄祥　译）

第46章 Wilms瘤

Amit Roy，Sahaja Acharya，Stephanie M. Perkins

检查

所有病例

■ 病史和体格检查。

■ 腹部超声。

■ 胸腹部增强CT。

■ 透明细胞样瘤：颅脑MRI、骨扫描和骨髓活检。

■ 横纹肌样瘤：颅脑MRI。

■ 实验室检查：CBC、CMP、尿酸。

注意事项

■ 除非无法切除或双侧病变，否则不建议进行肿瘤活检。

■ 良好组织学类型包括非间变性、没有透明细胞成分和横纹肌样特征。

■ Ⅲ期：溢液、淋巴结、不可切除、破裂、腹膜播散、分块切除、切缘阳性、活检。

治疗建议

■ 在美国，推荐先手术。在欧洲，推荐先化疗。

■ 根据手术探查发现和病理学结果进行放疗推荐。

Ⅰ～Ⅱ期组织学类型良好	手术→化疗 不需要放疗
Ⅲ期组织学类型良好 Ⅰ～Ⅲ期局灶性间变性 Ⅰ～Ⅱ期弥漫性间变性 Ⅰ～Ⅲ期透明细胞性	手术→化疗→标准剂量侧野放疗
Ⅲ期弥漫性间变性 Ⅰ～Ⅲ期横纹肌样	手术→化疗→高剂量侧野放疗
弥漫性肿瘤溢出、肿瘤破裂、 　腹膜种植或腹水细胞学阳性	手术→化疗→全腹放疗
转移性病变	如前所述处理腹部病变→对肺、肝、脑或骨 　转移灶放疗(如果诱导化疗后 CR 可以不 　行肺部放疗)

技术要点

模拟定位

■ 用热塑膜或真空垫固定。双手上举或叉腰避免遮挡激光灯。

■ 年幼患者可能需要麻醉。

■ 全肺放疗时建议行4DCT,从头部延伸至全肺。

■ 结合术前和术后CT结果指导放疗计划。

处方剂量

■ 标准剂量侧野放疗:10.8Gy,1.8Gy/fx。

■ 高剂量侧野放疗:19.8Gy,1.8Gy/fx(<12个月10.8Gy,1.8Gy/fx)。

■ 全腹:10.5Gy,1.5Gy/fx;对于弥漫性间变性、横纹肌样或不可手术切除的腹膜种植,给予21Gy,1.5Gy/fx(<12个月10.5Gy,1.5Gy/fx);限制肾脏剂量<14.4Gy(即部分传输PA)。

■ 术后残留肿瘤:应用IMRT技术补量10.8Gy,1.8Gy/fx。

■ 全肺:12Gy,1.5Gy/fx;<12个月,给予10.5Gy,1.5Gy/fx,2周后应用适形野对残留病变补量7.5Gy,1.5Gy/fx。

■ 局灶性或弥漫性肝转移:局灶或全肝19.8Gy,1.8Gy/fx,如前所述,残留病变补量。

■ 脑转移:全脑21.6Gy,1.8Gy/fx,局部补量10.8Gy,1.8Gy/fx。

■ 骨转移:25.2Gy,1.8Gy/fx(年龄<16岁)。

■ 未切除淋巴结:19.8Gy,1.8Gy/fx。

■ 年龄>16岁的患者如有脑转移灶、骨转移灶,应接受更高的剂量:30.6Gy,1.8Gy/fx。

靶区勾画

■ 侧野

  ◉ GTV:术前的肿瘤;PTV:GTV+1cm+内侧边缘通过中线到对侧椎体边缘1cm,其他边缘包括PTV。勾画包括受累淋巴引流区。

■ 全腹:上缘在膈以上1cm,下缘位于闭孔底部,外侧缘至少在腹壁外1cm。遮挡股骨头。

■ 全肺:上缘在第1肋以上1cm,下缘在L1。包括胸膜隐窝,遮挡肱骨头。建议行IMRT。

■ 放疗补量

  ◉ GTV:术后残留肿瘤;CTV:GTV不超出解剖边界0.5cm;PTV:CTV+0.5～1cm。

■ 对于胸部或上腹部肿瘤,应评估呼吸动度。PTV边界应包括整个呼吸运动。

治疗计划

■ 全腹照射,6MV 光子侧野 AP/PA 照射。

■ 全肝和全肺照射时,建议 IMRT 进行肿瘤补量。

■ 放疗和化疗同时进行,术后10天开始放疗。

■ 至少95%处方剂量覆盖100%PTV。

■ OAR:肾脏、肝脏、肺。

■ OAR 剂量限制参照正常组织耐受剂量表。

随访检查

■ 如果无症状:3年内每3个月进行病史和体格检查,随后2年每6个月1次。第3、6、12、18个月查胸部 CT、腹部 CT 和盆腔 CT。第15、21和30个月做胸部 X 线检查和腹部超声。此后5年每6个月1次,5年后不需要做附加影像学检查。其他详细信息,请参见 AREN0533随访时间表。

■ 定期检查监测治疗后遗症:内分泌评估、肌肉骨骼评估、肾/心脏/肺/肝功能评估、视觉和听力检查。注意继发性恶性肿瘤。

参考研究

AREN 0533(Dix, *J Clin Oncol* 2018, doi:10.1200/ JCO.2017. 77. 1931)

该研究纳入292例合并肺转移的Ⅳ期 FH 患者,其中133例化疗达 CR 后继续化疗,而未接受肺部放疗。159例患者未达 CR 或存在 1p/16q 杂合性缺失,在化疗后接受肺部放疗,然后进行额外化疗。对于 CR 的患者,4年 EFS 为79.5%(超出预期的事件),4年总生存率为96.1%。对于未达 CR 的患者,4年 EFS 为88.5%,4年 OS 为95.4%。与历史对照相比,4年EFS/总生存率有显著改善。如果没有1p/16q杂合性缺失,6周诱导化疗后达CR的肺转移患者可避免肺部放疗。

NWTS-2〔D'Angio, *Cancer* 1981; doi: 10.1002 / 1097-0142(19810501)47:9<2302::AID-CNCR2820470933>3.0.CO;2-K〕

Ⅰ期接受双药化疗的患者不需要放射治疗。

NWTS-3〔D'Angio, *Cancer* 1989; doi: 10_1002 / 1097-0142(19890715)64:2<349::AID-CNCR2820640202>3.0.CO;2-Q〕

接受双药化疗的Ⅱ期组织学类型良好的患者不需要放疗。Ⅲ期组织学类型良好的患者双药化疗的同时可接受10Gy放疗。

UKW-3（Mitchell, *Eur J Cancer* 2006:doi: 10.1016/j.ejca.2006.05.026）

该研究纳入205例患者,将其随机分为即时手术组、新辅助化疗和延迟手术组。患者根据手术分期和组织学类型进行术后治疗。5年的EFS为80%,总生存率为89%。新辅助化疗导致接受放疗或阿霉素治疗的儿童减少20%。

正常组织耐受性

组织结构	剂量限值
膀胱	$V_{45Gy}<100\%$
心脏	$V_{30Gy}<100\%$
双侧肾	$V_{14.4Gy}<100\%$，$V_{19.8Gy}<50\%$
双侧晶状体	$V_{6Gy}<100\%$
肝脏	$V_{23.4Gy}<100\%$，$V_{30.6Gy}<50\%$
双侧肺	$V_{12Gy}<100\%$
双侧肺（如果PTV占1/2的肺体积）	$V_{15Gy}<100\%$
双侧肺（如果PTV占<1/2的肺体积）	$V_{18Gy}<100\%$
腹膜（全腹盆）	$V_{24Gy}<100\%$
直肠	$V_{45Gy}<100\%$
小肠	$V_{45Gy}<100\%$
脊髓	最大点剂量45Gy

From AREN0533 protocol. https://clinicaltrials.gov/ct2/show/NCT00379340.

（黄祥　译）

第47章　横纹肌肉瘤

Amit Roy, Sahaja Acharya, Stephanie M. Perkins

检查

所有病例

■ 病史和体格检查。

■ 原发灶增强CT或MRI、PET/CT。

■ 原发灶活检。

■ 双侧骨髓活检。

■ 实验室检查：CBC、CMP、LDH。

■ 头颈部原发：颅脑MRI、脑脊液细胞学检查，如果脑脊液细胞学检查呈阳性，则行神经轴向成像。

注意事项

■ 组织学：预后较好的是胚胎型（经典型、梭形细胞型和葡萄簇型），最常见于2~6岁。预后较差的是腺泡型（最常见于15~19岁）、未分化型、间变性。

■ 腺泡型相关基因：PAX3/FOXO1融合或PAX7-FKHF融合。

■ 与横纹肌肉瘤相关的遗传综合征：Beckwith-Widemann综合征、Li Faumeni综合征和NF-1综合征。

■ 好发部位：眼眶、头颈部、非前列腺/膀胱的泌尿生殖系统和胆道。

■ 头颈部好发器官：中耳、乳突、鼻腔、鼻咽、颞下窝、翼腭窝、鼻旁窦和咽旁间隙。

■ 分期基于原发部位(预后好坏)和 TNM 分期。分组基于诊断时手术切除可行性。

临床分期

I	好发部位(无论其他因素如何)
II	非好发部位,N0和直径≤5cm
III	非好发部位,N0和(或)直径>5cm
IV	远处转移

Data from Lawrence W Jr, Anderson JR, Gehan EA, Maurer H. Pretreatment TNM staging of childhood rhabdomyosarcoma: a report of the Intergroup Rhabdomyosarcoma Study Group. Children's Cancer Study Group. Pediatric Oncology Group. Cancer. 1997;80(6):1165-1170. doi:10.1002/(SICI)1097-0142(19970915)80:6<1165::AID-CNCR21>3.0.CO;2-5

临床分组

I a	局限于原始肌肉,完全切除
I b	侵犯到肌肉以外,完全切除
II a	镜下残留,淋巴结阴性
II b	区域淋巴结受累,镜下无残留
II c	区域淋巴结受累,镜下有残留
III a	活检后肉眼残留
III b	大部分切除后肉眼残留
IV	远处转移

Data from Lawrence W Jr, Anderson JR, Gehan EA, Maurer H.. Pretreatment TNM staging of childhood rhabdomyosarcoma: a report of the Intergroup Rhabdomyosarcoma Study Group. Children's Cancer Study Group. Pediatric Oncology Group. Cancer. 1997;80(6):1165－1170. doi:10.1002/(SICI)1097-0142(19970915)80:6<1165::AID-CNCR21>3.0.CO;2-5

治疗建议

一般治疗模式是最大程度安全切除,保留功能,然后根据分组和组织学进行辅助治疗,如下所示。

低危组

胚胎型,1～3期,Ⅰ～Ⅱ组	长春新碱/放线菌素D/环磷酰胺(VAC)
眼眶Ⅲ组	Ⅰ组不行放疗
1期,Ⅲ组,非眼眶	其他组都需要放疗
	除非对视力或其他功能有威胁,建议第13周行放疗

中危组

胚胎型,2～3期, Ⅲ组,非眼眶	长春新碱/放线菌素D/环磷酰胺/长春新碱/伊立替康+放疗
腺泡型,1～3期,Ⅰ～Ⅲ组	除非对视力或其他功能有威胁,建议第4周放疗

高危组

任何组织学分级,Ⅳ组, Ⅳ期	长春新碱/放线菌素D/VAC/异环磷酰胺/依托泊苷+放疗

技术要点

模拟定位

- 模拟定位取决于原发部位。
- 年幼患者可能需要麻醉。
- 胸部及上腹部肿瘤,建议行4DCT评估呼吸动度。
- 结合术前和术后CT/MRI和(或)PET/CT结果,指导治疗计划。

处方剂量

- Ⅰ组:预后组织类型良好不行放疗,预后较差者给予36Gy,

　　1.8Gy/fx。

- ■ ⅡA组:36Gy,1.8Gy/fx。
- ■ ⅡB/C组:41.4Gy,1.8Gy/fx。
- ■ 眼眶 Ⅲ组:45Gy,1.8Gy/fx。
- ■ Ⅲ组:50.4Gy,1.8Gy/fx。
- ■ 全肺(如果肺转移或存在胸腔积液):15Gy,1.5Gy/fx。

靶区勾画

- ■ GTV_1:手术或化疗前病变,包括增大或未切除的淋巴结,可以修改GTV以适应正常解剖回缩(肿瘤占位效应推动)。
- ■ CTV_1:GTV_1+1cm。
- ■ PTV_1:CTV_1+至少0.5cm。
- ■ 眼眶:CTV不超出眼眶,不需要包括整个眼眶。
- ■ 淋巴结:淋巴结受累时,应包括所在区域淋巴引流区。
- ■ 快反应肿瘤照射36Gy后体积缩小,可以缩野推量至50.4Gy(GTV_2:缓解后肿瘤体积;CTV_2:GTV_2+1cm;PTV_2:CTV_2+0.5cm)。
- ■ 对于胸部或上腹部肿瘤,应评估呼吸动度。PTV边界应包括整个呼吸运动。

治疗计划

- ■ 针对原发病灶行IMRT或质子治疗。
- ■ 至少95%处方剂量覆盖100%PTV。
- ■ OAR取决于原发部位。
- ■ OAR剂量限制参照正常组织耐受剂量表。

随访检查

■ 如果无症状,进行实验室检查、病史和体格检查。1年内每3个月行胸部X线检查或胸部CT、原发灶影像学检查,第2～3年每4个月复查1次,第4年每6个月复查1次,后每年行体格检查。有关其他详细信息,请参见COG ARST 1431随访时间表。

■ 定期检查以监测原发部位治疗后遗症:可能包括内分泌评估、肌肉骨骼评估、视觉和听力检查(特别是对原发部位)。关注继发性恶性肿瘤。

参考研究

ARST0331(Walterhouse et al., *J Clin Oncol* 2014; doi: 10.1200/JCO.2014.55.6787)

ARST0331的子集1报道:1/2期Ⅰ/Ⅱ组或1期Ⅲ组眼眶胚胎性横纹肌肉瘤,4周期VAC后行4周期VA,时间超过22周,Ⅱ/Ⅲ组患者接受放疗。3年FFS为89%,总生存率为98%。结论:对于低风险胚胎性横纹肌肉瘤患者,包括小剂量环磷酰胺和放疗的短程治疗不会影响FFS。

D9803(Arndt CA et al., *J Clin Oncol* 2009; doi: 10-1200/JCO.2009.22.3768)

中危横纹肌肉瘤患者随机分为标准VAC组和VAC与长春新碱、拓扑替康和环磷酰胺交替组(VAC/VTC组)。4年FFS分别是73%和68%(P=0.3)。VAC/VTC组无明显改善。

ARST0431（Weigel BJ et al., *J Clin Oncol 2015*; doi: 10.1200/
JCO.2015.63.4048）

该研究纳入转移性横纹肌肉瘤患者,使其接受长春新碱/阿霉素/
环磷酰胺、长春新碱/伊立替康、依托泊苷/异环磷酰胺共54周的治
疗。20~25周进行原发部位放疗,47~52周行转移病变放疗。199
例患者入组。3年EFS为38%,3年总生存率为56%。毒性与既往的
横纹肌肉瘤研究相似。与既往研究相比,有1个或没有Oberlin危险
因素的患者3年期EFS有所改善(3年EFS为69%)。

正常组织耐受性

组织结构	剂量限值
膀胱	$V_{45Gy}<100\%$
心脏	$V_{30Gy}<100\%$
双侧肾	$V_{14.4Gy}<100\%$, $V_{24Gy}<50\%$
双侧泪腺/角膜	$V_{41.4Gy}<100\%$
双侧晶状体	$V_{14.4Gy}<100\%$
肝脏	$V_{23.4Gy}<100\%$, $V_{30Gy}<50\%$
双侧肺	$V_{15Gy}<100\%$, $V_{20Gy}<20\%$
视交叉	$V_{54Gy}<100\%$
双侧视神经	$V_{54Gy}<100\%$
直肠	$V_{45Gy}<100\%$
小肠	$V_{45Gy}<50\%$
脊髓	最大点剂量45Gy

From ARST1431 Protocol. https://clinicaltrials.gov/ct2/show/NCT02567435

（黄祥　译）

第48章 尤因肉瘤

Amit Roy，Sahaja Acharya，Stephanie M. Perkins

检查

所有病例

■ 病史和体格检查。

■ 初始X线检查:骨干"洋葱皮"虫蚀样病变。

■ 增强CT和(或)MRI、胸部CT、PET/CT。

■ 实验室检查:CBC、肝功能检测、LDH和ESR。

■ 原发病变活检和双侧骨髓活检。

注意事项

■ 儿童第2常见骨肿瘤。

■ 男女比例为2:1,中位年龄为14岁。

■ 最常发生在下肢和骨盆。

■ 超过90%患者在22号染色体EWS基因上有t(11;22)或t(21;22)易位。

■ 不良预后因素:转移、原发骨盆/躯干、原发近端(相对于远端)、大肿瘤(>8cm)、年龄>17岁、LDH升高、ESR快,对诱导化疗反应差、未进行手术治疗。

治疗建议

局限性病变	诱导化疗→12周时局部治疗(手术±放疗)→巩固化疗
	长春新碱、阿霉素、环磷酰胺与依托泊苷、异环磷酰胺交替使用
	放疗适应证:不可切除、肉眼残留/镜下残留或术中外溢的辅助治疗、原发胸壁同侧胸膜结节、病理淋巴结阳性。术前很少放疗
原发性播散性多灶性病变	诱导化疗→18周时局部治疗(手术±放疗)→化疗±干细胞移植
	长春新碱、阿霉素、环磷酰胺与依托泊苷、异环磷酰胺交替使用
	放疗适应证:未切除肿瘤>5cm、肉眼残留/镜下残留或术中外溢的辅助治疗、肺转移、病理淋巴结阳性

技术要点

模拟定位

■ 模拟定位取决于原发部位。

■ 年幼患者可能需要麻醉。

■ 胸部及上腹部肿瘤,建议4DCT评估呼吸动度。

■ 结合术前和术后CT/MRI和(或)PET/CT结果,指导治疗计划。

处方剂量

化疗前和化疗后处方剂量不同。

■ 根治性放疗

　● PTV_1:45Gy;PTV_2:55.8Gy,1.8Gy/fx。

■ 椎骨病变根治性放疗

● PTV$_1$:45Gy;PTV$_2$:50.4Gy,1.8Gy/fx。

■ 骨外囊性肿瘤化疗后CR的根治性放疗

● PTV$_1$:50.4Gy,1.8Gy/fx(无PTV$_2$)。

■ 术后放疗–镜下残留

● 如果<90%坏死,PTV$_1$:50.4Gy,1.8Gy/fx(无PTV$_2$);如果>90%坏死,PTV$_2$:50.4Gy,1.8Gy/fx(无PTV$_1$)。

■ 术后放疗–肉眼残留

● PTV$_1$:45Gy;PTV$_2$:55.8Gy,1.8Gy/fx。

■ 特殊情况

● 淋巴结阳性–切除。PTV$_1$:50.4Gy,1.8Gy/fx。

● 淋巴结阳性–未切除。PTV$_1$:45Gy;PTV$_2$:55.8Gy,1.8Gy/fx。

■ 恶性腹水/弥漫性腹膜转移

● 全腹放疗。24Gy,1.5Gy/fx。

● 肺转移。PTV$_2$:36Gy,1.8Gy/fx(如果<6岁,PTV$_2$:34.2Gy,1.8Gy/fx)。

全肺放疗。15Gy,1.5Gy/fx(如果<6岁:12Gy,1.5Gy/fx)。

● 胸壁肿瘤/胸膜结节

胸壁肿瘤。PTV$_1$:30.6Gy;PTV$_2$:36Gy,1.8Gy/fx。

胸膜结节。PTV$_1$:21.6Gy;PTV$_2$:36Gy,1.8Gy/fx。

半胸放疗。15Gy,1.5Gy/fx(如果<6岁:12Gy,1.5Gy/fx)。

● 其他需要治疗的转移部位

肉眼残留病变。PTV$_2$:55.8Gy,1.8Gy/fx。

镜下残留病变。PTV$_2$:50.4Gy,1.8Gy/fx。

化疗后CR的非骨源性病变。PTV$_2$:50.4Gy,1.8Gy/fx。

靶区勾画

- GTV$_1$定义为化疗前病变,参照体格检查、CT、MRI、PET/CT结果进行勾画(不超出解剖边界)。
- CTV$_1$:GTV$_1$+1cm。
- PTV$_1$:CTV$_1$+0.5cm。
- GTV$_2$定义为化疗后病变,参照体格检查、CT、MRI、PET/CT结果进行勾画(不超出解剖边界)。
- CTV$_2$:GTV$_2$+1cm。
- PTV$_2$:CTV$_2$+0.5cm。
- 淋巴结:淋巴结受累时,应包括所在区域淋巴引流区。
- 参照AEWS1221方案的勾画指南。

治疗计划

- 在一些极端情况,保证皮下1~2cm剂量<20Gy,以预防淋巴水肿。
- 剂量>20Gy可以使骨骺过早闭合。
- 至少95%处方剂量覆盖100%PTV。
- OAR取决于原发部位。
- OAR剂量限制参照正常组织耐受剂量表。

随访检查

- 如果无症状:4年内每3月进行病史和体格检查,随后每年1次;1年内每3个月复查胸部CT、原发部位CT/MRI、PET/CT;第2年每3个月复查胸部和原发部位X线检查;随后5年内每6个月复查1次。有关其他详细信息,请参见AEWS 1221随访时间表。

■ 定期检查以监测治疗后遗症:骨异常生长、骨质疏松(放疗结束后18个月内骨折风险最高)、淋巴水肿、关节活动范围缩小。关注继发性恶性肿瘤。

参考研究

INT–0091 / IESS – Ⅲ（Grier et al, *N Engl J Med* 2003; doi: 10.1056/NEJMoa020890）

该研究将尤因肉瘤、骨PNET或原始骨肉瘤的患者随机分为2组:单独使用长春新碱、阿霉素、环磷酰胺(VDC组)和VDC与异环磷酰胺和依托泊苷(IE)交替组。23%的患者有转移性病变。非转移性疾病患者中,VDC/IE交替组的总生存率(72%对61%)和EFS(63%对54%)均有明显提高。

INT–0154（Granowetter et al., *J Clin Oncol* 2009; doi: 10.1200/JCO.2008.19.1478）

该研究将无转移性骨或软组织尤因肉瘤患者随机分为标准剂量(VDC/IE)治疗48周以上和VDC/IE强化剂量治疗30周以上两组。强化剂量组在OS和EFS上没有获益。

COG AEWS0031（Womer et al., *J Clin Oncol* 2012; doi: 10.1200/JCO.2011.41.5703）

该研究将局限期硬膜外尤因肉瘤患者随机分为标准剂量VDC/IE(每3周)和强化剂量VDC/IE(每2周)两组。强化剂量组在EFS方面有显著改善(73%对65%)。

Local Treatment in Patients With Primary, Disseminated, Multi-focal Ewing Sarcoma（Haeusler et al., *Cancer* 2010; doi: 10.1002 / cncr.24740）

该研究为EURO-EWING 99的二次分析,以确定局部治疗在原发播散性多灶性尤因肉瘤患者中的价值。多因素分析显示,无局部治疗[手术和(或)放疗]是主要风险因素(HR 2.21, P=0.021)。在接受原发肿瘤和转移瘤局部治疗的患者中,3年EFS为39%,而在未接受局部治疗的患者中,3年EFS为14%(P<0.001)。

正常组织耐受性

组织结构	剂量限值
膀胱	$V_{45Gy}<100\%$
双侧耳蜗	$V_{40Gy}<100\%$
双侧眼球	$V_{45Gy}<100\%$
食管	$V_{40Gy}<50\%$
心脏	$V_{30Gy}<100\%$
双侧肾	$V_{14.4Gy}<100\%$，$V_{24Gy}<50\%$
双侧晶状体	$V_{6Gy}<100\%$
肝脏	$V_{23.4Gy}<100\%$，$V_{30Gy}<50\%$
双侧肺	$V_{15Gy}<100\%$，$V_{20Gy}<20\%$ 或半胸放疗、胸壁、胸壁胸膜结节加量时 $V_{20Gy}<35\%$
视交叉	$V_{54Gy}<100\%$
双侧视神经	$V_{54Gy}<100\%$
直肠	$V_{45Gy}<100\%$
小肠	$V_{45Gy}<75\%$
脊髓	最大点剂量50.4Gy

From AEWS 1221 Protocol. https://clinicaltrials.gov/ct2/show/NCT02306161

（黄祥　译）

第49章　小儿白血病

Amit Roy , Sahaja Acharya , Stephanie M. Perkins

检查

所有病例

■ 病史和体格检查。

■ 如果有症状,行神经影像学检查。

■ 实验室检查:CBC、CMP。

■ 脑脊液细胞学检查。

■ 双侧骨髓活检、细胞遗传学。

注意事项

■ 急性淋巴细胞白血病(ALL)和急性髓系白血病(AML)是儿童中最常见的白血病。

■ 通常治疗包括诱导、巩固、延迟强化和维持4个阶段化疗。

■ 骨髓受累分级

  ◎ M1:<5%淋巴母细胞。

  ◎ M2:5%~25%淋巴母细胞。

  ◎ M3:>25%淋巴母细胞。

■ 中枢神经系统受累分级

  ◎ CNS1:脑脊液细胞学阴性。

  ◎ CNS2:脑脊液细胞学阳性,白细胞<5个/微升。

  ◎ CNS3:脑脊液细胞学阳性,白细胞≥5个/微升或存在临床症状。

■ 诱导治疗反应分级

　◉ 快速早反应——第8天或第15天骨髓分级M1,并且第29天微小残留病变(MRD)状态为阴性。

　◉ 慢速早反应——第15天骨髓分级M2或M3,或第29天MRD状态为阳性。

■ 较少累及中枢神经系统和睾丸。

■ 在ALL中,对于CNS 3级病变、T细胞白血病和复发的ALL,最近临床研究均保留了预防性中枢神经系统放疗。

■ 对于AML,南美最近的临床试验已经很大程度上排除了颅脑放疗。甚至CNS 3级的患者也不采用放疗。对于复发AML,首选鞘内和全身化疗。在AML中,骨髓失败往往很快出现明显的中枢神经系统失败。

■ 姑息性放疗对于绿色瘤是有益的。

■ TBI是干细胞移植前预处理方案的一部分,可能为清髓或非清髓。

治疗建议

AALL0331界定了ALL的风险分级

■ 标危:前体细胞白血病、白细胞<50k、年龄1～10岁。

■ 高危:标危组和极高危组除外。

■ 极高危:Ph(+)、t(9;22)(q34;q11)、亚二倍体克隆、诱导失败、诱导治疗反应是慢速早反应的混合白血病。

T细胞ALL:AALL0434有独立的分类系统

■ 低危:年龄1～10岁、白细胞<50k、快速早反应、第15天骨髓

分级 M1、第 29 天 MRD<0.1%；CNS 1 级且诊断时无睾丸疾病。

■ 中危：快速早反应或慢速早反应、骨髓分级 M1、第 29 天 MRD <1%；任何 CNS 分级。

■ 高危：骨髓分级 M2 和（或）第 29 天 MRD≥1%；任何 CNS 分级。

所有患者通常都会接受全身和鞘内化疗，下表仅为放射治疗建议。

CNS 3 级 ALL 所有风险组，颅脑放疗通常在延迟强化或维持化疗开始时给予，这取决于研究方案或机构实践	治疗性颅脑放疗
标危 ALL —— CNS 1 级或 CNS 2 级	不建议预防性颅脑放疗
高危 ALL —— 所有慢速早反应患者、混合白血病患者、类固醇预处理患者	预防性颅脑放疗
高危 ALL —— CNS 1 级或 CNS 2 级，并且不符合上述标准	不建议预防性颅脑放疗
极高危 ALL —— CNS 1 级或 CNS 2 级	预防性颅脑放疗
T细胞 ALL —— 中高风险 —— CNS 1/2	预防性颅脑放疗
中枢神经系统复发	早期复发：全脑全脊髓放疗 晚复发（≥18 个月）：仅行颅脑放疗
睾丸受累或复发	诱导或再诱导化疗结束时如果病变残留，行双侧睾丸放射治疗
眼部受累或复发	如果前房受累：电子放疗 如果视网膜或脉络膜受累：按中枢神经系统失败处理。局部眼及视神经放疗或颅脑放疗，眼球补量
症状性绿色瘤	受累区域放疗
移植预处理	清髓性 TBI 可用于所有需要移植的高危或复发 ALL 和 AML 患者 非清髓性 TBI 偶尔应用于体能状态不佳的患者，但其在儿科患者中的作用尚未充分确立

技术要点

模拟定位

■ 热塑膜固定。

■ 年幼患者可能需要麻醉。

■ 如果行全脑全脊髓放疗,头足向模拟定位,根据机构实践,俯卧位或仰卧位都可以。

■ TBI设置因机构实践而异。在华盛顿大学,青少年和成年人采用坐姿,左右侧野照射治疗。婴儿使用仰卧/俯卧位和遮挡肺的方式,AP/PA照射治疗。散射屏在光束路径上。

处方剂量

■ 预防性颅脑放疗:12Gy,1.5Gy/fx。

■ 治疗性颅脑放疗:18Gy,1.8Gy/fx。

■ 中枢神经系统复发:短期缓解(<18个月)为全脑24Gy,全脊髓15Gy,1.5Gy/fx;长期缓解(≥18个月)为全脑18Gy,1.5Gy/fx。如果既往做过>20Gy的颅脑放疗,剂量可以降低至15Gy。

■ 睾丸放疗:24Gy,2Gy/fx。

■ 眼前房:前野电子照射为12Gy,2Gy/fx。

■ 视网膜或脉络膜受累:眼睛24Gy,12Gy/fx,按中枢神经系统失败后复发处理,可以考虑颅脑放疗。

■ 绿色瘤:24Gy,2Gy/fx。

■ 清髓性TBI:总量12~14.4Gy,2~2.2Gy/fx,以10~12cGy/min LDR,每天2次照射。

■ 非清髓性TBI:2~4Gy单次LDR照射。

■ 计划接受TBI患者,在接受颅脑放疗时,用计划的颅脑放疗剂量减去TBI剂量。例如,一例极高危CNS 3级患者,计划在移植前进行12Gy TBI。对于本来需要接受18Gy颅脑放疗的患者来说,只需要在TBI前给予6Gy/3fx。

靶区勾画

■ 颅脑放疗:包括整个大脑和脑膜,包括眼睛后半部和筛板。头骨下界到C2水平。

■ 全脑全脊髓放疗:如前所述的颅脑野,并与脊柱相连接。颅脑野尾缘位于肩部以上。避免通过口腔照射。勾画硬膜囊确定脊柱野的下界,脊柱野的外侧界外扩1cm应覆盖整个椎体。剂量覆盖整个椎体前方,每5次连接向头侧位移1cm。

■ 睾丸放疗。PTV:阴囊内的睾丸,确保阴茎在照射野外。

■ TBI:处方剂量点在中线。基于临床设置、患者髋关节和头侧测量值,给予监测和补偿。

治疗计划

■ 颅脑或全中枢放疗采用6MV光子,常规或3D计划。

■ 在华盛顿大学,青少年和成年人TBI使用左右源轴距300cm的6MV光子,LDR、散射屏和头部补偿器。婴儿使用AP/PA野、散射屏和肺补偿器。

■ 近期的COG方案未规定任何剂量限值。

随访检查

■ 如果无症状:诱导治疗期间每周进行病史和体格检查及实验

室检查,开始维持4周的巩固和延迟强化治疗。巩固治疗结束时行血液学监测。每次鞘注甲氨蝶呤时行脑脊液细胞学检查。第2年每2个月进行病史和体格检查及实验室检查,第3年每3个月复查1次,第4年每6个月复查1次,之后每6~12个月复查1次。有临床症状时行脑脊液细胞学和骨髓穿刺检查。

■ 定期检查以监测治疗后遗症:神经认知评估、神经精神学评估、神经内分泌评估、心脏、视觉和听力检查。关注继发性恶性肿瘤。

参考研究

AALL0434(Winter, *J Clin Oncol* 2018; doi:10.1200/ JCO.2018. 77.7250; Dunsmore, ASCO Abstract 2018; doi:10.1200/ JCO.2018.36. 15_suppl.10500)

该研究纳入1895例T细胞ALL患者,对其进行2×2随机分组,所有患者随机分为高剂量MTX组和Capizzi方案MTX组,同时中高危患者随机分为奈拉滨治疗组和无奈拉滨治疗组。所有中高危患者接受预防性颅脑放疗,CNS 3级患者接受治疗性颅脑放疗,诱导化疗后睾丸病变残留患者接受睾丸放疗。结果表明,Capizzi方案MTX组提高了5年总生存率和DFS(分别为93.7%和91.5%对89.4%和85.3%),奈拉滨组提高了4年DFS(88.9%对83.3%)。确立了当前T细胞ALL的标准治疗。

AALL0232(Larsen, *J Clin Oncol* 2016; doi:10.1200/ JCO.2015. 62.4544)

该研究纳入2914例高危B细胞ALL患者,对其进行2×2随机分组,在诱导期间随机分为地塞米松组和泼尼松组,然后维持阶段随机分为高剂量 MTX 组和 Capizzi 方案 MTX 组。慢性早反应患者接受预防性颅脑放疗,CNS 3 级患者接受治疗性颅脑放疗,诱导化疗后睾丸病变残留患者接受睾丸放疗。中期分析跨越了预定义的疗效监测边界,临床试验提前关闭。结果表明,高剂量 MTX 组改善了总生存率和 EFS(分别为 88.9% 和 79.6% 对 86.1% 和 75.2%),<10 岁接受地塞米松联合高剂量 MTX 组改善了 5 年 EFS(91.2% 对 83.2%、80.8%、82.1%)。确立了 B 细胞 ALL 的标准治疗。

St. Jude's Total Therapy XV (Pui, *N Engl J Med* 2009; doi:10. 1056/ NEJMoa0900386)

该研究纳入 498 例 ALL 患者,对其进行全身化疗和鞘注预防,而没有行 CSI,5 年 EFS 和总生存率分别是 85.6% 和 93.5%,5 年中枢神经系统复发风险是 3.9%。CNS 3 级,腰椎穿刺提示白血病细胞及诱导治疗后较高水平 MRD(>1%)与较差的 EFS 相关。CNS 复发的风险因素包括 t(1;19)(TCF3-PBX1)、CNS 受累和 T 细胞 ALL。

POG 9412 (Barredo, *J Clin Oncol* 2006; doi: 10.1200/JCO.2005. 03.3373)

该研究纳入 76 例首次 CNS 复发 ALL 患者,对其均行全身及鞘内化疗 12 个月,如果持续缓解时间<18 个月,全脑放疗剂量为 24Gy,脊髓放疗剂量为 15Gy;如果持续缓解时间≥18 个月,全脑放疗剂量为 18Gy。二次缓解率为 97.4%。早复发和晚复发的 4 年 EFS 分别为 51.6% 和 77.7%.

St. Jude's Testicular RT (Hijiya, *Leukemia* 2005; doi: 10.4103/ 0019-509X.63002)

由于高剂量甲氨蝶呤治疗,单独睾丸复发非常罕见。如果对化疗有反应,则不必行睾丸放疗。在 St. Judes 试验的 811 例患者中,19例(2.3%)诊断时有睾丸受累。两例患者因诱导后残留病变而接受睾丸放疗。随后两人均因骨髓复发而死亡。

UK MRC Ocular RT(Somervaille, *Br J Haematol* 2003; doi: 10.1046/j.1365-2141.2003.04280.x)

在英国 MRC 研究中,20 例患者眼部复发,占所有 ALL 复发患者的 2.2%。接受 CNS 复发方案化疗和放疗的 11 例儿童全部存活。11例幸存者中有 7 例接受了 CSI 或除眼部放疗外还接受了 TBI。眼部剂量为 8~24Gy,推荐剂量>20Gy。

MSKCC Chloroma(Bakst, *Int J Radiat Oncol Biol Phys* 2012; doi: 10.1016/j.ijrobp.2011.02.057)

该研究建议治疗症状性绿色瘤剂量至少为 20Gy,推荐剂量方案 24Gy/12fx。

（黄祥　译）

第 12 部分

转移性疾病

第50章 寡转移

Daniel D. Chamberlain

检查

■ 病史和体格检查。

■ 目前尚无有效的生物标志物来定义寡转移。

■ 基于影像学检查确定。

■ 多数研究将数目定为≤3个或≤5个转移灶,但目前仍无明确界定标准。

SBRT/SABR的定义

■ 高适形度放疗。

■ 分次剂量≥6Gy。

■ 总共治疗1~5fx(但如果肿瘤邻近关键结构,有时会选择8fx放疗的方案)。

■ 可重复的固定模式、高分辨率图像,以及治疗时的影像重建(如CBCT)。

寡转移定义

同时性寡转移	发生在原发肿瘤确诊6个月内的寡转移
异时性寡复发	治疗原发肿瘤→全身治疗间隔期→新发寡病变(>初次诊断后6个月)
异时性寡进展	治疗原发肿瘤→接受全身治疗→新发寡病变(>初次诊断后6个月)

(待续)

（续表）

寡复发	治疗原发肿瘤及寡转移病变→全身治疗间隔期→复发或新发病变
再发性寡进展	治疗原发肿瘤及寡转移病变→持续全身治疗→复发或新发病变
再发性寡转移持续状态	治疗原发肿瘤及寡转移病变→持续全身治疗→持续存在但无进展的寡转移
诱导性寡复发	治疗多处病变→全身治疗间隔期→基线时残留的非进展性病变出现复发或新发寡病变
诱导性寡进展	治疗多处病变→持续全身治疗→基线时残留的非进展性病变出现复发或新发寡病变
诱导性寡转移持续状态	治疗多处病变→持续全身治疗→非进展性病变持续存在（相对稳定的病变，部分病变疗效较差）

治疗建议

因患者临床情况和治疗机构不同，治疗建议有所差异。下文列出了一般指南。治疗的目标应该始终与患者讨论清楚，并可能包括以下内容。

■ 提高中位生存率（特别是文献支持的新发寡转移病例）。

■ 延长全身治疗间隔期。

■ 通过对残留病变的治疗，恢复原全身治疗方案的敏感性。

原发性肿瘤已控,伴1~5个寡转移病变,ECOG 0~1,所有病变均可接受安全的治疗	对所有寡病变SBRT
原发性肿瘤未控,伴1~5个寡转移病变,ECOG 0~1,所有病变均可接受安全的治疗	全身治疗→原发病变根治性治疗→SBRT
结直肠癌,伴可切除的肝或肺转移	化疗→重新分期,或同时切除转移灶及直肠原发肿瘤,原发病变切除前可选择术前放化疗或短疗程放疗(结直肠癌NCCN指南首选转移灶手术,其次为SBRT)
恶性积液	系统治疗及姑息性治疗。无根治性治疗指征
多发转移性病变	系统治疗及姑息性治疗→诱导治疗后必要时选择SBRT

技术要点

模拟定位

■ 固定装置:固定装置多样。分次治疗患者需要牢靠地固定,可重复性和舒适性很重要。固定的细节因治疗部位而异。

■ 推荐静脉注射造影剂,肺转移没有侵犯邻近软组织结构或肺不张,造影剂可以省略。

■ CT层厚≤3mm。

■ 胸和腹部放疗行4DCT。如果肿瘤偏移>1cm,则考虑呼吸运动控制(如呼吸保持、门控呼吸、腹部按压)。

辅助成像有助于靶区勾画

- 肺:PET/CT。

- 肝:PET/CT 和(或)MRI。

- 肾上腺:PET/CT 和(或)MRI。

- 脊柱:MRI(有助于脊髓的精准勾画)。

- 骨:PET/CT 和(或)MRI。

- 引流区外淋巴结:PET/CT 和(或)MRI。

处方剂量

根据肿瘤位置及邻近正常组织耐受剂量调整处方剂量。

- 肺:周围型且直径<3cm,50Gy/4fx;距离纵隔或支气管<2cm, 60Gy/8fx。

- 肝:50Gy/5fx(根据正常组织耐受性酌情降低)。

- 肾上腺:60Gy/8fx。

- 脊柱:16～20Gy/fx 或 27Gy/3fx。

- 骨:35Gy/7fx。

- 引流区外淋巴结:根据位置而定,至少34Gy/5fx。必要时选择 分次放疗,总剂量为55Gy。

靶区勾画

- 肺 iGTV+5mm(头足方向可为7mm):PTV。

- 肝 iGTV+5mm(头足方向可为7mm):PTV。

- 肾上腺 iGTV+5mm(头足方向可为7mm):PTV。

- 脊柱 GTV+骨轮廓:CTV;CTV+5mm:PTV。

- 骨 GTV+3～5mm:PTV。

■ 引流区外淋巴结GTV+5mm：PTV。

治疗计划

■ 多个非共面射野或弧形照射，保证靶区的高适形度。

■ IMRT/VMAT。

■ 每日行CBCT。

■ 可在分次治疗期间进行验证。

■ 部分机构在高剂量放疗时采用隔日治疗。

随访检查

■ 根据肿瘤部位进行随访检查。

参考研究

ESRO-EORTC Consensus Recommendation for Classification of OligoMetastatic Disease [Guckenberger, *Lancet Oncol* 2020; doi: 10.1016/S1470-2045(19)30718-1]

此为关于寡转移分类的综述。

SABR-COMET [Palma, *Lancet* 2019; doi:10.1016/S0140-6736(18)32487-5]

该研究为1项Ⅱ期临床试验，99例患者以2：1随机分为转移病变行SABR组和标准的姑息性治疗组。患者ECOG 0~1，原发肿瘤根治性治疗后控制时间≥3个月，1~5个转移病变。所有治疗均必须安全。排除股骨转移患者。常见的组织学类型为乳腺癌/前列腺癌/NSCLC/结直肠癌。放疗剂量取决于位置。中位OS分别为41个月（SABR组）和28个月（姑息性治疗组）。

"Oligomez" Trial（Gomez, *J Clin Oncol* 2019; doi:10.1200/JCO. 19.00201）

该研究纳入 1～3 个转移灶并化疗后 3 个月无进展的患者,随机分为两组,一组为所有疾病部位接受局部治疗,另一组为维持治疗。由于局部治疗组有显著获益,在纳入 49 例患者后提前关闭。PFS 值分别为 14.2 个月对 4.4 个月。中位数 OS 为 41.2 个月对 17.0 个月。增加局部治疗不会增加 3 级毒性。

Observation Versus SABR for OligoMetastatic Prostate（ORIOLE; Phillips, *Int J Radiat Oncol Biol Phys* 2019; doi: 10.1016/j. ijrobp.2019.08.031）

该研究纳入 54 例激素敏感性前列腺癌患者,初次接受手术或放疗治疗,有 1～3 个转移病变,以 2:1 随机分为 SABR 与观察两组,所有转移病变均接受 SABR。6 个月进展率,SABR 组为 19%,观察组为 61%。

STOMP（Ost, *J Clin Oncol* 2017; doi:10.1200/JCO.2017.75.4853）

该研究将对原发病变行根治性治疗后出现 1～3 处无症状性转移的 62 例前列腺癌患者,随机分为观察组和治疗组(手术或 SBRT)。终点为无 ADT 生存期(ADT 在以下情况下开始:症状进展、3 个以上转移灶或已知转移病变进展)。中位无 ADT 生存期为 13 个月(观察组)和 21 个月(治疗组),无 >2 级毒性发生。

RTOG 0631 Phase Ⅲ Results of Radiosurgery Versus EBRT（Ryu, *Int J Radiat Oncol Biol Phys* 2019; doi: 10.1016/j. ijrobp. 2019.06.382）

该研究纳入 339 例脊柱转移的患者,包括 1～3 个转移灶,并且每个病灶至多累及 2 个相邻的脊柱段,肿瘤和脊髓之间至少有 3mm 的间隙,2:1随机分为SRS/SBRT组与传统EBRT组。SRS/SBRT组剂量为16Gy或18Gy的单次放疗,EBRT组剂量为8Gy的单次放疗。两组在3个月时的疼痛无差异,不良事件无显著性差异。

（蔡博宁　译）

第51章 姑息性放疗

Yi An

检查

所有病例

■ 病史和体格检查（评估体能状态、症状、肿瘤的发病过程、全身控制和预后、正在进行的全身治疗，以及与放疗的潜在相互作用）。

■ 回顾病理学检查——尚未经病理学检查证实的恶性肿瘤或转移瘤，只有经过严格的筛选才能进行姑息性放疗。

■ 姑息性放疗的最佳肿瘤靶区应与影像学表现和病史/检查中的症状相关。

■ 对于骨转移，考虑骨折风险和是否需要固定。对于脊柱转移瘤，在放疗前评估其稳定性[计算脊柱肿瘤不稳定性评分（SINS）]。

■ 姑息疗法既包括对症治疗，也要考虑患者和家庭的社会心理需求。考虑参与姑息治疗或社会工作团队。

■ 姑息治疗通常需要多模式治疗，除了放射治疗外，还可以考虑优化医疗管理（如短效和长效镇痛药物）、神经阻滞和栓塞。

请回顾关于脑转移或寡转移的其他章节。

治疗建议

无既往放疗史的姑息性剂量（有关值得注意的特定临床情况，请参阅以下部分）	30Gy/10fx、20Gy/5fx 或 8Gy/fx。较低的 BED 治疗虽更方便但可能与较高的再程放疗率相关
骨转移(非椎体)	预期寿命<6个月或重新治疗没有问题的情况下，给予 8Gy/fx。一般不超过 10fx。固定后患者 BED 可更高(30Gy/10fx)
选择性的骨转移，包括局限性椎体转移(1~3个)	如果肿瘤组织学上放射不敏感、寡转移、有较长预期生存期及肿瘤与脊髓有一定距离，则考虑放射外科治疗
脊椎再程放疗	强烈建议考虑 SRS
脊椎多节段转移，无脊髓压迫	考虑至少给予 20Gy/5fx 或长疗程分割(30Gy/10fx)治疗。如果预计生存期较短，给予 8Gy/fx
脊椎转移伴脊髓压迫	治疗标准：可手术——手术减压和术后放疗；不可手术——单纯放疗
骨转移的再程放疗	通常可以安全地进行再程放疗，但必须评估相邻的 OAR 累积剂量及毒性风险(脊髓、肠道、皮肤、食管等)
	对于脊柱再程放疗，如果可能的话，最好两次治疗之间相隔5~6个月
出血(不可切除的胃癌)	考虑 30Gy/10fx
出血(不可切除的直肠癌)	25Gy/5fx 或 30Gy/10fx
出血(膀胱)	21Gy/3fx(等效于 35Gy/10fx)。也可以考虑 20Gy/5fx 或 30Gy/10fx
出血(妇科)	考虑 3.7Gy/fx×4fx 为期 2 天(BID)；每月可重复 3 次
头颈部(疼痛/出血)	3.7Gy/fx×4fx 为期 2 天(BID)；如果需要每月可重复 3 次
骨髓瘤	考虑 20Gy/10fx，尤其是非脊柱部位

(待续)

（续表）

胸部姑息治疗（如肿块效应、出血等）	如果状态良好可考虑30Gy/10fx；也可以10Gy/fx、16Gy/2fx、20Gy/5fx、30Gy/10fx、36～39Gy/12～13fx

技术要点

模拟定位

■ 优化患者舒适度且尽量减少疾病相关疼痛。注意行动不便或活动受限。

■ 强烈考虑使用预防性镇痛药或止吐药来帮助固定。

■ 对于呼吸困难的患者，可能需要抬高头部和胸部。

处方剂量

■ 对于预期寿命有限的患者（尤其是<6月个者）最好行单次放疗。

■ 可接受的分割模式包括30Gy/10fx、24Gy/6fx、20Gy/5fx和8Gy/fx。姑息性治疗疗程一般限制在10次内。

靶区勾画

■ 对于标准的姑息性放疗，虽然理想的靶区勾画应包括肿瘤整个瘤体，但如果预计治疗区域可能会造成严重的不良反应，则可根据需要减小靶区范围。对于标准的椎体放疗，包括受累椎体上方和下方各扩1个椎体。

治疗计划

■ 对于标准的姑息性放疗,使用IMRT和IGRT,对于邻近OAR的再程放疗,优选IMRT。

其他注意事项

■ 转移性肿瘤患者应尽早接受姑息治疗。

■ 当单次剂量较高时,应考虑行全身治疗,特别是已知系统治疗药物有放疗增敏作用及靶区邻近有重要OAR时。

随访检查

治疗后1个月随访,对于体能状态较差的患者和肿瘤内科密切随访的患者,可以考虑放弃。

脊椎放射外科

模拟定位和计划

■ 需要精细地定位。仰卧位,理想情况下全身固定(如身体固定袋)。对于颈椎或上胸椎肿瘤,使用头肩面罩固定。

■ 为了清楚地显示脊髓和椎管,最好在患者处于治疗体位时行MRI或CT扫描。

■ 16~24Gy/fx;替代方案包括24~27Gy/3fx、30~50Gy/5fx、24Gy/2fx。

■ CTV应包括累及的椎体、椎弓根和棘突。尽可能(如只累及椎体或棘突时)避免环形CTV。CTV至PTV的外扩将取决于各机构的固定和摆位能力,典型的外扩是1~3mm。请参照国际脊柱放射外科联盟发布的共识指南和RTOG 0631指南。

■ 脊髓体积应包括肿瘤处及上下各扩6mm。最大脊髓点剂量为14Gy,最多10%的脊髓体积接受>10Gy。

其他注意事项

■ 图像引导至关重要,最好可以进行6D修正(如机器人治疗台或机器人直线加速器)。尽可能使用分次内图像引导。

■ 疼痛加剧通常在SRS后1~5天。因此,对于接受脊柱SRS的患者,建议在治疗后立即进行为期2~3天的短疗程、低/中剂量皮质类固醇治疗(如地塞米松4mg,口服,1次/天)。

■ SRS术后要调查椎体压缩骨折风险。尤其需要密切监测给予较高的处方剂量和较高的SINS的患者。

■ 治疗前考虑使用抗焦虑药物以帮助固定。

参考研究

NEJM Palliative Care Study(Temel, *N Engl J Med* 2010; doi: 10.1056/NEJMoa1000678)

该研究表明早期行姑息治疗可提高生存率和生活质量,减少不必要的化疗。

Patchell Cord Compression Trial[Patchell, *Lancet* 2005; doi: 10.1016/S0140-6736(05)66954-1]

该研究表明手术减压加术后放疗优于单纯放疗。手术+放疗的患者平均行走122天,优于单纯放疗(平均13天)。手术组对皮质类固醇和阿片类药物的需求较低。

Rades Cord Compression Trial(Rades, *J Clin Oncol* 2016; doi: 10.1200/JCO.2015.64.0862)

此为对脊髓受压且预期寿命中等至较差的患者的随机研究–

20Gy/5fx组与30Gy/10fx组对比。20Gy/5fx组是非劣效的。

RTOG 97-14（Hartsell, *J Natl Cancer Inst* 2013; doi:10.1093/jnci/dji139）

该研究表明剂量为8Gy/fx相对于30Gy/10fx,疼痛性骨转移的再治疗率更高。然而,接受8Gy治疗与接受30Gy治疗的患者的疼痛缓解率相同,疼痛完全缓解和部分缓解率分别为15%～18%和48%～50%。8Gy的剂量耐受性更好。

ASTRO Consensus Guideline for Bone Metastases（Lutz, *Pract Rad Onc* 2017; doi:10.1016/j.prro.2016.08.001）

该研究表明剂量为8Gy/fx治疗的疼痛缓解效果优于分次治疗,但再程放疗风险较高。放疗后1个月再考虑对周围骨转移进行治疗。手术/双膦酸盐类/椎体成形术并不排除对EBRT的需要。

Single-Fraction SRS Versus EBRT for Non-Spine Bone Metastases（Nguyen, *JAMA Oncol* 2019; doi:10.1001/jamaoncol.2019.0192）

此为1项随机单机构研究,将非脊柱骨病变的160例患者随机分为2组:12～16Gy/fx对30Gy/10fx两组治疗剂量。单次治疗在2周(62%对36%)、3个月(72%对49%)和9个月(77%对46%)时改善了疼痛反应。

ASTRO Consensus Guidelines for Palliative Thoracic Radiation in Lung Cancer（Rodriguez, *Pract Rad Onc* 2011; doi: 10.1016/j.prro.2011.01.005）

该研究表明剂量为30Gy/10fx,或更少次数,是缓解胸部症状的首选。该剂量与存活率和症状改善有关,但食管毒性更强。因此,只有在体能状态良好时才考虑。

RTOG 8502/QUAD SHOT 3.7Gy BID × 2 d, Repeat Monthly 3

■ Pelvic Metastases in original RTOG 8502 trial（Spanos, *Int J Radiat Oncol Biol Phys* 1989 and Spanos, *Int J Radiat Oncol Biol Phys* 1994; doi:10.1016/0360-3016（94）90389-1）

■ Adapted to head and neck（Lok, *Oral Oncol* 2015; doi:10.1016/j.oraloncology.2015.07.011）

Phase 1-2 SBRT for Spine Metastases［**Wang, *Lancet Oncol* 2012; doi:10.1016/S1470-2045（11）70384-9**］

该研究分析146例非脊髓压迫性脊柱转移患者,转移灶共166个。SBRT 6个月后CR(通过短暂疼痛量表)为54%。SBRT术后PFS为72.4%。SBRT对结构稳定的脊柱转移有很好的耐受性。

Ryu Cord Compression SRS Trial（Ryu, *Cancer* 2010; doi:10.1002/ cncr.24993）

前瞻性Ⅱ期试验发现,转移性硬膜外脊髓压迫的放射外科减压术是可行的,并与神经系统改善相关。SRS使硬膜外肿瘤体积缩小了约70%,神经保留率为84%。

RTOG 0631-Phase 2/3 of SRS Versus EBRT for 1-3 Metastases（Ryu, *Int J Radiat Oncol Biol Phys* 2019; doi:10.1016/j.ijrobp.2019.06.382）

该研究以剂量为16～18Gy单次SRS对比8Gy/fx治疗1~3处脊柱转移瘤——如果存在硬膜外病变,则需要与脊髓相隔至少3mm。SRS或EBRT之间的3个月疼痛缓解率没有差异。该研究仍需等待额外的结果(生活质量、LC)。同时也等待另1项正在进行的加拿大SRS和EBRT随机试验的结果(CCTG-SC24)。

SINS Score（Sahgal, *J Clin Oncol* 2013; doi:10.1200/ JCO.2013.
50.1411）

溶骨性骨转移、基线脊柱错位、椎体塌陷等均为放射治疗后椎体
压缩骨折的风险因素,尤其是高剂量治疗(>189Gy)。如果存在这些
因素,考虑放疗前手术以稳固椎体。

（Cox, *Int J Radiat Oncol Biol Phys* 2012; doi:10.1016/j.ijrobp.
2012. 03.009）

脊柱放射外科协会关于目标体积定义的共识指南。

（Redmond, Int J Radiat Oncol Biol Phys 2017; doi:10.1016/j.
ijrobp. 2016.09.014）

国际脊柱放射外科协会关于术后靶体积定义的共识指南。

（王倩倩　译）

第 13 部分

良性疾病

第52章 良性纤维瘤

Wesley Talcott, James Yu

检查

■ 所有病例

◎ 如无治疗,约40%的患者会进展。

◎ 受累范围较广的进展期疾病通常需要手术。

◎ 即便初诊时发现一处纤维瘤的患者仍有较高的进展倾向。

◎ 50%~90%有症状的患者需行放疗。

◎ 年轻或预期寿命较长的患者理论上有患第二恶性肿瘤的风险。

■ 掌筋膜挛缩症(Dupuytren病)

◎ 分期根据受累掌指关节和近端指间关节的屈曲畸形。

◎ 外科手术是治疗晚期疾病(>45°屈曲畸形)的唯一有效方法。

◎ 放疗已被证明可以改善疾病或阻止早期疾病的进展。

■ 跖筋膜纤维瘤病

◎ 足底筋膜的结节可能会妨碍行走。

◎ 尚无正式的分期系统,症状性病变需要治疗。

■ 阴茎硬结症(Peyronie病)

◎ 通常表现为阴茎疼痛和异常勃起,可在12个月后消退,导致无痛的、潜在的、限制性生活的畸形弯曲。

◎ 有症状且性功能受影响的患者可选择手术。

◎ 伴随而来的勃起功能障碍很常见,应进行标准的治疗。

治疗建议

掌筋膜挛缩症（Dupuytren病）——早期	EBRT
掌筋膜挛缩症（Dupuytren病）——晚期或难治性	手术
跖筋膜纤维瘤病	EBRT或手术
阴茎硬结症（Peyronie病）——有症状但无功能受限	EBRT 或局部注射胶原酶 或局部注射维拉帕米
阴茎硬结症（Peyronie病）——功能受限	手术

技术要点

模拟定位

■ 通用

◉ 用合适厚度组织等效物，以保证皮肤下斑块的剂量。

■ 阴茎硬结症

◉ AP/PA照射，或将阴茎固定为直立位以保护睾丸、阴毛和腺体。

■ 掌筋膜挛缩症和跖筋膜纤维瘤病

◉ 如果难以判断疾病的初始程度，可以将模拟定位延迟到诊断后的6个月。

处方剂量

■ 掌筋膜挛缩症（Dupuytren病）

◉ 30Gy/10fx分两疗程照射（间隔12周），或单疗程21Gy/7fx。

- 跖筋膜纤维瘤病
  - ◉ 30Gy/10fx 分两疗程照射(间隔 12 周)。
- 阴茎硬结症(Peyronie 病)
  - ◉ 10 ~ 20Gy, 2 ~ 3Gy/fx。

靶区勾画

- 至少在可触及的结节、条索和斑块样病变边缘外扩 1cm。

治疗计划

- 电子线、正电压或低能光子。

随访检查

- 20%~40%的放疗患者发生 1 ~ 2 级皮肤反应。慢性并发症罕见。
- 难治病例可进行挽救性手术治疗,并发症发生率并不高。

参考研究

Dupuytren's Split Course Retrospective [Keilholz, *Int J Radiat Oncol Biol Phys* 1996; doi:10.1016/s0360-3016(96)00421-x]

该研究为对 96 例 Dupuytren 病患者,共 142 只畸形手治疗的回顾性分析,放疗剂量为 30Gy/10fx,分为两个疗程,间隔 6 周。照射范围包括受累区域近端/远端边缘 1cm 和侧缘 0.5cm,平均随访 6 年。3 个月的随访期内,75%患者有症状的条索样和结节样病变客观上减少,87%有主观性的症状缓解。随访 5 年以上的患者共 57 例,77%的患者症状稳定或改善。约 50%的病例并发 1 ~ 2 级皮炎,未观察到>2 级毒性。作者指出,安全边际加倍可能会使复发率降低 50%。

Dupuytren's Split vs Single Course RCT [Seegenschmiedt, *Int J Radiat Oncol Biol Phys* 2001; doi:10.1016/s0360-3016(00)00745-8]

该研究纳入 129 例患者,198 只畸形手,前瞻性随机分为接受 30Gy/10fx 分疗程放疗或 21Gy/7fx 单疗程放疗。30Gy 组和 21Gy 组的 12 个月内进展率分别为 7% 和 9%(*P*=NS)。21Gy 组的急性毒性稍高,但长期毒性没有差异。作者的结论是,如果患者因日程不能适应分疗程的方案,21Gy/7fx 是个合理的选择。

Plantar Fascial Fibromatosis Definitive RT Retrospective (Seegenschmiedt, *Strahlenther Onkol* 2003; doi: 10.1007 / s00066 - 003 - 0994-3)

该研究纳入 25 例有症状的足底筋膜纤维瘤病患者,对 36 个病足进行回顾性分析。患者接受 15Gy/5fx 的分疗程放疗,间隔 8~12 周,照射区域包括结节和条索样病变并加上安全边界。中位随访 38 个月,无进展患者,在接受治疗的足中,78% 的患者不良反应较轻,无>2 级毒性。

Peyronie Disease RT Retrospective (Niewald, *Int J Radiat Oncol Biol Phys* 2006; doi:10.1016/j.ijrobp.2005.06.009)

该研究回顾性分析 101 例在单一机构接受放疗的 Peyronie 病患者。处方剂量 30~36Gy,2Gy/fx。阴茎用夹子固定于 1 个直立的管内,进行左右对穿的光子照射。在 1.5 年时,50% 的患者报告疼痛缓解,26% 的患者报告症状改善,无>2 级毒性。

（蔡博宁　译）

第53章　瘢痕疙瘩

Wesley Talcott, James Yu

检查

■ 所有病例

  ● 鉴别诊断包括良性和恶性皮肤肿瘤,如对诊断有疑问,建议进行活检。增生性瘢痕与瘢痕疙瘩在性质上相似,并表现出对一线治疗更大的反应。

  ● 根据日本瘢痕工作组或温哥华瘢痕工作组可以将瘢痕分类为瘢痕疙瘩与增生性瘢痕。

■ 注意事项

  ● 对于保守治疗无效的病灶,手术切除后行辅助放疗有较好的疗效。仅行手术的复发率为50%~80%。

  ● 一般来说,前胸、肩胛骨和耻骨上部区域的复发率较高,耳垂区域的复发率较低。

  ● 照射后的防晒可以限制色素沉着。

治疗建议

一线治疗	病灶内注射曲安奈德
	或硅胶
	或压力疗法
	或冷冻疗法
难治性	病变内注入5-FU
	或切除±辅助治疗(包括放疗)

(待续)

（续表）

切除后放疗	EBRT(电子或正电压)
	或近距离放射治疗(表面或间质)
不可切除的难治性	EBRT
放疗后复发	EBRT
	或近距离放射治疗

技术要点

总则

■ 由于切除后成纤维细胞的加速再生,应在切除后48小时内进行放射治疗。

■ 术后4~6周应进行细致的伤口护理,避免瘢痕紧缩。治疗期间,瘢痕带/固定贴片应留在原位。

■ 虽然辐射诱发致癌的证据很少,治疗瘢痕疙瘩如需要辐射甲状腺或乳腺,也应对这些组织进行最大限度的保护,尤其是儿童。

■ 最佳的治疗开始时间应在切除后24小时内。

■ 术后切除后1周内 BED_{10}≥30Gy 的复发率≤10%,尽管适当的 α/β 仍有争议,但较低的剂量也可能导致较高的控制率。

■ 初次放疗需要更高的剂量(2~5周内,24~30Gy/4~5fx)。

处方剂量

■ 切除后

◉ 18~21Gy/3fx,尽管一些指南建议剂量低至12Gy/3fx。考虑其复发率,耳垂的低剂量可能会更加合理。

■ 既往放疗/挽救

◉ 15 ~ 18Gy/3fx 已被证明是安全有效的。

■ 不可切除

◉ 24 ~ 37.5Gy/4 ~ 5fx/2 ~ 5 周。

靶区勾画

■ 最初累及的区域及距手术瘢痕边缘 1 ~ 2cm。

随访检查

■ 毒性包括皮炎、脱发、伤口裂开、色素沉着过度/色素沉着不足、毛细血管扩张。

■ 中位复发时间为 12 ~ 15 个月。

参考研究

Keloid RT BED Meta-Analysis (Kal, *Strahlenther Onkol* 2005; doi: 10.1007/s00066-005-1407-6)

作者分析了 1970 —2004 年的文献,并提出复发率与 BED 相关。在这些研究中,1294 例患者的瘢痕疙瘩总数为 1558 个。如果没有术后放疗,复发率为 50% ~ 80%。大量研究表明,术后成纤维细胞增殖加速,表明术后应尽早开始放疗。对于>30Gy 的 BED 值,复发率 ≤10%。例如,BED 为 30Gy 的放疗方案包括:单次剂量 13Gy,8Gy × 2fx,或 6Gy × 3fx,或在 LDR 下单次剂量为 27Gy。

Prior RT/Salvage Outcomes (Garg. *Radiother Oncol* 2004; doi: 10.1016/j.radonc.2004.04.010)

该研究描述了复发性瘢痕疙瘩重复切除和再放疗的有效性和可行性。纳入 12 例患者及 17 个复发的瘢痕疙瘩,切除后和术后 EBRT

与电子剂量为 12 ~ 15Gy/3fx。切除时,导管固定在切口深处。在距离导管轴线 1cm 处规定剂量。所有患者在切除后 24 小时内,连续接受了 15Gy/3fx 的放疗。EBRT 和抢救性 HDR 短距离放射治疗的中位时间是 5.5 年,中位随访时间为 26 个月,88% 的瘢痕疙瘩为无疾病状态。毒性包括 1 例 3 级急性皮肤毒性,经保守治疗后痊愈。

RT for Unresectable Keloids Retrospective(Malaker, *Clinical Oncology* 2004; doi:10.1016/j.clon.2004.03.005)

该研究对 1977—2002 年 64 例患者的 86 个瘢痕疙瘩进行回顾性分析,这些瘢痕疙瘩因体积大或无法一期缝合而被认为不可手术。接受 37.5Gy/15fx 的放疗,97% 出现“显著”消退(症状 CR 或病灶几乎完全变平),3% 出现“部分”消退(高度下降 25% ~ 75% 且症状明显缓解)。急性和长期反应均可接受(2 周时 58% 干燥脱屑,4 周时为 6%;第 2 周和第 4 周色素沉着率为 93%,第 12 周为 58%,第 52 周为 12.5%;第 76 周时萎缩 9%,毛细血管扩张 15.5%;没有湿性脱屑或溃疡)。中位随访时间<5 年,没有观察到治疗引起的继发性恶性肿瘤的证据。63% 的受访患者对治疗结果非常满意。

Meta-Analysis of RT for Keloid Treatment(Mankowski, *Annals of Plastic Surgery* 2017; doi:10.1097/SAP.0000000000000989)

该研究在 1942—2014 年放射治疗研究瘢痕疙瘩的 Meta 分析中,共纳入了 72 项研究,其中包含 9048 个瘢痕疙瘩。“未显示任何复发水平”的瘢痕疙瘩被用于计算分析中使用的反应度量。术后放疗的复发率低于单纯放疗(22% 对 37%,*P*=0.005)。近距离放射治疗术后复发率最低,所有解剖部位中胸壁病变的复发率最高。最常见的治疗相关毒性是皮肤色素沉着的变化。

(王倩倩　译)

第54章 异位骨化

Wesley Talcott, James Yu

检查

■ 所有病例

　　◉ 异位骨化(HO)最常影响的是髋关节置换术或固定后的髋关节,10%～30%的病例有症状。

　　◉ 严重的HO可能伴有关节红斑、发热和压痛等类似感染的症状。

　　◉ 基于AP位X线检查与Brooker分级系统进行影像学分级,该分级系统与功能分级系统相关。

　　◉ Brooker分级3～4级为功能残疾。

Brooker分级	描述
0级	无HO
1级	髋关节周围软组织内有骨岛
2级	骨盆或股骨近端有骨刺,与其相对应的骨面之间的间隙≥1cm
3级	骨盆或股骨近端有骨刺,与其相对应的骨面之间的间隙<1cm
4级	髋关节出现骨性强直

■ 注意事项

　　◉ 症状通常出现在肌肉骨骼受损后的3～12周。

　　◉ 如果出现HO,单纯切除复发率高,需要术后预防措施(PPX)。

　　◉ 应尽快筛查有无非甾体抗炎药禁忌证,以保证RT顺利实施。

　　◉ 有第二恶性肿瘤和不孕风险,特别是年轻患者。

治疗建议

症状性HO 对创伤性高或高风险手术后 　的HO进行PPX治疗	HO切除术→PPX治疗 EBRT(术前或术后) 或消炎治疗(术后)

技术要点

模拟定位

■ 放疗时机:术前≤4小时或术后≤72小时。

■ 应该在定位前缓解疼痛。

■ 对男性睾丸的屏蔽量是睾丸常规剂量的50%。

处方剂量

■ 术前、术后放疗剂量:7Gy/fx。

靶区勾画

髋关节

■ AP/PA方向高能光子射野。

■ 照射野应包括臀部周围的软组织,特别是大转子和髂前上棘
之间的组织,以及小转子和臀骨结节之间的组织。

■ 考虑遮挡髋臼杯,以促进骨向多孔杯的表面生长。

非髋关节

■ 勾画最能限制关节运动的骨结构。

■ 不要放射整个肢体,以避免淋巴水肿的风险。

■ 膀胱、直肠和小肠应在射野外。

随访检查

■ 应告知患者,在 RT 治疗后的 12 个月内,精子数可能会减少, 并可能出现精子的基因异常。

■ RT 与术后肿胀和血肿增加、短暂性少精症有关。与慢性植入 物松动或继发性恶性肿瘤无明显关联。

参考研究

RT VS. NSAIDS for HO prevention Meta-Analysis (Pakos, *Int J Radiat Oncol Biol Phys* 2004; doi:10.1016/j.ijrobp.2003.11.015)

该研究为比较髋关节手术后预防性放疗和应用非甾体抗炎药的 随机试验的 Meta 分析。其中包括 7 项研究,共计 1143 例。大多数患 者在全髋关节置换术后行术后放疗。与非甾体抗炎药相比,发生 Brooker 3 或 4 级 HO 的风险明显较低(RR 0.42;95%CI 0.18 ~ 0.97)。 然而,HO 发病率的绝对降低只有约 1%。非甾体抗炎药治疗组中 4.6% 的患者出现了 3 级的胃肠道毒性。单次剂量≤6Gy 的放疗,在预 防 HO 方面的效果优于阿司匹林方案。

Preop vs Postop Prophylactic RT Comparison [Seegenschmiedt, *Int J Radiat Oncol Biol Phys* 2001; doi: 10.1016 / s0360-3016 (01) 01640-6]

此为 1 项多中心德国护理模式研究,纳入 5677 例接受放疗预防 治疗的患者。大多数人接受了单次 7Gy 的放疗。术前放疗在手术前 0.5 ~ 24 小时进行,术后放疗在术后 1 ~ 120 小时进行。放射学失败率 根据 Brooker 分级确定为 11%,功能失败率为 5%。术前和术后放疗总体上没有差异,手术前8小时接受放疗或手术后72小时接受放疗的患者,放疗的失败率较高。

(蔡博宁　译)

第 14 部分

放射治疗技术

第55章　质子放疗

Cristina M. DeCesaris, Jenna Jatczak, Sina Mossahebi, Mark V. Mishra

概述

■ 质子治疗是传统光子放疗之外的另一种放射治疗,其利用带电粒子(质子)进行放射传递。

■ 与光子放疗相比,质子独特的物理特性能够减少CTV周围正常组织的辐射剂量,同时给予肿瘤相近的生物剂量。

■ 与光子相比,质子改善剂量分布带来的临床意义是目前研究的热点。

治疗建议

应用质子进行放疗的临床方案,不应该取决于某个特定的因素,而应该基于多个变量考虑,包括:

年龄

■ 质子放疗最大限度地减少了受到照射组织的总体积,对于器官仍在生长发育的年轻患者,有助于减少发生晚期毒性和继发性恶性肿瘤的风险。质子放疗已被证明可以尽量减少接受中枢神经系统放疗的儿童和年轻患者的整体认知能力下降,并降低发生内分泌疾病的风险。

再程放疗

■ 传统的基于光子再程照射往往受限于正常组织剂量,而质子放疗可以最大限度地减少正常组织接受再程放疗的剂量。

解剖位置需要在靶区和OAR之间大幅度的剂量梯度/下降

■ 示例:在治疗颅底肿瘤,如脊索瘤或软骨肉瘤,或某些中枢神经系统或头颈肿瘤时,保护视神经/视交叉和脑干;治疗前纵隔肿瘤时尽量减少心脏结构的剂量;剂量递增对肝胆肿瘤有益(肝细胞癌、胆管癌)。

其他特殊考虑

■ 剂量学考虑

 ◉ 在不影响CTV剂量的情况下,如果传统的光子放疗不能达到OAR限制剂量,但可以通过质子放疗实现,则应强烈考虑质子放疗。

 ◉ 如果与光子相比,质子计划OAR剂量–体积指标可以得到显著改善,也应该考虑质子治疗。

 例如,以下情况可考虑质子治疗:治疗良性/低级别中枢神经系统肿瘤时,海马、垂体和(或)耳蜗的剂量显著减少;治疗口咽肿瘤时,口腔的剂量显著减少;治疗需要乳腺内淋巴结治疗的左侧乳腺癌时,心脏的平均剂量显著减少;或治疗局部晚期非小细胞肺癌时。

■ 解剖

 ◉ 全胸膜/半胸放疗治疗胸膜间皮瘤。

 ◉ 全脑全脊髓放疗。

 ◉ 眼/眼眶病变。

 ◉ 正常解剖变化,导致光子剂量分布不佳(如治疗乳腺癌时出现漏斗胸)。

■ 遗传

　◉ 携带遗传突变,辐射敏感或易患继发性恶性肿瘤(如 Li-fraumeni、视网膜母细胞瘤和有害的 ATM 突变)。

■ 患者行同步放化疗或三联疗法

　◉ 质子放疗可能有助于减少与治疗相关的骨髓抑制,从而尽量减少治疗中断。最新数据表明,与基于光子的治疗相比,质子束治疗可能有助于减少住院率。质子也可能降低较严重的淋巴细胞计数减少症的风险,这在接受免疫治疗的患者中具有重要意义。

　◉ 胃肠道/妇科恶性肿瘤的同步放化疗通常与急性胃肠道紊乱显著相关;通过减少对胃、十二指肠和小肠的剂量可以缓解这些症状。

　◉ 接受胸腔肿瘤三联疗法的患者可减少术后并发症(如食管肿瘤、非小细胞肺癌)。

■ 可能使患者出现放疗毒性风险升高的并发症

　◉ 有结缔组织疾病病史的放疗患者(如系统性红斑狼疮、全身性红斑狼疮、硬皮病等)。

　注意:如果特别关注皮肤毒性,不建议使用质子治疗,因为质子可能会增加皮肤毒性。

■ HIV(尤其是如果大部分骨髓会接受光子放疗的患者)。

■ 有多发性硬化症或其他脱髓鞘疾病病史且需要颅内放疗的患者。

■ 需要盆腔放疗的炎症性肠道疾病患者。

注意事项

■ 在照射野内,患者体内存在金属或其他高"Z"(高原子序数)材料(即金属髋关节假体、种植体、脊柱硬件、弹片/子弹)。

  ◉ 当患者治疗区域/附近存在任何异物时,应将材料组成记录下来并提供给物理/剂量测定团队,进行阻止本领的计算,并适当地覆盖结构。

■ 患者体内存在可植入式电子设备,而不是在照射野内。

  ◉ 参见"禁忌证"下所列设备。

禁忌证

■ 患者体内存在植入式电子设备,且在照射野内。

  ◉ 心脏——植入式起搏器、自动植入式心脏除颤器。

  ◉ 神经系统——深部脑刺激器、人工耳蜗植入器。

  ◉ 泌尿生殖系统——膀胱刺激器。

  ◉ 其他——脊髓/鞘内药物泵。

技术要点

模拟定位

总则

■ 选择舒适和可重复的体位进行模拟定位,需要注意的是,质子的治疗时间可能比光子更长。

■ 应特别注意易受呼吸运动影响的肿瘤(即胸腔肿瘤和腹部肿瘤)。这些位置的肿瘤患者应该进行4DCT模拟来评估肿瘤的运动,尽可能使用腹部压缩带或呼吸门控系统等技术。如果使用腹部压缩带,应特别注意其相对于射束进入身体潜在的位置。如果发现肿瘤运动幅度>1cm,应考虑光子放疗。

■ 当推荐使用基准标记物(即前列腺癌、胰腺癌或肝癌的治疗)时,所有基准标记物应与质子相容,理想情况下为聚合物基复合材料(通常为PolyMark)。金是不可接受的,因其会减弱质子剂量。

■ 如果在CT模拟时建议使用静脉注射或口服造影剂来明确靶区范围,则必须进行2次扫描,其中有1次不应使用造影剂。放疗计划只能在非强化扫描图像上进行运算,因为CT造影剂的存在会影响治疗计划系统(TPS)的放疗剂量运算。扫描可以由医生或剂量师在TPS内融合在一起,以帮助明确靶区。

质子剂量处方和治疗计划的特殊注意事项

■ 处方剂量通常按照CTV给予。

■ 单野质子束的"末端射程"是能量沉积最高的区域。在计划过程中选择射束角度时,需要考虑末端射程的位置,以确保多个射野的末端射程落在OAR上。

■ 由于线性能量传递和相对生物效应(RBE)的影响不明确,质子束的末端射程范围是个不确定的区域。目前,质子的RBE一般为1.1。这意味着,与X线束相比,在相同的物理剂量下,质子束还实现了额外10%的细胞杀伤力。

■ 国际辐射单位和测量委员会(ICRU)建议,质子治疗的剂量应规定为RBE剂量[Gy(RBE)],而不是物理剂量(Gy)。

■ 在笔形束扫描治疗时,应避免将加权点放置于OAR中。

靶区勾画

■ 一般来说,肿瘤靶区勾画可等同于传统放疗计划;然而,因为质子放疗的剂量分布是高度适形的,不会出现光子放疗计划的"剂量溢出",应特别注意大体和选择性目标靶区的外扩边界。

■ 如果在CT模拟上注意到了肿瘤的运动,并且呼吸门控系统不适用,则应在4DCT的所有阶段勾画GTV的轮廓,并合并形成ITV。鲁棒优化有助于估算运动,确保剂量不会"错过"任一目标,并且通常用于代替PTV。

治疗开始后的特殊注意事项

■ 考虑到质子放疗对软组织变化的敏感性,放疗治疗过程中除了标准的图像引导外,还应在预定的时间间隔内进行质量保证(QA)CT(即重复的CT模拟)。QA扫描CT记录靶区和OAR结构的变形,剂量师和物理学家重新计算剂量,以确保初始放疗计划的持续准确,并评估重新计划的必要性。

■ QA计划由治疗医生自行决定,频率应基于所观察的软组织变化的可能性大小。例如,简单的乳房计划可能只需要治疗中途进行1次QA扫描,而复杂的H&N计划或具有囊性成分的中枢神经系统肿瘤的计划可能需要每周进行QA扫描。

■ 一般来说,应特别注意任何肿瘤体积的显著变化(生长/肿胀或消退),因为这可能会影响传递到肿瘤附近OAR的剂量。

疾病位置	在进行 IGRT/QA 扫描时需要注意的区域
乳腺	血肿大小的变化
	组织扩张器金属部分的运动
	皮肤水肿
中枢神经系统	脑部术腔或气腔的体积变化
	颅咽管瘤的囊性部分的变化
	鼻腔、鼻窦填充物(如果照射野穿过该结构)
消化道	小肠位置的变化,如果接近耐受
	胃、膀胱和直肠充盈的改变
	体重显著减轻
盆腔	胃、膀胱和直肠充盈的改变
	体重显著减轻
头颈	鼻腔、鼻窦填充物(如果照射野穿过该结构)
	体重显著减轻
胸部	胸膜积液的增加或减少
	受呼吸运动显著影响的变化

按疾病位置选择特殊技术需注意的事项

乳腺	如果存在含金属的组织扩张器,则必须特别考虑金属部件的位置(和可能的运动)
	化疗泵不是禁忌证
	患者仅接受仰卧位治疗
中枢神经系统	CT 模拟时选择 1.5mm 的 CT 层厚
	模拟定位使用三点固定面罩和颅底框架
消化道	如前所述,运动的影响和使用兼容质子的基准标记物的注意事项
盆腔	常规选择仰卧位;要特别注意减少皮肤褶皱
头颈	CT 模拟时选择 1.5mm 的 CT 层厚,特别是治疗范围邻近颅底
	模拟定位使用五点固定面罩和颅底框架
胸部	如前所述,运动影响的注意事项

(待续)

（续表）

儿科	对于全脑全脊髓照射，颅脊髓部分必须选择3mm层厚CT扫描进行轮廓勾画 当临床需要时，脑增强检查可选择1.5mm层厚扫描

质子放疗后的临床和影像学随访应根据疾病部位和分期进行特异性选择，与光子放疗区别不大。放射学随访应基于国家指南和医生在疾病复发/进展情况下的判断。

正在进行的涉及质子治疗的大型临床试验

试验名称	疾病位置
NRG-BN001: Randomized Phase Ⅱ Trial of Hypofractionated dose-Escalated Photon IMRT or Proton Beam Therapy Versus Conventional Photon Irradiation With Concomitant and Adjuvant Temozolomide in Patients With Newly Diagnosed Glioblastoma	中枢神经系统（胶质母细胞瘤）
NRG-BN005: A Phase Ⅱ Randomized Trial of Proton vs. Photon Therapy（IMRT）for Cognitive Preservation in Patients With IDH Mutant, Low to Intermediate Grade Gliomas	中枢神经系统（低/中级别胶质瘤）
NRG-GI003: A Phase Ⅲ Randomized Trial of Protons Versus Photons for Hepatocellular Carcinoma	消化道（原发性肝肿瘤）
NRG-GI006: Phase Ⅲ Randomized Trial of Proton Beam Therapy（PBT）Versus Intensity Modulated Photon Radiotherapy（IMRT）for the Treatment of Esophageal Cancer	消化道（食管癌）

（待续）

（续表）

试验名称	疾病位置
Pragmatic Randomized Trial of Proton vs. Photon Therapy for Patients With Non Metastatic Breast Cancer: A Radiotherapy Comparative Effectiveness（RADCOMP）Consortium Trial	乳腺癌
RTOG-1308: Phase Ⅲ Randomized Trial Comparing Overall Survival After Photon Versus Proton Chemoradiotherapy for Inoperable Stage Ⅱ-Ⅲ B NSCLC	胸部（非小细胞肺癌）

质子束传递系统

目前正在使用的两种高能（约250MeV）质子束技术：

被动散射——如果没有任何障碍，质子束进入患者体内并在特定深度停止，这取决于能量。

■ 束流路径中的组件会将束流降到靶区所需的能量。如果是表浅的靶区，则需要更低的能量；如果靶区较深，则需要更高的能量。

■ 束流将通过准直器准直，因此，其横向边界仅能覆盖靶区及其少量边界。另外，在束流线中使用了厚度不均匀的补偿器，使得束流在肿瘤的浅层区域损失能量，同时在肿瘤的远端区域射程更远。

■ 通过用包含许多不同能量的质子束替换单能质子束，调制轮可以产生扩展布拉格峰（SOBP），为整个靶区提供均匀的剂量。

优点	缺点
• 治疗期间的运动非常稳健,没有强度调制剂量,如笔形束扫描 • 是治疗几何结构相对简单的肿瘤的有效解决方案	• 可以在束流的远端获得适形的剂量,在其近端无法获得。被动散射可以认为是质子的3D适形;但不像IMRT或VMAT那样适形

笔形束扫描,也称"点扫描",每个束斑都具有自己的能量,并且需要具有不同能量的多个束斑来覆盖靶区。

■ 该系统将使用跨越轴向平面的偏转磁铁"绘制"束斑。每一层都具有相同的能量,当一层完成后,下一层将用不同的能量"绘制"。质子束的入射剂量很小,在布拉格峰处达到最大的剂量分布,并且没有出射剂量。在束流出口附近,笔形束扫描使用磁铁系统来偏转射束,从而使质子束能扫过整个靶区体积。

■ 能量选择系统(ESS)代替了射程调制轮,由一系列楔子(通常由碳制成)组成,用于逐步降低能量。这允许通过磁场在肿瘤体积内以逐层方法绘制辐射剂量。因为每一层都可以有一组独立的束斑来传递剂量,在远端和近端边缘的剂量都可以与靶区适形。

优点	缺点
• 省略了射束特定的准直器和补偿,均为物理制品且每个射野都必须单独制作;减轻了多野或多角度治疗的工作量;允许在优化过程中使用强度调制,因此剂量更适形 • 剂量与近端和远端靶区边缘适形	• 剂量分布极易受运动、软组织变化和摆位误差的影响

笔形束扫描优化方式

- 单野优化（SFO）——调强优化，但每个射野都会为计划贡献相等的剂量，这使得计划鲁棒性更好。
  - 示例：3个射野总处方剂量为60Gy，每个射野将为计划贡献20Gy。
- 多野优化（MFO）——射野间协同作用以提供融合的均匀剂量，但每个射野在整个靶区中的贡献不同。对H&N或CNS等复杂区域的肿瘤很有帮助。
  - MFO往往鲁棒性较差；与SFO中射野贡献相等时相比，如果患者与计划CT不同，则射野的剂量分布可能会受到更大的影响。
  - 使用MFO治疗时，应仔细审查计划，以确保射野会将大部分剂量传递给OAR。

参考研究

ASTRO Model Policies – Proton Beam Therapy（PBT）

ASTRO发布了描述质子放疗的剂量覆盖要求。本文件还包括一系列参考文献，其中包括几个涉及质子放疗的重要研究。

Phase Ⅱ Study of Proton Beam Radiation Therapy for Patients With Breast Cancer Requiring Regional Nodal Irradiation（Jimenez, _J Clin Oncol_ 2019; doi:10.1200/JCO.18.02366）

此为1项针对女性乳腺癌的Ⅱ期研究，质子放疗区域为乳腺和区域淋巴结，包括内乳淋巴结。研究结果显示了良好的疗效和较低的毒性，放疗后没有发现早期心脏损伤。

Multi-Institutional Phase Ⅱ Study of High-Dose Hypofraction-ated Proton Beam Therapy in Patients With Localized, Unresectable Hepatocellular Carcinoma and Intrahepatic Cholangiocarcinoma (Hong, *J Clin Oncol* 2016; doi:10.1200/JCO.2015.64.2710)

该Ⅱ期研究为高剂量低分割质子束治疗不可切除的肝癌和胆管癌的安全性和有效性研究。2年LC高于大多数其他的系列研究;这项研究的结果有助于开展正在进行的Ⅲ期研究(NRG GI003)。

Intensity-Modulated Proton Beam Therapy (IMPT) Versus Intensity-Modulated Photon Therapy (IMRT) for Patients With Oropharynx Cancer —A Case Matched Analysis (Blanchard, *Radiother Oncol* 2016; doi:10.1016/j.radonc.2016.05.022)

此为1项对接受IMRT或IMPT治疗的患者进行病例匹配的回顾性研究,显示使用IMPT治疗的患者长期使用鼻饲管的比例和体重减轻率均降低。

Endocrine Deficiency as a Function of Radiation Dose to the Hypothalamus and Pituitary in Pediatric and Young Adult Patients With Brain Tumors (Vatner, *J Clin Oncol* 2018; doi:10.1200/JCO.2018.78.1492)

此为1项对接受质子束治疗的儿童和年轻患者的研究,结果显示垂体和下丘脑放疗剂量与内分泌疾病风险之间存在剂量-反应关系。

Quality of Life and Patient-Reported Outcomes Following Proton Radiation Therapy: A Systematic Review (Verma, *J Natl Cancer Inst* 2018; doi:10.1093/jnci/djx208)

此为对已发表数据的系统回顾,总结了质子治疗对患者预后和生活质量的影响。

Cost Effectiveness of Proton Therapy Compared With Photon Therapy in the Management of Pediatric Medulloblastoma (Vega, *Cancer* 2013; doi:10.1002/cncr.28322)

该研究对发生10类不良事件的儿童髓母细胞瘤患者进行了具有成本效益的分析。质子治疗与更高的质量调整生命年和较低的总成本相关。研究得出结论,质子治疗在治疗儿童髓母管细胞瘤方面具有很高的成本效益。

Comparative Effectiveness of Proton VS. Photon Therapy as Part of Concurrent Chemoradiotherapy for Locally Advanced Cancer (Bauman, *JAMA Oncol* 2019; doi:10.1001/jamaoncol.2019.4889)

该研究表明,质子放疗同步化疗,治疗相关毒性导致的计划外住院相关的90天内的不良事件减少。

Prescribing, Recording, and Reporting Proton-Beam Therapy (ICRU Report 78). International Commission on Radiation Units and Measurements, Bethesda, MD: Report No. 78, 2007 (doi:10.1016/j.ijrobp.2008.10.084)

此为一份总结性报道,描述了质子治疗、辐射生物学、质子束传递和特性、剂量学、治疗计划、剂量传递的不确定性、运动管理、质量保证、处方和报道治疗的基本原理,以及临床经验。

(蔡博宁　译)

附录1 放射肿瘤学常用药物

中枢神经系统

肿瘤水肿性症状 （住院患者如有脊髓 压迫、脑水肿症状）	−地塞米松：IV 10～25mg，然后4～8mg，每6小时1次 根据症状逐渐减量
放射性水肿或中度水 肿症状（门诊患者）	−地塞米松4mg，口服，每6~8小时1次 根据症状逐渐减量
乏力	−哌甲酯片：起始剂量5mg，口服，BID 根据需要加量至15mg，BID
预防/减少全脑放疗的 神经认知影响	−美金刚：全脑放疗开始后3天内开始使用，起始 剂量5mg，口服，QD×1周，然后5mg，口服，BID×1 周，然后10mg，每天上午1次+5mg每天下午1 次×1周，然后10mg，口服，BID×6个月
中枢性恶心	−昂丹司琼：4mg口服，每6小时1次，PRN −地塞米松：4mg口服，每6~8小时1次，根据症状 逐渐减量

头颈部

口干症	−唾液替代品 −毛果芸香碱：起始剂量5mg，口服，每8小时1次， 可加量到10mg，口服，每8小时1次
黏性分泌物及呕吐	−小苏打漱口水（1勺苏打、1勺盐放入1L水中）每 次5～30mL漱口，吐出，每天4次 −改善水化 −美清痰：600～1200mg口服，BID −昂丹司琼：4mg口服，每6小时1次，PRN −劳拉西泮：0.5~2mg口服，每8小时1次，PRN

（待续）

（续表）

黏膜炎	–小苏打漱口水(1勺小苏打、1勺盐放入1L水中)每次5~30mL漱口、吐出,每天4次 –Gelclair:15mL漱口、吐出,每天最多3次 –"神奇漱口水":10mL漱口、吐出或含漱后吞咽(各种配方;等量2%黏性利多卡因+美洛适。有时会加入苯海拉明、制霉菌素或氢化可的松混悬液) –阿片类药物(用于控制剧烈疼痛)
恶心	–生姜 –昂丹司琼:4mg口服,每6~8小时1次,PRN
念珠菌感染	–制霉菌素溶液(100 000U/mL):5mL含漱2分钟后吞咽。在鹅口疮消退后至少持续使用2天 –氟康唑首日:200mg口服,然后每天100mg,口服7天(复发或持续念珠菌感染时应延长使用时间)

胸部

降低肺炎风险	–卡托普利:50mg口服,BID
肺炎的治疗	–泼尼松:20mg口服,每8小时1次(或1mg/kg),持续数周并缓慢减量
纤维化	–己酮可可碱:400mg口服,每8小时1次,维生素E每天100IU,口服 至少服用6~12个月,以避免纤维化反弹
食管炎	–"神奇漱口水":10mL漱口、吐出或含漱后吞咽(各种配方;等量2%黏性利多卡因+美洛适。有时会加入苯海拉明、制霉菌素或氢化可的松混悬液) –抑酸剂(如每天口服泮托拉唑40mg) –阿片类药物(用于控制剧烈疼痛)

乳房

皮肤过敏/干燥脱屑	－局部使用保湿霜(如阿夸弗尔)
放射性皮炎引起的瘙痒	－局部使用1%氢化可的松,BID
炎症	－非甾体类药物(如布洛芬200mg,口服,每6小时1次,PRN)
纤维化	－己酮可可碱:400mg口服,每8小时1次,维生素E每天100IU,口服 至少服用6~12个月,以避免纤维化反弹

腹部

恶心	－生姜 －昂丹司琼:4mg口服,每6~8小时1次,PRN －普鲁氯嗪:5~10mg口服,每6小时1次,PRN
食管炎	－"神奇漱口水":10mL漱口、吐出或含漱后吞咽(各种配方;等量2%黏性利多卡因+美洛适。有时会加入苯海拉明、制霉菌素或氢化可的松混悬液) －抑酸剂(如每天口服泮托拉唑40mg) －阿片类药物(用于控制剧烈疼痛)
腹泻	－第1次腹泻后洛哌丁胺4mg,之后每次腹泻后2mg,每天最多8mg

盆部

直肠炎	－普莫卡因泡沫剂:10g,每6~8小时1次
腹泻	－第1次腹泻后洛哌丁胺4mg,之后每次腹泻后2mg,每天最多8mg
尿路梗阻(前列腺)	－坦索罗辛:每天0.4~0.8mg,口服,餐后服用

(待续)

（续表）

直肠炎	－普莫卡因泡沫剂:10g,每6~8小时1次
勃起功能障碍	－西地那非:50mg口服,PRN
	－伐地那非:10mg口服,PRN
	－他达拉非:10mg口服,PRN或每天2.5~5mg,口服

一般情况

厌食症	－甲羟孕酮:每天800mg,口服
	－泼尼松:每天10~20mg,口服
焦虑/幽闭恐惧症	－阿普唑仑:0.25~1mg口服,每8小时1次,PRN
	－劳拉西泮:0.5~2mg口服,每8小时1次,PRN
疲劳/孤独	－哌甲酯:起始剂量5mg,口服,BID;可根据需要增加至15mg
纤维化	－己酮可可碱:400mg口服,每8小时1次,维生素E每天100IU,口服
	至少服用6~12个月,以避免纤维化反弹

IV,静脉注射;QD,每天1次;PRN,必要时,长期备用医嘱。

（注:部分药物为国外药物商品名）

附录2 正常组织耐受剂量

另请参阅位于其相应部分中的疾病部位特定限制剂量。

表1 常规分割放疗组织耐受剂量

器官	类型	体积/剂量
膀胱	Vol(%)	$V_{80}<15\%$；$V_{75}<25\%$；$V_{70}<35\%$；$V_{65}<50\%$；
骨：股骨头	最大剂量	<54Gy
骨：股骨头	Vol(%)	$V_{50}<10\%$；$V_{45}<50\%$
骨：上颌骨	最大剂量	<72Gy
骨：上颌骨	Vol(mL)	$D_{1mL}<70$Gy
肠：十二指肠	Vol(mL)	$D_{5mL}<56$Gy；$D_{30mL}<45$Gy
肠：直肠	Vol(%)	$V_{75}<15\%$；$V_{70}<20\%$；$V_{65}<25\%$；$V_{60}<35\%$；$V_{50}<50\%$
肠：小肠	最大剂量	<54Gy
肠：小肠	Vol(mL)	$D_{10mL}<50$Gy；$D_{135mL}<45$Gy
肠：胃	最大剂量	<54Gy
肠：胃	Vol(%)	$V_{50}<2\%$；$V_{45}<25\%$
臂丛神经	最大剂量	<66Gy
臂丛神经	Vol(%)	$V_{60}<5\%$
脑	最大剂量	60Gy($<3\%$脑坏死风险)；72Gy(5%脑坏死风险)
脑干	耐受剂量	全脑干<54Gy
脑干	Vol(%)	$D_{1mL}<59$Gy
脑：垂体	平均剂量	<40Gy
马尾	最大剂量	<60Gy
视交叉	最大剂量	<55Gy
耳蜗	平均剂量	<45Gy(如果有顺铂化疗史，<35Gy)
耳蜗	Vol(%)	$V_{55}<5\%$
食管	平均剂量	<34Gy
食管	Vol(%)	$V_{70}<20\%$；$V_{50}<40\%$

（待续）

（续表）

器官	类型	体积/剂量
晶状体	最大剂量	<7Gy
视神经	最大剂量	<55Gy
视网膜	最大剂量	<50Gy
视网膜	平均剂量	<35Gy
心脏	Vol（%）	$V_{30}<46\%$
心脏	平均剂量	<26Gy
双侧肾脏	平均剂量	<18Gy
双侧肾脏	Vol(%)	$V_{28}<20\%$；$V_{23}<30\%$；$V_{20}<32\%$；$V_{12}<55\%$
泪腺	最大剂量	<40Gy
泪腺	平均剂量	<26Gy
喉	最大剂量	<66Gy
喉	平均剂量	<44Gy
肝脏	平均剂量	<30Gy
肝脏	Vol（%）	$V_{30}<30\%$；$V_{20}<50\%$
肺	平均剂量	<20Gy
肺	Vol（%）	$V_{20}<35\%$；$V_{10}<45\%$；$V_5<65\%$
患侧肺（乳腺癌）	Vol（%）	$V_{25}<10\%$
视神经	最大剂量	<54Gy
口腔	平均剂量	<30Gy
双侧腮腺	平均剂量	<25Gy
单侧腮腺	平均剂量	<20Gy
阴茎头	95%容积平均剂量	<50Gy
咽缩肌	平均剂量	<50Gy
脊髓	最大剂量	<50Gy
颌下腺	平均剂量	<35Gy

表2 立体定向放疗组织耐受剂量

器官	1次		3次		5次	
	类型	体积/剂量	类型	体积/剂量	类型	体积/剂量
膀胱壁	最大剂量	<18.4Gy	最大剂量	<28Gy	最大剂量	<38Gy
膀胱壁	Vol(mL)	D_{15mL}<11.4Gy	Vol(mL)	D_{15mL}<16.8Gy	Vol(mL)	D_{15mL}<18.3Gy
骨:股骨头	Vol(mL)	D_{10mL}<14Gy	Vol(mL)	D_{10mL}<21.9Gy	Vol(mL)	D_{10mL}<30Gy
骨:肋骨	最大剂量	<30Gy	最大剂量	<36.9Gy	最大剂量	<43Gy
骨:肋骨	Vol(mL)	D_{1mL}<22Gy	Vol(mL)	D_{1mL}<28.8Gy	Vol(mL)	D_{1mL}<35Gy
肠:结/直肠	最大剂量	<18.4Gy	最大剂量	<28.2Gy	最大剂量	<38Gy
肠:结/直肠	Vol(mL)	D_{20mL}<14.3Gy	Vol(mL)	D_{20mL}<24Gy	Vol(mL)	D_{20mL}<25Gy
肠:十二指肠	最大剂量	<12.4Gy	最大剂量	<22.2Gy	最大剂量	<32Gy
肠:十二指肠	Vol(mL)	D_{5mL}<11.2Gy	Vol(mL)	D_{5mL}<16Gy	Vol(mL)	D_{5mL}<18Gy
肠:十二指肠	Vol(mL)	D_{10mL}<9Gy	Vol(mL)	D_{10mL}<11.4Gy	Vol(mL)	D_{10mL}<12.5Gy
肠:空肠/回肠	最大剂量	<15.4Gy	最大剂量	<25.2Gy	最大剂量	<35Gy
肠:空肠/回肠	Vol(mL)	D_{5mL}<11.5Gy	Vol(mL)	D_{5mL}<17.7Gy	Vol(mL)	D_{5mL}<19.5Gy
肠:胃	最大剂量	<12.4Gy	最大剂量	<22.2Gy	最大剂量	<32Gy
肠:胃	Vol(mL)	D_{10mL}<11Gy	Vol(mL)	D_{10mL}<16.5Gy	Vol(mL)	D_{10mL}<18Gy
同测臂丛神经	最大剂量	<17.5Gy	最大剂量	<24Gy	最大剂量	<30.5Gy
同测臂丛神经	Vol(mL)	D_{3mL}<14Gy	Vol(mL)	D_{3mL}<20.4Gy	Vol(mL)	D_{3mL}<27Gy

（待续）

（续表）

器官	类型	1次 体积/剂量	类型	3次 体积/剂量	类型	5次 体积/剂量
脑干	Vol(mL)	D_{10mL} <10Gy	Vol(mL)	<23.1Gy	Vol(mL)	<31Gy
脑干	最大剂量	<12.5Gy	最大剂量	$D_{0.5mL}$ <18Gy	最大剂量	$D_{0.5mL}$ <23Gy
小支气管	Vol(mL)	$D_{0.5mL}$ <10Gy	Vol(mL)	<23.1Gy	Vol(mL)	<33Gy
小支气管	最大剂量	<13.3Gy	最大剂量	$D_{0.5mL}$ <18.9Gy	最大剂量	$D_{0.5mL}$ <21Gy
气管支气管	Vol(mL)	$D_{0.5mL}$ <12.4Gy	Vol(mL)	<30Gy	Vol(mL)	<40Gy
气管支气管	最大剂量	<20.2Gy	最大剂量	D_{4mL} <15Gy	最大剂量	D_{4mL} <16.5 Gy
马尾	Vol(mL)	D_{4mL} <10.5Gy	Vol(mL)	<24Gy	Vol(mL)	<32Gy
马尾	最大剂量	<16Gy	最大剂量	D_{5mL} <21.9Gy	最大剂量	D_{5mL} <30Gy
视交叉/视神经	Vol(mL)	D_{5mL} <14Gy	Vol(mL)	17.4Gy	Vol(mL)	<25Gy
视交叉/视神经	最大剂量	10Gy	最大剂量	$D_{0.2mL}$ <15.3Gy	最大剂量	$D_{0.2mL}$ <23Gy
耳蜗	Vol(mL)	$D_{0.2mL}$ <8Gy	Vol(mL)	<17.1Gy	Vol(mL)	<25Gy
食管	最大剂量	<9Gy	最大剂量	<25.2Gy	最大剂量	<35Gy
食管	最大剂量	<15.4Gy	最大剂量	D_{5mL} <17.7Gy	最大剂量	$D_{0.5mL}$ <19.5Gy
晶状体	Vol(mL)	D_{5mL} <11.9Gy	Vol(mL)	<3Gy	Vol(mL)	<3Gy
大血管	最大剂量	<2Gy	最大剂量	<45Gy	最大剂量	<53Gy
大血管	最大剂量	<37Gy	最大剂量	D_{10mL} <39Gy	最大剂量	D_{10mL} <47Gy
	Vol(mL)	D_{10mL} <31Gy				

（待续）

（续表）

器官	1次		3次		5次	
	类型	体积/剂量	类型	体积/剂量	类型	体积/剂量
心脏	最大剂量	<22Gy	最大剂量	<30Gy	最大剂量	<38Gy
心脏	Vol(mL)	D_{15mL}<16Gy	Vol(mL)	D_{15mL}<24Gy	Vol(mL)	D_{15mL}<32Gy
肝脏	避免照射容积	保证 D_{700mL}<9.1Gy	避免照射容积	保证 D_{700mL}<19.2Gy	避免照射容积	保证 D_{700mL}<21Gy
肺	平均剂量	<6Gy	平均剂量	<6Gy	平均剂量	<6Gy
肺	避免照射容积	保证 D_{1500mL}<7Gy	避免照射容积	保证 D_{1500mL}<11.5Gy	避免照射容积	保证 D_{1500mL}<12.5Gy
阴茎头	最大剂量	<34Gy	最大剂量	<42Gy	最大剂量	<50Gy
阴茎头	Vol(mL)	D_{3mL}<14Gy	Vol(mL)	D_{3mL}<21.9Gy	Vol(mL)	D_{3mL}<30Gy
肾皮质	避免照射容积	保证 D_{200mL}<8.4Gy	避免照射容积	保证 D_{200mL}<16Gy	避免照射容积	保证 D_{200mL}<17.5Gy
肾门	Vol(%)	$V_{10.6}$<66%	Vol(%)	$V_{18.6}$<66%	Vol(%)	V_{23}<66%
骶神经丛	最大剂量	<16Gy	最大剂量	<24Gy	最大剂量	<32Gy
骶神经丛	Vol(mL)	D_{5mL}<14.4Gy	Vol(mL)	D_{5mL}<22.5Gy	Vol(mL)	D_{5mL}<30Gy
皮肤	最大剂量	<26Gy	最大剂量	<33Gy	最大剂量	<39.5Gy
皮肤	Vol(mL)	D_{10mL}<23Gy	Vol(mL)	D_{10mL}<30Gy	Vol(mL)	D_{10mL}<36.5Gy
脊髓	最大剂量	<14Gy	最大剂量	<21.9Gy	最大剂量	<30Gy

（待续）

（续表）

器官	1次		3次		5次	
	类型	体积/剂量	类型	体积/剂量	类型	体积/剂量
脊髓	Vol(mL)	$D_{0.35mL}<10Gy$	Vol(mL)	$D_{0.35mL}<18Gy$	Vol(mL)	$D_{0.35mL}<23Gy$
脊髓	Vol(mL)	$D_{1.2mL}<7Gy$	Vol(mL)	$D_{1.2mL}<12Gy$	Vol(mL)	$D_{1.2mL}<14.5Gy$

附录3　放射治疗和靶向或免疫治疗

新的全身治疗药物被引入市场时,其与放射治疗的相互作用往往并不明确。考虑到这些药物相对新颖,其与放射治疗相互作用造成的远期毒性通常是未知的。以下是放射治疗与新药物结合时需要考虑的一些因素。

药物种类	药物	放疗时注意事项
免疫治疗——CTLA-4抗体	伊匹单抗	有证据表明与中枢神经系统放疗存在相互作用,导致反应增加,以及与治疗相关的影像学改变和炎症,联合颅外治疗耐受性良好
免疫疗法——抗PD1/抗PDL1	帕博利珠单抗,纳武利尤单抗,阿替利珠单抗	有证据表明与中枢神经放射外科联合有协同作用
一代EGFR	厄洛替尼,吉非替尼,西妥昔单抗	随机试验表明联合用药没有额外不良反应
二代EGFR	奥希替尼	奥希替尼可能有中枢神经系统通透性,有病例报道放射性肺炎,有实验室证据表明奥希替尼能增加肿瘤的放射敏感性
多靶点TK抑制剂	阿法替尼,舒尼替尼,卡博替尼,索拉非尼,瑞戈非尼,阿帕替尼	多靶点TK抑制剂有一定的放疗敏感性。与放疗联合通常耐受良好。多靶点TK抑制剂很少引起放射性皮炎

（待续）

（续表）

药物种类	药物	放疗时注意事项
Her2 靶向药	曲妥珠单抗,拉帕替尼,来那替尼,图卡替尼,特伐替尼	没有显著的叠加效应。放疗和 Her2 靶向治疗都可能影响心脏功能
VEGF	贝伐珠单抗	可能有助于治疗颅内放射性坏死
ALK 抑制剂	艾乐替尼,色瑞替尼,布加替尼,劳拉替尼,克唑替尼	虽然有 1 例全脑放疗联合 ALK 抑制剂引起耳毒性增加的报道,但一般认为联合治疗具有良好的耐受性
BRAF 抑制剂/MAPK 抑制剂	维莫非尼,达拉非尼,曲美替尼	同时放疗可能产生额外毒性,特别是皮肤和肠道毒性。治疗期间密切监测急性皮肤反应,如果出现皮肤毒性或红斑,则应停药。尽量减少与肠道同时治疗,已有病例报道出现放射性肺炎及肝毒性
mTOR 通路抑制	西罗莫司,替西罗莫司,依维莫司	根据 ECOG 共识,建议单次<4Gy/fx。如果可能,在放疗后 3 天内停药 理论上,mTOR 抑制可产生放射敏感性。在前瞻性 I 期研究中,联合放疗表现出良好的耐受性
PARP 抑制剂	奥拉帕利,芦卡帕利,维利帕利,尼拉帕利	联合 PARP 抑制剂可提高放射治疗效果。如果放疗骨髓范围较大,可同时进行骨髓抑制治疗。预期数据好坏参半。一项 I 期试验表明,奥拉帕利联合放疗治疗头颈部肿瘤耐受性良好,而另一项关于乳腺癌的试验表明,严重的晚期放射纤维化发生率为46.7%

参考文献

1. Anker CJ, Grossmann K, Atkins MB, et al. Avoiding severe toxicity from combined BRAF inhibitor and radiation treatment: consensus guidelines from the Eastern Cooperative Oncology Group (ECOG). *Int J Radiat Oncol Biol Phys.* 2016;95:632-646. doi:10.1016/j. ijrobp.2016.01.038

2. Koller KM, Mackley HB, Liu J, et al. Improved survival and complete response rates in patients with advanced melanoma treated with concurrent ipilimumab and radiotherapy versus ipilimumab alone. *Cancer Biol Ther.* 2017;18:36-42. doi:10.1080/15384047 .2016.1264543

3. Karam SD, Reddy K, Blatchford PJ, et al. Final report of a phase I trial of olaparib with cetuximab and radiation for heavy smoker patients with locally advanced head and neck cancer. *Clin Cancer Res.* 2018;24:4949-4959. doi:10.1158/1078-0432.CCR-18-0467

4. Jagsi R, Griffith KA, Bellon JR, et al. Concurrent veliparib with chest wall and nodal radiotherapy in patients with inflammatory or locoregionally recurrent breast cancer: the TBCRC 024 phase I multicenter study. *J Clin Oncol.* 2018;36:1317-1322. doi:10.1200/ JCO.2017.77.2665

5. Narayan V, Vapiwala N, Mick R, et al. Phase 1 trial of everolimus and radiation therapy for salvage treatment of biochemical recurrence in prostate cancer patients following prostatectomy. *Int J Radiat Oncol Biol Phys.* 2017;97:355-361. doi:10.1016/j .ijrobp.2016.10.013

索　引